Kohlhammer

Björn Maier, Kai Tybussek (Hrsg.)

Management und Controlling in der Pflege

Handlungsoptionen infolge der neuen Pflegestärkungsgesetze

Verlag W. Kohlhammer

Dieses Werk einschließlich aller seiner Teile ist urheberrechtlich geschützt. Jede Verwendung außerhalb der engen Grenzen des Urheberrechts ist ohne Zustimmung des Verlags unzulässig und strafbar. Das gilt insbesondere für Vervielfältigungen, Übersetzungen, Mikroverfilmungen und für die Einspeicherung und Verarbeitung in elektronischen Systemen.

Die Wiedergabe von Warenbezeichnungen, Handelsnamen und sonstigen Kennzeichen in diesem Buch berechtigt nicht zu der Annahme, dass diese von jedermann frei benutzt werden dürfen. Vielmehr kann es sich auch dann um eingetragene Warenzeichen oder sonstige geschützte Kennzeichen handeln, wenn sie nicht eigens als solche gekennzeichnet sind.

Es konnten nicht alle Rechtsinhaber von Abbildungen ermittelt werden. Sollte dem Verlag gegenüber der Nachweis der Rechtsinhaberschaft geführt werden, wird das branchenübliche Honorar nachträglich gezahlt.

1. Auflage 2017

Alle Rechte vorbehalten
© W. Kohlhammer GmbH, Stuttgart
Gesamtherstellung: W. Kohlhammer GmbH, Stuttgart

Print:
ISBN 978-3-17-023935-7

E-Book-Formate:
pdf: ISBN 978-3-17-024117-6
epub: ISBN 978-3-17-024118-3
mobi: ISBN 978-3-17-024119-0

Für den Inhalt abgedruckter oder verlinkter Websites ist ausschließlich der jeweilige Betreiber verantwortlich. Die W. Kohlhammer GmbH hat keinen Einfluss auf die verknüpften Seiten und übernimmt hierfür keinerlei Haftung.

Inhaltsverzeichnis

1	Einleitung	9
	Björn Maier, Kai Tybussek	
1.1	Anlass und Motivation zur Reform	9
1.2	Die gesetzlichen Entwicklungen im Überblick	11
1.3	Aktuelle Herausforderungen und Handlungsfelder	12
1.4	Literatur	13
2	Historie und Zielsetzung der Pflegereform	14
	Kai Tybussek, Benedikt Bauer	
2.1	Neuer Pflegebedürftigkeitsbegriff und die fünf Pflegegrade	14
2.2	NBA – Das Neue Begutachtungsassessment	15
2.3	Die leistungsrechtliche Ausgestaltung	20
2.4	Übergangsregelungen und Bestandsschutz	23
2.5	Vergütungsregelungen und Pflegesatzverfahren	25
2.6	Neuerungen im Rahmen des PSG III	36
3	Umsetzung der BSG-Urteile 2009/2011 sowie Chancen und Risiken der Pflegestärkungsgesetze	37
	Jan Grabow	
3.1	Entwicklung in der Branche	37
3.2	Veränderungen in den rechtlichen Rahmenbedingungen	40
3.3	Fazit	47
3.4	Literatur	49
4	Die neuen Bauverordnungen für Pflegeheime – 16 Variationen zum gleichen Thema	50
	Kurt Dorn	
4.1	Einleitung	50
4.2	Grundlagen	50
4.3	Bundes- und Ländergesetzgebung	51
4.4	Landesverordnungen	55
4.5	Bewertung und Empfehlungen	63
4.6	Musterheimbauverordnung	64

5	**Investitionskostenrefinanzierung nach der BSG-Rechtsprechung und dem entsprechenden Landesrecht**	65

Matthias H. Appel

	5.1	Rechtliche Ausgangslage	65
	5.2	Grundsatzurteil des BSG	66
	5.3	Reaktion Bundesgesetzgeber	67
	5.4	Reaktion der Bundesländer	68
	5.5	Fazit	73
	5.6	Literatur	74

6	**Altenhilfe: 1+1=3 Neue Geschäftsmodelle und ihr Potenzial**	75

Tim Liedmann

	6.1	Vorbemerkungen	75
	6.2	Motivlage – Warum neue Geschäftsmodelle?	75
	6.3	Veränderung der Nachfrage	77
	6.4	Geschäftsmodelle in der Altenhilfe – ein Typisierungsversuch	79
	6.5	Betreiberreaktionen auf die neue Gesetzeslage	80
	6.6	Der Komplexträger als Potenzialträger	82
	6.7	Kooperative Geschäftsmodelle auf dem Vormarsch	85
	6.8	Fazit	86
	6.9	Literatur	87

7	**Chancen und Risiken der Ambulantisierung für die Erlössicherung**	88

Werner Hesse

	7.1	Stärkung der ambulanten Versorgung durch den Gesetzgeber	88
	7.2	Erlöseinbußen für Pflegeheime vorprogrammiert	89
	7.3	Deutliche Stärkung der ambulanten Pflege	90
	7.4	Ergänzende Sozialhilfe	91
	7.5	Der Vergleich ambulanter und stationärer Rahmenbedingungen	92
	7.6	Heimrecht beachten	93
	7.7	Fazit und Ausblick	93
	7.8	Literatur	94

8	**Chancen und Risiken für Einrichtungen und Betriebe der ambulanten, teilstationären und stationären Pflege**	95

Wolfgang Schilling

	8.1	Der neue Pflegebedürftigkeitsbegriff	95
	8.2	Welche Auswirkungen hat das für die Praxis?	97
	8.3	Was bedeutet das neue PSG II für die Pflegesatzverhandlung/Vergütungsvereinbarungen	104
	8.4	Fazit und Ausblick	106
	8.5	Literatur	107

9	Entwicklung eines Personalbemessungssystems bis zum Jahr 2020	108
	Michael Wipp	
	9.1 Historie	108
	9.2 Bestehende Strukturen mit Auswirkungen auf ein neues Personalbemessungssystem	111
	9.3 Aktuelle Veränderungen bei den Pflegeschlüsseln	121
	9.4 Planungen: Entwicklung und Erprobung eines Personalbemessungssystems	123
	9.5 Fazit	125
	9.6 Literatur	125
10	Grundlagen des Controllings für die Steuerung stationärer Altenhilfeeinrichtungen	126
	Björn Maier, Tanja Maier	
	10.1 Informationssammlung und -generierung	126
	10.2 Informationsauswertung und -aufbereitung	130
	10.3 Entscheidungsunterstützung und Kommunikation	133
	10.4 Fazit und Ausblick	137
	10.5 Literatur	138
11	Change-Management	139
	Björn Maier, Tanja Maier	
	11.1 Strategieentwicklung und Change-Management	139
	11.2 Vorgehensweise für die Festlegung strategischer Programme	145
	11.3 Vorgehensweise bei der Planung von Change- Management-Prozessen	149
	11.4 Vorgehensweise bei der Umsetzung von Change-Management-Prozessen	150
	11.5 Vorgehensweise bei der Konsolidierung und Kontrolle von Change-Management-Prozessen	151
	11.6 Ausgewählte Instrumente für einen erfolgreichen Change-Management-Prozess	152
	11.7 Fazit	155
	11.8 Literatur	156
12	Fazit und Ausblick: Die PSG I, PSG II, PSG III und die Folgen	158
	Björn Maier, Kai Tybussek	
Autorenverzeichnis		161
Register		163

1 Einleitung

Björn Maier, Kai Tybussek

1.1 Anlass und Motivation zur Reform

Die erste gesetzliche Pflegeversicherung als Teil des Sozialversicherungssystems in Deutschland wurde zum 1. Januar 1995 eingeführt. Seit dem 23.10.2012 wurde die gesetzliche Pflegeversicherung nun in vier Reformschritten neu ausgerichtet und reformiert. Den Startpunkt bildet dabei im Jahr 2012 das Gesetz zur Neuausrichtung der Pflegeversicherung (PNG), darauf aufbauend folgten ab Ende 2014 die drei Pflegestärkungsgesetze (PSG I bis III) (▶ Abb. 1.1). Insgesamt ist dieses Reformwerk die gravierendste Neuausrichtung des Systems seit seiner Gründung vor etwas mehr als 20 Jahren.

Die Notwendigkeit dieser Veränderungen ist dem demografischen Wandel sowie den veränderten Krankheitsbildern geschuldet. Mit zunehmendem Alter nimmt die Wahrscheinlichkeit deutlich zu, auf fremde Hilfe angewiesen zu sein. Außerdem haben gerontopsychiatrische Erkrankungen und demenzielle Erkrankungen in den letzten Jahren deutlich zugenommen. Die Anzahl der Leistungsbezieher beträgt derzeit ca. 2,7 Mio. Menschen bei der gesetzlichen Pflegeversicherung und knapp 200.000 Menschen bei der privaten Pflegversicherung (▶ Tab. 1.1). Die Leistungsausgaben alleine in der sozialen Pflegeversicherung betrugen im Jahr 2015 im stationären Bereich 12,1 Mrd. € und im ambulanten Bereich 14,6 Mrd. €.

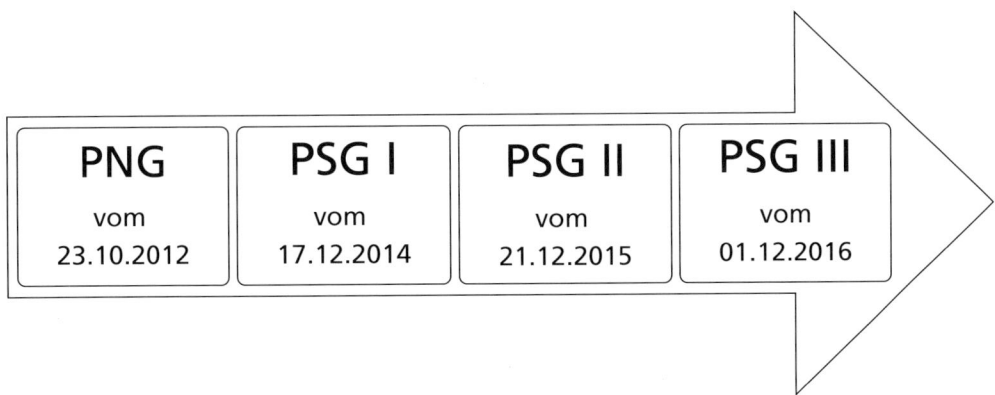

Abb. 1.1: Gesetze der Pflegereform

1 Einleitung

Tab. 1.1: Gesamtzahl der Leistungsbezieher[1]

	Soziale Pflegeversicherung	Private Pflege-Pflichtversicherung
ambulant	1.907.095	128.140
stationär	758.014	49.935
Summe	**2.665.109**	**178.075**
insgesamt	**2.843.184**	

Tab. 1.2: Anzahl älterer Personen über 80 Jahre absolut und in Prozent (Statistisches Bundesamt 2013)

	Gesamtbevölkerung in Mio.	Personen über 80 in Mio.	Anteil an der Gesamtbevölkerung in %
2013	80,8	4,4	5,4
2020	82,0	5,9	7,2
2030	80,9	6,2	7,7
2040	78,9	7,8	9,9
2050	76,1	9,9	13,0
2060	73,1	9,0	12,3

Eine besondere Herausforderung für die Pflegekassen stellt die zu erwartende demografische Entwicklung in der Bundesrepublik Deutschland dar. Bei den über 80-Jährigen liegt die Wahrscheinlichkeit für eine Pflegebedürftigkeit derzeit bei rund 31 % (BMG 2016). Dies bedeutet bei einer zunehmenden Lebenserwartung und einer steigenden Anzahl älterer und alter Menschen einen deutlichen Anstieg der Pflegebedürftigen. So nimmt der Anteil der über 80-Jährigen an der Gesamtbevölkerung von ca. 5,4 % 2012 auf fast 10 % im Jahr 2040 zu. Die Gesamtzahl der 80-Jährigen erhöht sich von 4,4 auf 7,8 Millionen (▶ Tab. 1.2). Als Folge der gesamten demografischen Entwicklung rechnet das BMG auf Basis der Geschäftsstatistiken der Pflegekassen in der gesetzlichen Pflegeversicherung mit einer Zunahme von derzeit rund 2,7 Mio. Pflegebedürftigen auf rund 4,4 Mio. Pflegebedürftige im Jahr 2040 (BMG 2016).

Häufig übernehmen Angehörige diese Pflege. Dies stellt für viele eine enorme physische, psychische und finanzielle Belastung dar, auch vor dem Hintergrund der sich ändernden Familienstrukturen und einer zunehmenden Arbeitsverdichtung bei Personen im Erwerbsleben. Hier setzen die Pflegestärkungsgesetze mit unterschiedlichen Leistungen und Unterstützungsmodellen an. Für die Weiterentwicklung der Pflegeversicherung wurden vom Bundesministerium für Gesundheit im Jahr 2006 zwei Expertenbeiräte einberufen, die insgesamt drei Berichte vorgelegt haben. Die fachliche Expertise umfasste u. a. das neue Einstufungsmanagement, das neue Begutachtungsassessment (NBA) und die Überarbeitung des Pflegebedürftigkeitsbegriffs.

---

1 Geschäftsstatistik der Pflegekassen zum 31.12.2015 und Geschäftsstatistik der privaten Pflege-Pflichtversicherung zum 31.12.2015

1.2 Die gesetzlichen Entwicklungen im Überblick

Das *Gesetz zur Neuausrichtung der Pflegeversicherung (Pflege-Neuausrichtungs-Gesetz – PNG)* vom 23. Oktober 2012 bildet den Auftakt der Neuerungen. Ziel des PNG ist es, die Selbstbestimmung und Unabhängigkeit der Pflegebedürftigen sicherzustellen. Seit Januar 2013 erfolgte eine Ausweitung der Leistungen der Pflegeversicherung für Personen mit erheblich eingeschränkter Alltagskompetenz. Dies hatte zur Folge, dass neben der Grundpflege und der hauswirtschaftlichen Versorgung die Betreuung als weitere Säule in der ambulanten Versorgung hinzukam.

Das *erste Pflegestärkungsgesetz* (PSG I) trat zum 1. Januar 2015 in Kraft. Die Leistungen für Pflegebedürftige und Angehörige wurden erheblich ausgeweitet und verbessert. In der häuslichen Versorgung wurden für Betreuungs- und Pflegeleistungen 1,4 Mio. € pro Jahr zur Verfügung gestellt. Darin enthalten sind u. a. Zuschüsse für Umbaumaßnahmen für ein sicheres Wohnumfeld und Betreuungsleistungen für Personen mit eingeschränkter Alltagskompetenz. Zudem wurde ein Pflegefonds in Form eines Sondervermögens eingerichtet, den die Deutsche Bundesbank verwaltet. Der Fonds soll die langfristige Stabilität der Beitragssätze der sozialen Pflegeversicherung gewährleisten. Stationäre Pflegeeinrichtungen konnten gemäß § 87b SGB XI ca. 20.000 zusätzliche Betreuungskräfte einstellen (Personalschlüssel beträgt 1 : 20). Im Bereich der häuslichen Pflege werden die Leistungen für Personen mit eingeschränkter Alltagskompetenz (PEA) in den §§ 45b, 123 SGB XI geregelt. Durch einen Fokus auf demenziell Erkrankte haben sich im Bereich des Pflegesektors neue Berufsbilder, wie bspw. Alltagsbegleiter, entwickelt. Aus der Statistik geht hervor, dass Personen mit eingeschränkter Alltagskompetenz mit höherer Pflegestufe in stationären Einrichtungen (rd. 461.000) und mit niedrigerer Pflegestufe in der häuslichen Umgebung (rd. 564.000) versorgt werden. Auch die Zahl der jüngeren Pflegebedürftigen (Altersgruppe bis 40 Jahre) mit eingeschränkter Alltagskompetenz nimmt zu.

Das *zweite Pflegestärkungsgesetz* (PSG II) ist ab dem 1. Januar 2017 in Kraft getreten und beinhaltet den neuen Pflegebedürftigkeitsbegriff (§§ 14, 15 SGB XI; Anlage 1 und 2 zu § 15 SGB XI) und ein neues Begutachtungsverfahren (NBA). Der Zunahme demenziell Erkrankter wird im Rahmen der Pflegegrade Rechnung getragen. Betroffene müssen nicht mehr gesondert begutachtet werden, sondern demenzielle Erkrankungen sind Teil der Pflegegrade. Bei der Überleitung von den Pflegestufen in die Pflegegrade gilt Bestandsschutz für Pflegebedürftige, die bereits leistungsberechtigt sind. Hierdurch wird sichergestellt, dass Leistungsberechtigte durch die Reform nicht schlechter gestellt werden.

Im Juni 2016 hat das Bundeskabinett den Entwurf des *Gesetzes zur Stärkung der pflegerischen Versorgung und zur Änderung weiterer Vorschriften* (drittes Pflegestärkungsgesetz – PSG III) beschlossen, dessen Regelungen ebenfalls überwiegend zum 1. Januar 2017 in Kraft getreten sind. Im Mittelpunkt stehen Beratungsleistungen durch Pflegestützpunkte bzw. kommunale Beratungsstellen für Pflegebedürftige und pflegende Angehörige. Für jeden Pflegebedürftigen sollen individuell zugeschnittene Leistungen angeboten und zeitnah durchgesetzt werden. So sollen künftig Beratungsgutscheine für Pflegebedürftige und deren Angehörige zur Verfügung stehen und damit die Qualität gesteigert werden. Weiterhin sollen Angebote zur Unterstützung im Alltag ausgebaut werden. Bis zu 25 Mio. € sind im Beitrag der Pflegeversicherung dafür vorgesehen. Ebenfalls ist die Pflegeselbstverwaltung verpflichtet, für ambulante Wohngruppen geeignete Qualitätsstandards zu entwickeln.

Die Länder sind für die Sicherstellung einer ausreichenden und wirtschaftlichen Infrastruktur im Pflegesektor verantwortlich. Versorgungsfragen sollen in Ausschüssen geklärt werden, in denen erstmalig die Teilnahme für die Pflegekassen verpflichtend ist. Die Empfehlungen der Ausschüsse, die auf eine verbesserte Versorgungssituation zielen, sind künftig von den Kostenträgern im Rahmen der Pflegesatzverhandlungen zu beachten. Durch die Einführung des neuen Pflegebedürftigkeitsbegriffs müssen im 12. Sozialgesetzbuch (SGB XII) und im Bundesversorgungsgesetz (BVG) entsprechende Änderungen erfolgen, dass finanziell Bedürftige im Falle der Pflegebedürftigkeit angemessen versorgt werden. Des Weiteren sind mit dem Pflegebedürftigkeitsbegriff auch pflegerische Betreuungsmaßnahmen in die Pflegeversicherung integriert. Dies kann zu einer Schnittstellenproblematik zwischen der Eingliederungshilfe und der Pflegeversicherung führen. Um dies und damit verbundene Kostenverschiebungen zu verhindern, sind klare Regelungen zur Abgrenzung im PSG III enthalten (BMG 2016b).

1.3 Aktuelle Herausforderungen und Handlungsfelder

Im Rahmen des Buches werden unterschiedliche Aspekte und Blickwinkel zu den Reformschritten der Pflegeversicherung eingenommen. Prinzipiell lassen sich die von den einzelnen Autoren behandelnden Aspekte drei Hauptkategorien zuordnen:

- **Rechtliche Rahmenbedingungen**
  Neben der Reform der Pflegeversicherung werden noch unterschiedliche andere gesetzliche Novellierungen und Anpassungen von Verordnungen betrachtet, die insgesamt die Erbringung von Pflegeleistungen in der Bundesrepublik Deutschland verändern werden (▶ Kap. 2–5).
- **Geschäftsmodelle und strategische Handlungsoptionen**
  Aufbauend auf den rechtlichen Veränderungen werden die wirtschaftlichen Möglichkeiten und Risiken, die sich ergeben, behandelt. Dabei werden sowohl neuen Geschäftsmodelle erörtert, als auch die Entwicklungsmöglichkeiten bestehender Geschäftsmodelle dargestellt. Beispielsweise werden die Auswirkungen der Verschiebung von stationären hin zu ambulanten Leistungen thematisiert (▶ Kap. 6–8).
- **Umsetzungshilfen für ein erfolgreiches Management**
  Die personalwirtschaftlichen, kostenrechnerischen und steuerungsmäßigen Veränderungs- und Anpassungsprozesse aus Sicht des Managements werden darauf aufbauend behandelt. Dabei wird auch noch einmal eine Brücke geschlagen von der externen Analyse hin zur internen Umsetzung. Dabei wird das Zusammenspiel zwischen strategischem Management und Change-Management beleuchtet (▶ Kap. 9–11).

In diesem Zusammenspiel ergibt sich eine differenzierte Betrachtung der einzelnen Handlungsfelder, die sowohl auf System- wie auch auf Einrichtungsebene relevant sind und von den einzelnen Akteuren schon angepasst wurden bzw. noch gestaltet werden müssen.

1.4 Literatur

Bundesministerium für Gesundheit (Hrsg) (2016a): Zahlen und Fakten zur Pflegeversicherung, http://www.bmg.bund.de/themen/pflege/zahlen-und-fakten-zur-pflegeversicherung.html, Abruf: 28.10.2016

Bundesministerium für Gesundheit (Hrsg) (2016b): Drittes Pflegestärkungsgesetz im Kabinett beschlossen, http://www.bmg.bund.de/ministerium/meldungen/2016/psg-iii-kabinett.html, Abruf: 28.10.2016

Statistisches Bundesamt (2013): Ergebnisse der 13. Koordinierten Bevölkerungsvorausberechnung, Variante 2, https://www.destatis.de/DE/ZahlenFakten/GesellschaftStaat/Bevoelkerung/Bevoelkerungsvorausberechnung/Tabellen/AltersgruppenBis2060.html, Abruf: 21.03.2017

2 Historie und Zielsetzung der Pflegereform

Kai Tybussek, Benedikt Bauer

Die Pflegereform: Mehr Leistungen für Pflegebedürftige und mehr Entlastung und Sicherheit für pflegende Angehörige – ein Umdenken hat begonnen.

In den vergangenen Jahren hat sich oftmals gezeigt, dass ein Pflegebedürftigkeitsbegriff mit einer fokussierten Betrachtung von körperlichen Einschränkungen und die damit einhergehende Beschränkung der Pflegeleistungen ungeeignet ist. Diese reduzierte Betrachtung ist für viele pflegebedürftige Menschen nicht ausreichend, sodass viele, die im Alltag eingeschränkt sind oder beispielsweise psychische Störungen haben, keine umfassenden bzw. ausreichenden Betreuungsleistungen erhalten – bis zu 250.000 Demenzkranke sind ohne finanzielle Hilfe der Pflegeversicherung, weil sie keine Pflegestufe erhalten.[2]

Bereits zu Beginn des Jahres 2015 wurde mit dem Ersten Pflegestärkungsgesetz (PSG I) eine Reform der gesetzlichen Pflegeversicherung eingeleitet und die Unterstützung für pflegebedürftige Menschen und ihre Angehörigen ausgeweitet. Im Jahr 2016 folgten im Rahmen des 2. Pflegestärkungsgesetzes (PSG II) grundlegende Veränderungen und Verbesserungen im Pflegesystem, wodurch zum 1. Januar 2017 nicht nur eine vollkommen neuartige Betrachtung der Pflegebedürftigkeit, sondern auch ein entsprechend reformiertes Begutachtungsverfahren und ein neues Leistungsrecht implementiert wurden.

2.1 Neuer Pflegebedürftigkeitsbegriff und die fünf Pflegegrade

Der neue Begriff der Pflegebedürftigkeit bezieht sich gleichermaßen auf körperliche, geistige und psychische Einschränkungen, sodass psychische und kognitive Störungen – wie etwa Demenz – zum 1. Januar 2017 wesentlich stärker in den Mittelpunkt rückten. Nicht mehr in erster Linie körperliche Beeinträchtigungen, sondern gesundheitlich bedingte Beeinträchtigungen der Selbstständigkeit oder der Fähigkeiten für eine voraussichtliche Dauer von mindestens sechs Monaten, sind für die Einstufung seit dem 1. Januar 2017 maßgebend. Auch die zeitlich zu bemessenden Hilfebedarfe spielen im Rahmen des neuen Pflegebedürftigkeitsbegriffes keine Rolle mehr, da im Zuge der Begutachtung als Bemessungsgröße der Grad der Selbstständigkeit bzw. der Grad der Fähigkeiten ermittelt wird, um so die sachgerechte und personenbezogene Einbeziehung von Einschränkungen im geistigen und psychischen Bereich gewährleisten zu können.

---

2 Daten der Münchener Verein Versicherungsgruppe aus dem Jahr 2015

Tab. 2.1: Module des neuen Pflegebedürftigkeitsbegriffs.

Modul	Beispiele für Items
1. Mobilität	Positionswechsel im Bett
2. Kognitive und kommunikative Fähigkeiten	Örtliche und zeitliche Orientierung
3. Verhaltensweisen und psychische Problemlagen	Nächtliche Unruhe
4. Selbstversorgung	Essen und Trinken
5. Bewältigung von und selbstständiger Umgang mit krankheits- oder therapiebedingten Anforderungen und Belastungen	Medikation und Injektion
6. Gestaltung des Alltagslebens und sozialer Kontakte	Gestaltung des Tagesablaufs

Damit umfasst der neue Pflegebedürftigkeitsbegriff auch die gesonderte Feststellung einer erheblich eingeschränkten Alltagskompetenz nach § 45a Abs. 2 SGB XI und wurde somit erweitert, um dem Ziel, allen pflegebedürftigen Menschen gleichberechtigt Zugang zu den Leistungen der Pflegeversicherung zu ermöglichen, gerecht zu werden.

Im Rahmen des neuen Pflegebedürftigkeitsbegriffes gelten seit dem 1. Januar 2017 die neu eingeführten fünf Pflegegrade, wodurch das System der Pflegestufen zum 1. Januar 2017 abgelöst wurde. Basis für die Einstufung in einen der fünf Pflegegrade ist das Vorliegen von Pflegebedürftigkeit und eine entsprechende Prüfung pflegefachlich begründeter Kriterien, sogenannter Items, in sechs verschiedenen Modulen (▶ Tab. 2.1) auf Grundlage der neu überarbeiteten Begutachtungs-Richtlinien.

Die sechs Module berücksichtigen insgesamt 65 Items, anhand derer der Grad der Selbstständigkeit bzw. der Grad der Fähigkeiten innerhalb der jeweiligen Module durch Einzelpunkte ermittelt und im Zuge einer unterschiedlichen Gewichtung zu einer Gesamtbewertung zusammengeführt werden kann.

2.2 NBA – Das Neue Begutachtungsassessment

Grundlage der Einstufung seit 1. Januar 2017 und somit Basis des Neuen Begutachtungsassessments (NBA) ist der neue Pflegebedürftigkeitsbegriff, welcher daher inhaltlich in der neuen Begutachtungssystematik wiederzufinden ist. Die sechs Module des neuen Pflegebedürftigkeitsbegriffes nach § 14 Abs. 2 SGB XI (2017) sind im NBA integriert und hinsichtlich des Begutachtungsverfahrens mit einzelnen Items präzisiert worden. Anhand der Items kann der Schweregrad der Beeinträchtigung der Selbstständigkeit oder der Fähigkeiten für jedes Modul und jedes einzelne Item mittels pflegefachlich fundierter Einzelpunkte in mehreren Schritten ermittelt werden.

2.2.1 Ausprägung der Selbstständigkeit als Basis der Begutachtung

Im Rahmen der Begutachtung[3] ist zu bewerten, ob die betroffene Person die jeweiligen Handlungen bzw. Aktivitäten (Kriterien) praktisch durchführen kann (▶ Berechnungsbeispiel in Tab. 2.2).

0 = selbstständig
Die Person kann die Handlung bzw. Aktivität in der Regel selbstständig durchführen. Möglicherweise ist die Durchführung erschwert oder verlangsamt oder nur unter Nutzung von Hilfs-/Pflegehilfsmitteln möglich. Entscheidend ist jedoch, dass die Person keine personelle Hilfe benötigt. Vorübergehende oder nur vereinzelt auftretende Beeinträchtigungen sind nicht zu berücksichtigen.

1 = überwiegend selbstständig
Die Person kann den größten Teil der Aktivität selbstständig durchführen. Dementsprechend entsteht nur ein geringer bzw. mäßiger Aufwand für die Pflegeperson. Überwiegend selbstständig ist eine Person also dann, wenn lediglich folgende Hilfestellungen erforderlich sind:

- *Unmittelbares Zurechtlegen, Richten von Gegenständen* meint die Vorbereitung einer Aktivität durch Bereitstellung sächlicher Hilfen, damit die Person die Aktivität dann selbstständig durchführen kann. Dabei wird vorausgesetzt, dass die Umgebung der antragstellenden Person so eingerichtet wird, dass die Person, so weit wie möglich, selbstständig an alle notwendigen Utensilien herankommt und diese nicht jedes Mal angereicht werden müssen. Wenn dies aber nicht ausreicht (z. B. wenn die Seife nicht von der Ablage am Waschbecken genommen werden kann, sondern direkt in die Hand gegeben werden muss), führt diese Beeinträchtigung zur Bewertung »überwiegend selbstständig«.
- *Aufforderung* bedeutet, dass die Pflegeperson (ggf. auch mehrfach) einen Anstoß geben muss, damit die oder der Betroffene die jeweilige Tätigkeit allein durchführt. Auch wenn nur einzelne Handreichungen erforderlich sind, ist die Person als überwiegend selbstständig zu beurteilen (punktueller Hilfebedarf, der lediglich an einzelnen Stellen des Handlungsablaufs auftritt). Einzelne Hinweise zur Abfolge der Einzelschritte meinen, dass zwischenzeitlich immer wieder ein Anstoß gegeben werden muss, dann aber Teilverrichtungen selbst ausgeführt werden können.
- *Unterstützung bei der Entscheidungsfindung* bedeutet, dass z. B. verschiedene Optionen zur Auswahl angeboten werden, die Person danach aber selbstständig handelt.
- *Partielle Beaufsichtigung und Kontrolle* meint die Überprüfung, ob die Abfolge einer Handlung eingehalten wird (ggf. unter Hinführung zu weiteren Teilschritten oder zur Vervollständigung) sowie die Kontrolle der korrekten und sicheren Durchführung. Hierzu gehört auch die Überprüfung, ob Absprachen eingehalten werden.
- *Punktuelle Übernahme von Teilhandlungen der Aktivität* bedeutet, dass nur einzelne Handreichungen erforderlich sind, die Person den überwiegenden Teil der Aktivität aber selbstständig durchführt.
- *Anwesenheit aus Sicherheitsgründen*: Wenn eine Person eine Aktivität selbstständig ausführen kann, aber aus nachvollziehbaren Sicherheitsgründen (z. B. Sturzgefahr, Krampfanfälle) die Anwesenheit einer anderen Person benötigt, trifft die Bewertung »überwiegend selbstständig« zu.

---

[3] Begutachtungs-Richtlinien Pflege – BRi vom 15.04.2016, S. 36 ff.

2 = **überwiegend unselbstständig**
Die Person kann die Aktivität nur zu einem geringen Anteil selbstständig durchführen. Es sind aber Ressourcen vorhanden, sodass sie sich beteiligen kann. Dies setzt ggf. ständige Anleitung oder aufwändige Motivation auch während der Aktivität voraus oder Teilschritte der Handlung müssen übernommen werden. Zurechtlegen und Richten von Gegenständen, wiederholte Aufforderungen oder punktuelle Unterstützungen reichen nicht aus.

Alle oben genannten Hilfen können auch hier von Bedeutung sein, reichen allerdings alleine nicht aus. Weitergehende Unterstützung umfasst vor allem:

- *Ständige Motivation* im Sinne der motivierenden Begleitung einer Aktivität (notwendig vor allem bei psychischen Erkrankungen mit Antriebsminderung).
- *Ständige Anleitung* bedeutet, dass die Pflegeperson den Handlungsablauf nicht nur anstoßen, sondern die Handlung demonstrieren oder lenkend begleiten muss. Dies kann insbesondere dann erforderlich sein, wenn die oder der Betroffene trotz vorhandener motorischer Fähigkeiten eine konkrete Aktivität nicht in einem sinnvollen Ablauf durchführen kann.
- *Ständige Beaufsichtigung und Kontrolle* unterscheidet sich von der oben genannten »partiellen Beaufsichtigung und Kontrolle« nur durch das Ausmaß der erforderlichen Hilfe. Es ist ständige und unmittelbare Eingreifbereitschaft in die Handlung erforderlich.
- *Übernahme von Teilhandlungen der Aktivität* bedeutet, dass ein erheblicher Teil der Handlungsschritte durch die Pflegeperson übernommen wird.

3 = **unselbstständig**
Die Person kann die Aktivität in der Regel nicht selbstständig durchführen bzw. steuern, auch nicht in Teilen. Es sind kaum oder keine Ressourcen vorhanden. Ständige Motivation, Anleitung und Beaufsichtigung reichen auf keinen Fall aus. Die Pflegeperson muss alle oder nahezu alle Teilhandlungen anstelle der betroffenen Person durchführen. Eine minimale Beteiligung ist nicht zu berücksichtigen (z. B. wenn sich die antragstellende Person in sehr geringem Umfang mit Teilhandlungen beteiligt).

Das Einschätzungsinstrument beinhaltet in den Modulen 2, 3 und 5 abgewandelte Formen dieser Skala, die an den entsprechenden Stellen erläutert werden. Durchgängig gilt bei diesen Skalen, dass der Grad der Beeinträchtigung mit dem jeweiligen Punktwert steigt. »0« bedeutet stets, dass keine Beeinträchtigungen der Selbstständigkeit oder der Fähigkeiten bzw. keine sonstigen Probleme bestehen.

2.2.2 Ausprägung der Fähigkeiten als Basis der Begutachtung

Für die Ausprägung bzw. den Grad der Fähigkeiten[4] findet eine ähnliche Graduierung wie im Falle der Selbstständigkeit (vierstufige Skala) Anwendung, wobei die Beurteilung einer geistigen Funktion zugrunde liegt.

---

4 Vgl. Begutachtungs-Richtlinien Pflege – BRi vom 15.04.2016, S. 42 ff

0 = Fähigkeit vorhanden, unbeeinträchtigt
Die Fähigkeit ist (nahezu) vollständig vorhanden

1 = Fähigkeit größtenteils vorhanden
Die Fähigkeit ist überwiegend (die meiste Zeit über, in den meisten Situationen), aber nicht durchgängig vorhanden. Die Person hat Schwierigkeiten, höhere oder komplexere Anforderungen zu bewältigen.

2 = Fähigkeit in geringem Maße vorhanden
Die Fähigkeit ist stark beeinträchtigt, aber erkennbar vorhanden. Die Person hat häufig oder in vielen Situationen Schwierigkeiten. Sie kann nur geringe Anforderungen bewältigen. Es sind Ressourcen vorhanden.

3 = Fähigkeit nicht vorhanden
Die Fähigkeit ist nicht oder nur in sehr geringem Maße (sehr selten) vorhanden.

Tab. 2.2: Berechnungsbeispiel »Ausprägung der Selbständigkeit« – Einzelpunkte im Modul 1 »Mobilität«

Item/Merkmal	Selbstständig	Überwiegend selbstständig	Überwiegend unselbstständig	Unselbstständig	Beispielrechnung
Positionswechsel im Bett	0	1	2	3	1
Halten einer stabilen Sitzposition	0	1	2	3	1
Umsetzen	0	1	2	3	2
Fortbewegen innerhalb des Wohnbereichs	0	1	2	3	3
Treppensteigen	0	1	2	3	3
					= 10 Summe der Einzelpunkte

Wesentlicher Bestandteil des Begutachtungssystems ist in einem zweiten Schritt die Umrechnung der Summe der Einzelpunkte je Modul in gewichtete Punkte, sodass die gewichteten Punkte für die 6 Module in Addition einen Gesamtpunktwert bilden, welcher für die Einstufung in einen Pflegegrad dient (▶ Tab. 2.3). Dabei sind alle Zahlen und Angaben (mit Ausnahme der Angaben in der Spalte »Beispielrechnung«) konkrete Vorgaben des NBA, welche seit Januar 2017 im Rahmen einer jeden Begutachtung in dieser Ausgestaltung zugrunde gelegt werden.

2.2 NBA – Das Neue Begutachtungsassessment

Tab. 2.3: Bewertungssystematik zur Ermittlung des Grades der Pflegebedürftigkeit

Module	Gewichtung	0 Keine	1 Geringe	2 Erhebliche	3 Schwere	4 Schwerste		Beispielrechnung
1 Mobilität	10 %	0–1	2–3	4–5	6–9	10–15	Summe der Punkte	10
		0	2,5	5	7,5	10	Gewichtete Punkte	10
2 Kognitive und kommunikative Fähigkeiten	15 %	0–1	2–5	6–10	11–16	17–33	Summe der Punkte	17
3 Verhaltensweisen und psychische Problemlagen		0	1–2	3–4	5–6	7–65	Summe der Punkte	6
Höchster Wert aus Modul 2 oder 3 geht in die Bewertung ein		0	3,75	7,5	11,25	15	Gewichtete Punkte	15
4 Selbstversorgung	40 %	0–2	3–7	8–18	16–36	37–54	Summe der Punkte	7
		0	10	20	30	40	Gewichtete Punkte	10
5 Bewältigung von und selbstständiger Umgang mit krankheits- und therapiebedingten Anforderungen	20 %	0	1	2–3	4–5	6–15	Summe der Punkte	1
		0	5	10	15	20	Gewichtete Punkte	5
6 Gestaltung des Alltagslebens und soziale Kontakte	15 %	0	1–3	4–6	7–11	12–18	Summe der Punkte	15
		0	3,75	7,5	11,25	15	Gewichtete Punkte	15
								= 55 Gesamtpunkte (Pflegegrad 3)

Tab. 2.4: Bestimmung des Grads der Pflegebedürftigkeit

Pflegegrad	Selbstständigkeit/Fähigkeiten	Gesamtpunktezahl
1	geringe Beeinträchtigungen der Selbstständigkeit oder der Fähigkeiten	ab 12,5 bis unter 27 Gesamtpunkte
2	erhebliche Beeinträchtigungen der Selbstständigkeit oder der Fähigkeiten	ab 27 bis unter 47,5 Gesamtpunkte
3	schwere Beeinträchtigungen der Selbstständigkeit oder der Fähigkeiten	ab 47,5 bis unter 70 Gesamtpunkte
4	schwerste Beeinträchtigungen der Selbstständigkeit oder der Fähigkeiten	ab 70 bis unter 90 Gesamtpunkte
5	schwerste Beeinträchtigungen der Selbstständigkeit oder der Fähigkeiten mit besonderen Anforderungen an die pflegerische Versorgung	ab 90 bis 100 Gesamtpunkte

Die »Beispielrechnung« in Tabelle 2.3 zeigt – anhand einer je Modul fiktiv vorgegebenen Gesamteinzelpunktzahl - eine beispielhafte Umrechnung von Einzelpunkten in gewichtete Punkte und schließlich die Ermittlung eines Pflegegrads.

Im fiktiven Berechnungsbeispiel hat die begutachtete Person dabei im Modul 1 in der Summe 10 Einzelpunkte und somit entsprechend der Vorgaben für das Modul »Mobilität« 10 gewichtete Punkte erreicht.

Bei Betrachtung der Module 2 und 3 hat diese Person in der Summe beispielhaft 17 und 6 Einzelpunkte erlangt. Da lediglich der Höchstwert aus Modul 2 oder Modul 3 in die Bewertung einfließt, wird im Rahmen der Begutachtung aufgrund der 17 Einzelpunkte in Modul 2 (höherer Wert) eine gewichtete Punktzahl von 15 berücksichtigt.

Diese Umrechnungsmethode fortgesetzt, wird im fiktiven Berechnungsbeispiel ein Gesamtpunktwert von 55 ermittelt, wodurch die begutachtete Person – unter Anwendung der nachfolgenden Übersicht (▶ Tab. 2.4) – in Pflegegrad 3 eingestuft würde.

Durch diese Systematik soll eine angemessene bzw. verhältnismäßige Berücksichtigung der verschiedenen Beeinträchtigungen und letztlich auch eine angemessene Einstufung sichergestellt werden.

2.3 Die leistungsrechtliche Ausgestaltung

Bisher haben ambulant versorgte Pflegebedürftige in den Pflegestufen 1 und 2 deutlich weniger Leistungen erhalten als in der vollstationären Pflege. Die neuen Leistungsbudgets (▶ Tab. 2.5) spiegeln dagegen den Grundsatz »ambulant vor stationär« wider, denn durch die leistungsrechtliche Ausgestaltung wird eine fast gleiche Finanzierung der Leistungen für ambulant und stationär geschaffen.

Tab. 2.5: Leistungen ambulant und stationär in den Jahren 2015 und 2017.

Sachleistungen § 36 SGB XI	Pflegestufe 1	Pflegestufe 2	Pflegestufe 3	Härtefall
2015	468 €	1144 €	1612 €	1995 €
	Pflegegrad 2	Pflegegrad 3	Pflegegrad 4	Pflegegrad 5
2017	689 €	1298 €	1612 €	1995 €
Vollstationäre Pflege § 43 SGB XI	Pflegestufe 1	Pflegestufe 2	Pflegestufe 3	Härtefall
2015	1064 €	1330 €	1612 €	1995 €
	Pflegegrad 2	Pflegegrad 3	Pflegegrad 4	Pflegegrad 5
2017	770 €	1262 €	1775 €	2005 €

Im Detail bringt das PSG II jedoch aufgrund der Umrechnungssystematik, insbesondere unter Berücksichtigung der »Stufensprung-Regelungen« sowie der vielseitigen Bestandsschutzregelungen, mitunter erhebliche Steigerungen der Leistungsbudgets mit sich. Lediglich die Absenkungen in den Pflegegraden 2 und 3 in der vollstationären Pflege stellen für Pflegebedürftige, die erstmalig ab dem 1. Januar 2017 Leistungen beziehen, ein finanzielles Problem dar.

Tab. 2.6: Die Leistungshöhen seit 1. Januar 2017 im Überblick[5]

Leistungsarten	Pflegegrad 1	Pflegegrad 2	Pflegegrad 3	Pflegegrad 4	Pflegegrad 5
Pflegesachleistungen § 36 SGB XI	-	689 €	1298 €	1612 €	1995 €
Pflegegeld § 37 SGB XI	-	316 €	545 €	728 €	901 €
Beratungseinsatz § 37 Abs. 3 SGB XI	23 € pro Einsatz	23 € pro Einsatz	23 € pro Einsatz	33 € pro Einsatz	33 € pro Einsatz
Wohngruppen-Zuschlag § 38a SGB XI			214 €		
Verhinderungspflege § 39 SGB XI	-	\multicolumn{4}{l}{bis zu 1612 € pro Kalenderjahr}			

Verhinderungspflege § 39 SGB XI: Der Leistungsbetrag kann um bis zu 806 €, aus noch nicht in Anspruch genommenen Mitteln der Kurzzeitpflege nach § 42 Abs. 2 SGB XI, auf insgesamt bis zu 2418 € im Kalenderjahr erhöht werden. Der für die Verhinderungspflege in Anspruch genommene Erhöhungsbetrag wird auf den Leistungsbetrag für eine Kurzzeitpflege nach § 42 Abs. 2 SGB XI angerechnet.

---

5 Leistungshöhen pro Monat, sofern nicht abweichend angegeben.

Tab. 2.6: Die Leistungshöhen seit 1. Januar 2017 im Überblick – Fortsetzung

Leistungsarten	Pflegegrad 1	Pflegegrad 2	Pflegegrad 3	Pflegegrad 4	Pflegegrad 5
Pflegehilfsmittel § 40 SGB XI		bis zu 40 €			
Wohnumfeldverbesserung § 40 Abs. 4 SGB XI		bis zu 4000 € je Maßnahme			
Tages- und Nachtpflege § 41 SGB XI	-	689 €	1298 €	1612 €	1995 €
Kurzzeitpflege § 42 SGB XI	-	bis zu 1612 € pro Kalenderjahr			
Vollstationäre Pflege § 43 SGB XI	125 €	770 €	1262 €	1775 €	2005 €
Pflege in vollstationären Einrichtungen der Behindertenhilfe § 43a SGB XI	-		266 €		
Entlastungsbetrag § 45b SGB XI		bis zu 125 €			

Tabelle 2.6 zeigt die neuen Leistungshöhen seit Januar 2017 in der Übersicht. Der neue Pflegegrad 1 hat somit eine Sonderrolle, da Pflegebedürftige des Pflegegrades 1 vor allem einen Hilfe- und Unterstützungsbedarf bei somatischen Beeinträchtigungen haben. Die Leistungen sind daher vorrangig auf den Erhalt und/oder die Wiederherstellung der Selbstständigkeit sowie die Sicherstellung der häuslichen Versorgung ausgerichtet.

2.3.1 Heimbedürftigkeit und zusätzliche Betreuungskräfte i. S. d. § 87b SGB XI

Neben der Feststellung der Pflegestufe war bis zum PSG II auch die sogenannte Heimnotwendigkeit Voraussetzung für einen leistungsrechtlichen Anspruch nach § 43 SGB XI. Im Falle einer fehlenden Heimnotwendigkeit bestand leidglich ein Anspruch auf den entsprechenden ambulanten Sachleistungsbetrag, wenngleich dieser oftmals für die Finanzierung der Heimunterbringung nicht ausreichend war. Im Rahmen des PSG II ist diese »Abschlagsregelung« aufgehoben worden, was die Frage nach der Heimnotwendigkeit ab dem 1. Januar obsolet werden lässt.

Nach den durch das PSG II eingetretenen Änderungen wurde auch § 87b SGB XI zum 1. Januar 2017 aus dem Gesetz gestrichen, allerdings sind im Zuge dessen nicht die zusätzlichen Betreuungsleistungen entfallen – diese sind jetzt in § 43b SGB XI geregelt. Die Pflegebedürftigen haben danach einen Anspruch auf zusätzliche Betreuung und Aktivierung, die über die nach Art und Schwere der Pflegebedürftigkeit notwendige Versorgung hinausgeht. Aus der bisher freiwilligen Leistung wird also ein leistungsrechtlicher Individualanspruch des Pflegebedürftigen und somit eine Pflichtleistung, die die Einrichtungen anbieten müssen. Dies gilt für alle vollstationären Einrichtungen sowie im Bereich der Tages- und Nachtpflege. Dabei gilt, dass bisherige Vereinbarungen nach § 87b SGB XI fortgelten und ihre Gültigkeit behalten. Darüber hinaus bleibt das Abrechnungsverfahren bestehen, wobei neben der Pflegesatzvereinbarung ein separater Vergütungszuschlag zur Finanzierung des zusätzlichen Betreuungspersonals zu vereinbaren ist.

2.4 Übergangsregelungen und Bestandsschutz

Die grundlegenden Neuerungen im Rahmen der Pflegereform erforderten (einmalige) Überleitungsregelungen, die eine adäquate Umsetzung dieser Neuerungen gewährleisten sollten. Diese Überleitungsregelungen (und insbesondere die Regelungen zum Übergang der vereinbarten Pflegesätze, ▶ Abschnitt 2.5) fanden infolgedessen lediglich im Rahmen der Umstellung Anwendung und dienen nach dem 1. Januar 2017 in erster Linie der Darstellung der historischen Entwicklung und darüber hinaus als Grundlage für etwaige Bestandsschutzregelungen sowie mögliche Entwicklungen und Veränderungen. Insbesondere mit Blick auf das zukünftige »Pflegegradmanagement« sowie bevorstehende Pflegesatzverhandlungen spielen die Übergangsregelungen rückblickend eine wichtige Rolle.

2.4.1 Übergang für Leistungsbezieher im Jahr 2016

Durch die Neuerung und Umstellung der sozialen Pflegeversicherung zum 1. Januar 2017 entstehende Benachteiligungen sollten durch sogenannte Überleitungsregelungen möglichst ausgeschlossen werden.

Durch diese Überleitungsregelungen sollte der Grundsatz verwirklicht werden, dass eine im Jahr 2016 bereits pflegebedürftige und leistungsbeziehende Person nicht zum 1. Januar 2017 schlechter gestellt wird. Die Regelungen des § 140 SGB XI (2017) hinsichtlich der Überleitung bisheriger Leistungsbezieher sollten daher nicht nur sicherstellen, dass nach der Umstellung auf das neue Recht kein geringerer Leistungsanspruch besteht, sondern auch, dass vor allem Menschen mit einer erheblich eingeschränkten Alltagskompetenz zum 1. Januar 2017 deutlich besser stehen.

Bezog eine pflegebedürftige Person also bereits im Jahr 2016 Leistungen der Pflegeversicherung, wurde diese automatisch und ohne einen neuen Antrag auf Begutachtung per Gesetz aus einer Pflegestufe in einen Pflegegrad übergeleitet. Pflegebedürftige mit lediglich körperlichen Einschränkungen wurden dabei durch einen »einfachen Stufensprung« in den nächsthöheren Pflegegrad, Menschen mit zusätzlichen geistigen Einschränkungen (eingeschränkter Alltagskompetenz) dagegen durch einen »doppelten Stufensprung« in den übernächsten Pflegegrad übergeleitet, um so eine »Gleichstellung« aller pflegebedürftigen Menschen zu verwirklichen.

Zur Gewährleistung einer fortlaufenden Vermeidung der Schlechterstellung, auch nach dem 1. Januar 2017, kann eine pflegebedürftige Person auf Wunsch in dem Pflegegrad verbleiben, welcher sich aus der dargestellten Überleitung ergeben hat. Voraussetzung ist, dass im Rahmen einer erneuten Begutachtung keine Anhebung oder die komplette Versagung der Pflegebedürftigkeit festgestellt wird. Eine Herabstufung des aus der Überleitung ermittelten Pflegegrades ist somit nach dem 1. Januar 2017 grundsätzlich nicht möglich.

2.4.2 Bestandsschutz in der stationären Pflege

Die im Rahmen des PSG II verfolgte Stärkung des ambulanten Bereiches bringt mit sich, dass nicht aus allen Überleitungskonstellationen erhöhte Leistungsbudgets, sondern auch Leistungseinbußen resultieren. Dies liegt zum einen an zum Teil reduzierten Leistungsbeträgen (z. B. Pflegegrad 2) und zum anderen an dem sogenannten einrichtungseinheitlichen Eigenanteil, welcher in seiner Berechnung die Leistungen der Pflegeversicherung berücksichtigt und letztlich als Bestandteil des zu zahlenden Entgelts einen Teil der finanziellen (Eigen-)Belastung des Pflegebedürftigen darstellt.

Ist dieser Teil der Eigenbelastung, also der einrichtungseinheitliche Eigenanteil, bei einer pflegebedürftigen Person der Pflegegrade 2 bis 5 nach der Umstellung auf das neue Recht, also seit 1. Januar 2017, im Vergleich zum individuellen Eigenanteil nach altem Recht (2016) gestiegen, so ist nach § 141 Abs. 3 SGB XI (2017) von Amts wegen und ohne gesonderten Antrag die Differenz in Form eines Zuschlags von der Pflegekasse zu tragen und zusätzlich zum entsprechenden Leistungsbetrag nach § 43 SGB XI an die Pflegeeinrichtung zu entrichten. Grundsätzlich ist dieser Zuschlag, in Höhe der Differenz zum 1. Januar 2017, als eingefrorener Betrag zu betrachten. Eine Kürzung dieses Zuschlags ist nur zulässig, sofern sich die Differenz in der Folgezeit verringert, dagegen ist ein etwaiger Anstieg von der pflegebedürftigen Person zu tragen.

2.4.3 Bestandsschutz im ambulanten und teilstationären Bereich

Der Schutz des Besitzstandes im Bereich der häuslichen und teilstationären Pflege richtet sich 2017 nach dem neuen § 141 SGB XI. Grundsätzlich gilt, dass Pflegebedürftige, die auf monatlich regelmäßig wiederkehrende Leistungen nach den §§ 36, 37, 38, 38a, 40 Abs. 2, den §§ 41, 44a, 45b, 123 und 124 SGB XI am 31. Dezember 2016 Anspruch hatten, auch nach dem 1. Januar 2017 unverändert die entsprechenden Leistungen erhalten. Vom Besitzstandsschutz ausgenommen sind einmalige Leistungen, wie etwa ein Zuschuss für Maßnahmen zur Verbesserung des individuellen Wohnumfeldes.

Der Schutz des Besitzstandes greift demnach für ambulante Pflegesachleistungen, Leistungen des Pflegegeldes, den Anspruch der Kombinationsleistung aus Pflegesachleistung und Pflegegeld, Leistungen des Wohngruppenzuschlags, Leistungen der Pflegehilfsmittel zum Verbrauch, Leistungen der Tages- und Nachtpflege, zusätzliche Leistungen bei Pflegezeit, zusätzliche Betreuungs- und Entlastungsleistungen (soweit der Grundbetrag betroffen ist) sowie die Übergangsregelungen der §§ 123 und 124 SGB XI. Dieser Besitzstandsschutz bleibt auch im Falle eines Wechsels des Versicherungsträgers unverändert bestehen.

Keine Bedeutung hat der Besitzstandsschutz hinsichtlich der Kurzzeitpflege, da der jährliche Leistungsbetrag nicht verändert wird.

2.5 Vergütungsregelungen und Pflegesatzverfahren

2.5.1 Der einrichtungseinheitliche Eigenanteil

Für die Pflegesätze im vollstationären Bereich sind in den Pflegegraden 2 bis 5 gleich hohe Beträge für die nicht von der Pflegeversicherung gedeckten Kosten vorzusehen. Dieser sogenannte einrichtungseinheitliche Eigenanteil bringt mit sich, dass alle Pflegebedürftigen, unabhängig vom Pflegegrad, den gleichen pflegebedingten Eigenanteil zahlen müssen. Dieser einrichtungseinheitliche Eigenanteil unterscheidet sich nur von Einrichtung zu Einrichtung, nicht aber innerhalb einer Einrichtung nach Pflegegraden und wird ausgehend von dem jeweiligen prospektiven Versorgungsaufwand unter Abzug der Summe der Leistungsbeträge für die Pflegegrade 2 bis 5 ermittelt. Kernmerkmal des einrichtungseinheitlichen Eigenanteils ist die Tatsache, dass dieser vom Pflegebedürftigen bzw. dem Sozialhilfeträger zu tragende Aufwand sich nicht mehr mit der Schwere der Pflegebedürftigkeit respektive mit steigendem Pflegegrad erhöht.

Diese neue Zusammensetzung der Pflegesätze findet auch für die solitäre oder eingestreute Kurzzeitpflege Anwendung, wenngleich im Rahmen des PSG II für die Kurzzeitpflege weder eine Umrechnung, eine Neuverhandlung noch ein Bestandsschutz geregelt wurde. Viele Länder haben dies zum Anlass genommen, im Rahmen der Ausgestaltung der vereinfachten Verfahren nach § 92c SGB XI eine analoge Anwendbarkeit für Kurzzeitpflegeeinrichtungen zu implementieren.

2.5.2 Übergang der vereinbarten Pflegesätze

Das PSG II sieht für die Überleitung von altem in neues Recht, also dem Übergang der vereinbarten Pflegesätze zum 31. Dezember 2016, grundsätzlich zwei Möglichkeiten vor. Zum einen die Neuverhandlung der Pflegesätze nach dem neuen § 92c SGB XI und zum anderen die alternative Überleitung der Pflegesätze nach § 92d ff. SGB XI im Rahmen derer die Pflegesätze budgetneutral in das neue System der Pflegegarde sowie in die neu definierte Vergütungsstruktur (Stichwort einrichtungseinheitlicher Eigenanteil) überführt werden.

Hinsichtlich der Variante der Neuverhandlung der Pflegesätze ist jedoch zwischen zwei Vorgehensweisen zu differenzieren:

1. Bereits 2016 waren Neuverhandlungen der Pflegesätze möglich, die ab dem 1. Januar 2017 gelten sollten. Diese Vorgehensweise basiert auf dem einrichtungsindividuellen Verhandlungs- und Vereinbarungsprinzip und ermöglicht allen Beteiligten, individuelle Anpassungen und Vergütungssteigerungen zu vereinbaren. Unabhängig davon ist bereits in diesen einrichtungsindividuellen Pflegesatzverhandlungen die Systematik des einrichtungseinheitlichen Eigenanteils zu berücksichtigen, sodass für die pflegebedingten Aufwände in den Pflegraden 2 bis 5 gleich hohe Beträge zu ermitteln und vorzusehen sind.
2. Alternativ und zur Förderung einer effektiven Vereinbarungspraxis[6] statuiert der neue § 92c SGB XI für die Pflegesatzkommissionen auf Landesebene (§ 86 SGB XI) die Möglichkeit, für die Überleitung ein vereinfachtes Verfahren in Anlehnung an die alternative Überleitung i. S. d. § 92d ff. SGB XI zu bestimmen, im Rahmen dessen ein angemessener (pauschaler) Zuschlag für die voraussichtlichen Kostensteigerungen vorgesehen werden kann.

---

6 Vgl. BT-Drucks. 18/6688, S. 134

2.5.3 Vereinfachte Verfahren auf Landesebene

Bezugnehmend auf den neuen § 92c SGB XI haben die Pflegesatzkommissionen auf Landesebene 2016 auf unterschiedliche Art und Weise die Ermächtigung zur Bestimmung eines vereinfachten Verfahrens umgesetzt und individuelle »vereinfachte und pauschale Pflegesatzverfahren« (▶ Tab. 2.7 und 2.8) für den Übergang beschlossen:

Tab. 2.7: Vereinfachte Verfahren im vollstationären Bereich

Bundesland	Personalaufstockung	PSG II-Zuschlag	Kostensteigerung
BW	• Einrichtungsindividuelle und personalmengenneutrale Überleitung • Aufnahme einer Öffnungsklausel in die Pflegesatzvereinbarungen – Ziel: Umsetzung der im Jahr 2017 im Rahmenvertrag vereinbarten Personalschlüssel in bestehenden Vereinbarungen	keinen	keine
BY	Einrichtungsindividuelle und personalmengenneutrale Überleitung	Zuschlag auf das Pflegepersonalkostenbudget gestaffelt nach PEA-Anteil: 1,25 % bei 0 bis < 40 % PEA 2,5 % bei 40 bis < 60 % PEA 3,2 % bei 60 bis < 80 % PEA 3,7 % bei 80 bis 100 % PEA (Befristung des Zuschlags bis zum 30. September 2017, für jeden weiteren Monat Laufzeit reduziert sich der Prozentsatz um 1/12)	keine
BE	Personalanhaltswerte ab 1. Januar 2017: PG 1: 1:7,25 PG 2: 1:3,90 PG 3: 1:2,80 PG 4: 1:2,20 PG 5: 1:1,80	pauschale Steigerung der Pflegesätze um 2,14 % *Kein ausschließlicher Bestandteil des vereinfachten Verfahrens im Rahmen des PSG II.*	
BB	Ab 1. Januar 2017: Erhöhung des Pflege- und Betreuungspersonals um 2 Vollzeitstellen (Modell: 80-Betten-Haus)	keinen	keine

Tab. 2.7: Vereinfachte Verfahren im vollstationären Bereich – Fortsetzung

Bundesland	Personalaufstockung	PSG II-Zuschlag	Kostensteigerung
	Ab 1. Juli 2017: Erhöhung des Pflege- und Betreuungspersonals um weitere 2 Vollzeitstellen **Vergütungsrelevante Personalbemessung:** Durchschnittliche Erhöhung um 3 Vollzeitstellen ab dem 1. Januar 2017 **Rechnerische Personalanhaltswerte ab 1. Januar 2017:** PG 1: 1:4,39 PG 2: 1:3,42 PG 3: 1:3,00 PG 4: 1:2,31 PG 5: 1:1,80		
HB	Einrichtungsindividuelle und personalmengenneutrale Überleitung	**gestaffelt nach PEA-Anteil:** 1,25 % bei 10 – 40 % PEA 2,50 % bei 40 – 70 % PEA 3,75 % bei > 70 % PEA *Mindestens für 12 Monate, höchstens 18 Monate*	**Personal- und Sachkosten: 2,5 %** *Monate 13. bis 18. je + 0,20 %* **U&V: 1,68 %** *Monate 13. bis 18. je + 0,14 %*
HH	**Personalanhaltswerte ab 1. Januar 2017:** PG 1: 1:13,40 PG 2: 1: 4,60 PG 3: 1:2,80 PG 4: 1:1,99 PG 5: 1:1,77 *Durchschnittliche Erhöhung um 8,2 %* *Anwendbarkeit der Nachverhandlungsmöglichkeit (§ 85 Abs. 7 SGB XI)*	keinen	keine
HE	Einrichtungsindividuelle und personalmengenneutrale Überleitung	**Möglichkeit zur Mehrpersonalisierung ab 1. Januar 2017:** Personalanhaltswerte zum 1. November 2017 für den Bereich Pflege und Betreuung gestaffelt nach durchschnittlicher Wochenarbeitszeit einer VK: 1 : 3,90 bei 38,5 h 1 : 3,95 bei 39,0 h	**Pauschale Entgelterhöhung: 0,175 % pro Monat**

Tab. 2.7: Vereinfachte Verfahren im vollstationären Bereich – Fortsetzung

Bundesland	Personalaufstockung	PSG II-Zuschlag	Kostensteigerung
		1 : 4,05 bei 40,0 h Addition des neuen Personalanhaltswerts mit ermitteltem Personalanhaltswert aus Überleitung Division durch 2 Quotientenwert = Personalanhaltswert nach Mehrpersonalisierung, umzusetzen bis zum 1. Juni 2017	
MV	Erhöhung im Bereich Pflege und Betreuung von 1:50	**Variante 1:** **Laufzeitende 2016** 1,475 % für 6 Monate ab 1. Januar 2017 auf das monatliche Pflegesatzbudget danach + 0,456 % pro Monat 4,2 % für max. 12 Monate **Variante 2:** **Laufzeitende 2017** 0,25 % pro Monat ab 1. Januar 2017 auf das monatliche Pflegesatzbudget	Pauschale Berücksichtigung von Bruttopersonalkosten in Höhe von 38.000 € je VK
NI	Einrichtungsindividuelle und personalmengenneutrale Überleitung A: »Personalmengenmitnahme« B: »Rückrechnung Personalschlüssel« *Anwendbarkeit der Nachverhandlungsmöglichkeit (§ 85 Abs. 7 SGB XI)*	**Zuschlag auf das Pflegepersonalkostenbudget gestaffelt nach PEA-Anteil:** 1,3 % bei 0 bis < 40 % PEA 2,5 % bei 40 bis < 60 % PEA 3,2 % bei 60 bis < 80 % PEA 3,7 % bei 80 bis </= 100 % PEA	keine
NRW	**Bestandseinrichtungen:** 6,8 % auf Basis der Personalanhaltswerte 2016 **Neueinrichtungen ab 2017:** 6,8 % auf Basis der Personalanhaltswerte 2017 PG 1: 1:8 + 6,8 % PG 2: 1:4,66 + 6,8 % PG 3: 1:3,05 + 6,8 % PG 4: 1:2,24 + 6,8 % PG 5: 1:2,00 + 6,8 %	keinen	**Pflegevergütung und U&V:** 2,5 % für tarifgebundene Einrichtungen 2,1 % für nicht-tarifgebundene Einrichtungen *Kein ausschließlicher Bestandteil des vereinfachten Verfahrens im Rahmen des PSG II.*

2.5 Vergütungsregelungen und Pflegesatzverfahren

Tab. 2.7: Vereinfachte Verfahren im vollstationären Bereich – Fortsetzung

Bundes-land	Personalaufstockung	PSG II-Zuschlag	Kostensteigerung
	Anwendbarkeit der Nachverhandlungsmöglichkeit (§ 85 Abs. 7 SGB XI)		
RP	Einrichtungsindividuelle und personalmengenneutrale Überleitung Umsetzung der im Rahmenvertrag vorgesehenen personellen Verbesserung auch während der Vereinbarungslaufzeit 2017 möglich *Anwendbarkeit der Nachverhandlungsmöglichkeit (§ 85 Abs. 7 SGB XI)*	**Zuschlag auf das Pflegesatzbudget gestaffelt nach PEA-Anteil:** 1,1 % bei 0 bis < 40 % PEA 2,5 % bei 40 bis < 60 % PEA 3,2 % bei 60 bis < 80 % PEA 3,9 % bei 80 bis </= 100 % PEA	**Tarif- und Sachkosten:** 4,39 % für 24 Monate
SL	Einrichtungsindividuelle und personalmengenneutrale Überleitung *Anwendbarkeit der Nachverhandlungsmöglichkeit (§ 85 Abs. 7 SGB XI)*	**Zuschlag auf das Pflegesatzbudget:** 2,85 %	**Personal- und Sachkosten:** 2,35 % **U&V:** 2,35 %
SN	Aufstockung Personal in Relation von 1 : 50 Zuschlag Mehrpersonal in Abhängigkeit von Öffnungstagen und Auslastung (2,17 € bis 3,58 € pro Tag und Platz) *Vorhaltung Mehrpersonal ab 1. Januar 2017*	4 %	**Sachkosten:** 3 % pro Jahr
ST	Einrichtungsindividuelle und personalmengenneutrale Überleitung **Verpflichtende Personalanhebung:** In Einrichtungen ab 20 Plätzen mind. 0,50 VK In Einrichtungen ab 40 Plätzen mind. 1,00 VK **Wahlleistung:** Mindestanhebung kann durch Personalschlüssel auf bis zu 1:40 erweitert werden. *Laufzeitbindung von 12 Monaten*	**Personalsicherungszuschlag in allgemeinen Pflegeleistungen:** 2,7 %	**Allgemeine Pflegeleistungen, Betrag für U&V und Vergütungszuschlag nach § 43b SGB XI:** 2,3 %

Tab. 2.7: Vereinfachte Verfahren im vollstationären Bereich – Fortsetzung

Bundesland	Personalaufstockung	PSG II-Zuschlag	Kostensteigerung
SH	Einrichtungsindividuelle Überleitung	Personalkosten: 2,50 % (Gehaltskosten je VK)	Fremdleistungen: 2,00 % Sachkosten: 1,00 %
TH	Variante 1: • PSG II–Zuschlag (5 %) mit zusätzlichem Personal: Pflege- Betreuungsschlüssel von 1:2,6 • **Ausschluss Nachverhandlungsmöglichkeit (§ 85 Absatz 7 SGB XI)** Variante 2: • PSG II–Zuschlag (5 %) ohne zusätzliches Personal • **Nachverhandlungsmöglichkeit, wenn Bewohnerstruktur um 10 % abweicht**	Strukturrisikozuschlag: 5 %	keine

BW: Baden-Württemberg, BY: Bayern, BE: Berlin, BB: Brandenburg, HB: Bremen, HH: Hamburg, HE: Hessen, MV: Mecklenburg-Vorpommern, NI: Niedersachsen, NRW: Nordrhein-Westfalen, RP: Rheinland-Pfalz, SL: Saarland, SN: Sachsen, ST: Sachsen-Anhalt, SH: Schleswig-Holstein, TH: Thüringen, PG: Pflegegrad, U&V: Unterkunft und Verpflegung

Tab. 2.8: Vereinfachte Verfahren im teilstationären Bereich

Bundesland	Personalaufstockung	PSG II-Zuschlag	Kostensteigerung
BW	• Einrichtungsindividuelle und personalmengenneutrale Überleitung • Aufnahme einer Öffnungsklausel in die Pflegesatzvereinbarungen – Ziel: Umsetzung der im Jahr 2017 im Rahmenvertrag vereinbarten Personalschlüssel in bestehenden Vereinbarungen	keinen	keine
BY	Prospektive Einzelverhandlungen für die Zeit ab 1. Januar 2017	keinen	keine
BE	Personalanhaltswerte aus dem Jahr 2016 bleiben in Kraft	Pauschale Steigerung der Pflegesätze um 2,14 % *Kein ausschließlicher Bestandteil des vereinfachten Verfahrens im Rahmen des PSG II.*	

Tab. 2.8: Vereinfachte Verfahren im teilstationären Bereich – Fortsetzung

Bundesland	Personalaufstockung	PSG II-Zuschlag	Kostensteigerung
BB	*Bei Redaktionsschluss lag kein offiziell veröffentlichter Beschluss vor.*		
HB	• Einrichtungsindividuelle und personalmengenneutrale Überleitung • Ermittlung der Gesamtpersonalmenge entsprechend der Tagesgästestruktur	**Gestaffelt nach PEA-Anteil:** 1,25 % bei 10 – 40 % PEA 2,50 % bei 40 – 70 % PEA 3,75 % bei > 70 % PEA *Mindestens für 12 Monate, höchstens 18 Monate*	**Personal- und Sachkosten:** • 2,5 % *Monate 13. bis 18. je +0,20 %* **U&V:** • 1,68 % *Monate 13. bis 18. je +0,14 %*
HH	**Personalanhaltswerte ab 1. Januar 2017:** Funktionsbereich Pflege 1:4	keinen	**Sachkostenanteil** an den Pflegesätzen: 20 %
HE	*Bei Redaktionsschluss lag kein offiziell veröffentlichter Beschluss vor.*		
MV	Einrichtungsindividuelle und personalmengenneutrale Überleitung	**Zuschlag auf das Pflegesatzbudget:** • 0,192 % pro Monat • Mindestlaufzeit: 6 Monate, längstens 12 Monate • Zuschlag max. 2,3 %	keine
NI	• Personalrichtwertkorridor von 1:4 bis 1:6 kann genutzt werden, um verbesserte Personalrichtwerte zu vereinbaren • Gesamtpersonalrichtwert kann als Übergangsregelung gewählt werden *Anwendbarkeit der Nachverhandlungsmöglichkeit (§ 85 Abs. 7 SGB XI)*	**Zuschlag auf das Gesamtbudget (Pflegesatzbudget zzgl. U&V) gestaffelt nach PEA-Anteil der Gäste:** 1,3 % bei 0 bis < 40 % PEA 2,5 % bei 40 bis < 60 % PEA 3,2 % bei 60 bis < 80 % PEA 3,7 % bei 80 bis </= 100 % PEA	keine

Tab. 2.8: Vereinfachte Verfahren im teilstationären Bereich – Fortsetzung

Bundesland	Personalaufstockung	PSG II-Zuschlag	Kostensteigerung
NRW	• **Personalanhaltswerte ab 1. Januar 2017:** Pflege/Soziale Betreuung von 1:6 auf 1:5 • darüber hinaus einrichtungsindividuelle und personalmengenneutrale Überleitung	**Budgetanpassung:** 2,70 % ab dem 1. Januar 2017, sofern nicht bereits für 2016 eine pauschale Fortschreibung in Anspruch genommen wurde **Relation der Entgelte:** PG 1: 0,95 PG 2: 1,00 PG 3: 1,05 PG 4: 1,10 PG 5: 1,15	**Pflegevergütung und U&V:** • 2,5 % für tarifgebundene Einrichtungen • 2,1 % für nicht-tarifgebundene Einrichtungen *Kein ausschließlicher Bestandteil des vereinfachten Verfahrens im Rahmen des PSG II.*
RP	Einrichtungsindividuelle und personalmengenneutrale Überleitung	**Variante 1:** • PSG II-Zuschlag von 1,1 % auf das Pflegesatzbudget • Relation der Entgelte: PG 2: 1,0 PG 3: 1,1 PG 4: 1,2 PG 5: 1,3 **Variante 2:** • PSG II-Zuschlag auf das Pflegesatzbudget gestaffelt nach PEA-Anteil der Tagespflegegäste: 0 bis < 40 % = 1,1 % 40 bis < 60 % = 2,5 % 60 bis < 80 % = 3,2 % 80 bis </= 100 % = 3,9 % • Relation der Entgelte: PG 2: 1,0 PG 3: 1,2 PG 4: 1,4 PG 5: 1,5	**Tarif- und Sachkosten:** 2,195 % für 12 Monate **U&V:** 2,195 % für 12 Monate
SL	*Bei Redaktionsschluss lag kein offiziell veröffentlichter Beschluss vor.*		

2.5 Vergütungsregelungen und Pflegesatzverfahren

Tab. 2.8: Vereinfachte Verfahren im teilstationären Bereich – Fortsetzung

Bundes-land	Personalaufstockung	PSG II-Zuschlag	Kostensteigerung
SN	• Aufstockung Personal in Relation von 1:50 • Zuschlag Mehrpersonal in Abhängigkeit von Öffnungstagen und Auslastung (2,17 € bis 3,58 € pro Tag und Platz) *Vorhaltung Mehrpersonal ab 01.01.2017*	4 %	Sachkosten: 3 % pro Jahr
ST	Umsetzung einer Personalausstattung in einem Korridor von 1:4,5 bis 1:5 über alle Pflegegrade	**Laufzeit von 12 Monaten:** • Allgemeine Pflegeleistungen: 3,00 % • Vergütungszuschlag nach § 43b SGB XI: 2,3 % **Laufzeit von 18 Monaten:** • Allgemeine Pflegeleistungen: 4,00 % • Vergütungszuschlag nach § 43b SGB XI: 3,1 % **Laufzeit von 24 Monaten:** • Allgemeine Pflegeleistungen: 4,50 % • Vergütungszuschlag nach § 43b SGB XI: 3,5 %	
SH	• Einrichtungsindividuelle Überleitung • Der Anteil der Menschen mit eingeschränkter Alltagskompetenz wird pauschal mit 50 % berücksichtigt	**Personalkosten:** 2,50 % (Gehaltskosten je VK)	**Fremdleistungen:** 2,00 % **Sachkosten:** 1,00 %
TH	**Variante 1:** • Antrag bis zum 15. August 2016: 2,5 % • Antrag ab 16. August 2016: 1,25 % • Pflege- und Betreuungsschlüssel von 1:4,25 % • **Ausschluss Nachverhandlungsmöglichkeit (§ 85 Absatz 7 SGB XI)** **Variante 2:** • Antrag bis zum 15. August 2016: 2,5 % • Antrag ab 16. August 2016: 1,25 %	• 1,25 % oder 2,5 % • Relation der Entgelte: PG 1: 0,9 PG 2: 1,0 PG 3: 1,1 PG 4: 1,2 PG 5: 1,3	keine

Tab. 2.8: Vereinfachte Verfahren im teilstationären Bereich – Fortsetzung

Bundes-land	Personalaufstockung	PSG II-Zuschlag	Kostensteigerung
	• kein neuer Pflege- und Betreuungsschlüssel • Nachverhandlungsmöglichkeit, wenn Bewohnerstruktur um 10 % abweicht		

BW: Baden-Württemberg, BY: Bayern, BE: Berlin, BB: Brandenburg, HB: Bremen, HH: Hamburg, HE: Hessen, MV: Mecklenburg-Vorpommern, NI: Niedersachsen, NRW: Nordrhein-Westfalen, RP: Rheinland-Pfalz, SL: Saarland, SN: Sachsen, ST: Sachsen-Anhalt, SH: Schleswig-Holstein, TH: Thüringen

Die große Herausforderung bei der Umsetzung der vereinfachten Verfahren lag allerdings darin, dass auf Landesebene nicht nur verschiedene Zuschlags- und Kostensteigerungsregelungen festgelegt wurden, sondern auch sehr differenzierte Fristen und Verfahrensprozesse Anwendung fanden. Rund um den Stichtag 30. September 2016 (Stichtag zur alternativen und gesetzlichen Überleitung) haben die Landespflegesatzkommissionen sehr unterschiedliche Antrags- und Meldefristen sowie Daten und Zeiträume zur Ermittlung der Belegungsstruktur statuiert. Die entsprechenden Daten, Fristen und Verfahrensprozesse sind in den entsprechenden Beschlüssen (o. ä.) der Landespflegesatzkommissionen nachzulesen. Wurden bis zum 30. September 2016 und unter Einhaltung der entsprechenden Fristen keine Pflegesätze für den Geltungszeitraum ab dem 1. Januar 2017 vereinbart, erfolgt automatisch die alternative Überleitung nach §§ 92d ff. SGB XI. Unabhängig von der Auslegung, dass nach dem formalen Wortlaut in § 92d SGB XI nach dieser Überleitung kein Abschluss einer neuen Pflegesatzvereinbarung mehr möglich ist, geht ein solcher Abschluss der alternativen Überleitung jedoch vor, da diese nur als »Auffangvorschrift« dient.[7] Somit schließt diese Überleitung nicht die Möglichkeit aus, individuelle Verhandlungen zu führen, mit der Folge, dass dadurch die sich aus der Überleitung ergebenen Pflegesätze auch nach dem 30. September 2016 noch von einer Vertragseinigung ersetzt werden können.[8]

2.5.4 Verfahren für die Umrechnung und Ermittlung des einrichtungseinheitlichen Eigenanteils

Das Verfahren für die alternative Überleitung und somit das Verfahren für die budgetneutrale Umrechnung der Pflegesätze sowie die Berechnung des einrichtungseinheitlichen Eigenanteils basieren auf der gleichen Umrechnungsformel, welche in dem neuen § 92e SGB XI geregelt ist. Basis und erster Schritt der Umrechnung ist die Ermittlung des stichtagsbezogenen Gesamtbetrags der Pflegesätze in den Pflegestufen I bis III auf Basis des Pflegestufenmix zum 30. September 2016. Im Rahmen der Ermittlung sind dabei auch Härtefälle sowie die Bewohner ohne Pflege-

---

7 Vgl. BMG–Überleitungsszenarien in der stationären Pflege, §§ 92c ff. SGB XI, 27. April 2016, S. 2 f.

8 Vgl. BMG–Überleitungsszenarien in der stationären Pflege, §§ 92c ff. SGB XI, 27. April 2016, S. 3

stufe, aber mit erheblich eingeschränkter Alltagskompetenz, zu berücksichtigen. Darauf aufbauend erfolgt die Ermittlung des monatlichen Gesamtbetrages der Pflegesätze auf Basis des ermittelten stichtagsbezogenen Gesamtbetrags durch eine Hochrechnung mit dem Faktor 30,42. In dem darauffolgenden Berechnungsschritt ist die Bewohnerstruktur (Verteilung) zum Stichtag 30. September 2016 auf Basis der dargestellten »Stufensprung-Regelungen« (§ 140 SGB XI) den neuen Pflegegraden zuzuordnen. Nach einer entsprechenden Zuordnung sind für die jeweiligen Pflegegrade die Leistungsbudgets zu ermitteln. Daher ist für jeden Pflegegrad die Zahl der Pflegebedürftigen mit dem entsprechenden (neuen) Leistungsbetrag zu multiplizieren, sodass für die Pflegegrade 2 bis 5 die monatlich zur Verfügung stehenden Gesamtbudgets ermittelt werden können. In einem weiteren Schritt wird nun der eingangs ermittelte Gesamtbetrag der Pflegesätze 2016 um die jeweiligen Gesamtbudgets der Pflegegrade 2 bis 5 reduziert, sodass letztlich lediglich ein Restbetrag bestehen bleibt, welcher dann in einem letzten Schritt durch die Gesamtzahl der Pflegebedürftigen zu teilen ist. Das Ergebnis ist der einrichtungseinheitliche Eigenanteil. Da zum Stichtag aufgrund der Überleitungsregeln, respektive der »Stufensprung-Regelungen«, keine pflegebedürftigen Personen in Pflegegrad 1 vorhanden sind, greift die in dem neuen § 92e Abs. 4 SGB XI enthaltene Sonderregelung, nach der für die in Pflegegrad 1 neu eingestuften Pflegebedürftigen 78 % des Pflegesatzes in Pflegegrad 2 anzusetzen sind.

2.5.5 Nachverhandlung und Informationsschreiben

Nach dem neuen § 85 Abs. 7 SGB XI sind die Vertragsparteien berechtigt, die Pflegesätze für den laufenden Pflegesatzzeitraum neu zu verhandeln, sofern sich die Annahme, die Basis der Festsetzung der Pflegesätze war, unvorhersehbar und wesentlich verändert. Insbesondere dann, wenn eine erhebliche Abweichung der tatsächlichen Bewohnerstruktur, d. h. erhebliche Unterschiede zwischen (zugrunde gelegter) prospektiver Zusammensetzung der Bewohner und der tatsächlichen Bewohnerstruktur vorliegen. Die Heimbewohner sind – abweichend der Regelungen des Wohn- und Betreuungsvertragsgesetzes – spätestens bis zum 30. November 2016 – über die gesetzlichen Änderungen, die neuen Pflegesätze der Pflegegrade 1 bis 5, den neuen einrichtungseinheitlichen Eigenanteil sowie die Besitzstandsschutzregelungen in Form eines Anschreibens zur Entgelterhöhung zu informieren.

2.5.6 Personalausstattung und Verfahren zur Personalbemessung

Hinsichtlich des neuen Pflegebedürftigkeitsbegriffs sind von den Vereinbarungspartnern der Landesrahmenverträge – ohne einen konkreten zeitlichen Rahmen – die Maßstäbe und Grundsätze für eine wirtschaftliche und leistungsbezogene Personalausstattung zu überprüfen und anzupassen. Abseits dessen haben die Vertragsparteien nach § 113 Abs. 1 SGB XI bis zum 30. Juni 2020 die Entwicklung und Erprobung eines wissenschaftlich fundierten Verfahrens abzuschließen, welches nach qualitativen und quantitativen Maßstäben zur einheitlichen Bemessung des Personalbedarfs sowohl in stationären als auch in ambulanten Einrichtungen dient. Dieses Verfahren soll auf Basis des durchschnittlichen Versorgungsaufwandes für direkte und indirekte pflegerische Maßnahmen sowie für Hilfen bei der Haushaltsführung erstellt werden und dabei den neuen Pflegebedürftigkeitsbegriff und das neue Begutachtungsverfahren berücksichtigen.

2.6 Neuerungen im Rahmen des PSG III

Das Dritte Pflegestärkungsgesetz[9] (PSG III) bildet den letzten Teil und somit voraussichtlich den Abschluss der Pflegereform. Übergeordnetes Ziel des Dritten Pflegestärkungsgesetzes ist es, nicht nur den neuen Pflegebedürftigkeitsbegriff und das neue Begutachtungsverfahren in das SGB XII einzuführen, sondern die Länder und Kommunen stärker in die »Pflegestruktur« einzubinden, dadurch die Gestaltungs- und Handlungsmöglichkeiten zu stärken und damit weiterhin den Grundsatz »ambulant vor stationär« zu forcieren.

Länder und Kommunen erhalten das Recht, regionale Pflegekonferenzen und sektorenübergreifende Landespflegeausschüsse zu bilden und dort mitzuwirken, um so den Abbau von Versorgungsmissständen und eine angemessene Pflegesituation gewährleisten zu können. Die jeweiligen Ansätze zur Strukturveränderung sollen darüber hinaus in Form von »Pflegestrukturplanungsempfehlungen« durch die Pflegekassen in den Vertragsverhandlungen berücksichtigt und einbezogen werden.

Darüber hinaus sollen eine Verbesserung und der Ausbau der wohnortnahen Beratung der Pflegebedürftigen und ihrer Angehörigen erzielt werden. Dazu erhalten Länder und Kommunen, z. B. im Rahmen der landesrechtlichen Vorgaben, für die Dauer von fünf Jahren ein Initiativrecht zur Errichtung von Pflegestützpunkten.

Weitere Schwerpunkte sind die Etablierung, also der Auf- und Ausbau, eines breiten Spektrums altersgerechter Wohnformen, die Möglichkeit einer vollständigen Ausschöpfung bzw. eines effizienten Austauschs bestehender Fördermittel zwischen den Ländern und nicht zuletzt, die Erweiterung des Prüfrechts, um dem Abrechnungsbetrug besser begegnen zu können.

Schließlich wurden durch das PSG III auch drei neue und entscheidende Regelungen zum Pflegesatzverfahren nach SGB XI neu aufgenommen:

1. Auch nicht tarifgebundene Pflegeeinrichtungen bekommen Gehälter bis zum Tarifniveau refinanziert. Ziel ist es, einen Gleichklang der leistungsgerechten Bezahlung zwischen den Pflegekräften in tarifgebundenen und nicht-tarifgebundenen Pflegeeinrichtungen herzustellen. Aufgrund der neuen Regelungen müssen die Pflegekassen und Sozialhilfeträger als zuständige Kostenträger auch für nicht tarifgebundene Heime Gehälter bis zum Tarifniveau refinanzieren; diese dürfen nicht mehr als unwirtschaftlich abgelehnt werden.
2. Der Unternehmergewinn wird im Gesetz ausdrücklich aufgenommen, wodurch gesetzlich klargestellt wird, dass dem Einrichtungsbetreiber eine Gewinnchance zusteht und seine unternehmerischen Risiken berücksichtigt werden sollen. Wie die Höhe dieser Gewinnchance zu bemessen ist, wird im Detail jedoch im Gesetz nicht vorgezeichnet, sondern der Verhandlung der Vertragspartner bzw. der Entscheidung der Schiedsstelle überlassen.
3. Wenn die Schiedsstelle angerufen wird, hat sie grundsätzlich innerhalb von drei Monaten zu entscheiden, da im Gesetz ausdrücklich klargestellt wird, dass die Schiedsstellen ihrer Pflicht zur unverzüglichen Entscheidung in der Regel innerhalb von drei Monaten ab Anrufung und Antragsbegründung nachzukommen haben.

---

9 Vgl. BT-Drucks. 18/6518

3 Umsetzung der BSG-Urteile 2009/2011 sowie Chancen und Risiken der Pflegestärkungsgesetze

Jan Grabow

3.1 Entwicklung in der Branche

Die demografische Entwicklung in Deutschland stellt die Altenpflegewirtschaft vor große Herausforderungen: Ein wachsender Anteil der Bevölkerung benötigt Langzeitpflege und Betreuungsleistungen, gleichzeitig aber gibt es finanzierungsseitige Restriktionen im Bereich der Pflegeversicherung sowie der Sozialhilfeträger und angebotsseitige Hemmnisse – insbesondere der zunehmende Fachkräftemangel. Die Rechtsprechung zur Finanzierung von Pflegeeinrichtungen sowie Maßnahmen zur Versorgungssteuerung im Rahmen der Pflegestärkungsgesetze oder Landesheimgesetze nehmen nachhaltig Einfluss auf die Versorgungsstrukturen.

Die Pflegebranche ist vor diesem Hintergrund angebotsseitig mit Chancen und Risiken konfrontiert, die die Unternehmensentwicklung und die Wirtschaftlichkeit von Pflegeeinrichtungen beeinflussen. Nach einer Darstellung des Status quo des Pflegemarktes werden nachfolgend wesentliche Einflussfaktoren aus den rechtlichen Rahmenbedingungen dargestellt. Zur Vermeidung negativer Entwicklung sind die Auswirkungen auf betrieblicher Ebene und im regionalen Marktumfeld zu bewerten, durch eine Anpassung des Geschäftsmodells die Zukunftsfähigkeit zu sichern. Getrieben durch die erkennbaren Trends der Nachfrage, der Leistungskonzepte, der rechtlichen und finanziellen Rahmenbedingungen müssen die Unternehmen zukunftsorientiert eine klare Entwicklungsstrategie erarbeiten. Für eine wirtschaftlich nachhaltige und tragfähige Positionierung werden Handlungsempfehlungen aufgezeigt.

3.1.1 Marktvolumen

Das Marktvolumen der ambulanten und stationären Pflege beträgt knapp 40 Mrd. €, 12,7 % des Gesundheitsmarkts 2013 gegenüber 8,6 % in 1997 (Augurzky et al. 2015).

Im Dezember 2013 waren 2,6 Millionen Menschen in Deutschland pflegebedürftig im Sinne des Pflegeversicherungsgesetzes (SGB XI). Von den 2,6 Millionen Pflegebedürftigen wies ein Drittel (919.000 bzw. 35 %) auch eine erheblich eingeschränkte Alltagskompetenz auf.

Mehr als zwei Drittel (71 % bzw. 1,86 Millionen) der Pflegebedürftigen wurden zu Hause versorgt. Davon erhielten 1.246.000 Pflegebedürftige ausschließlich Pflegegeld, das bedeutet, sie wurden in der Regel zu Hause allein durch Angehörige gepflegt. Weitere 616.000 Pflegebedürftige lebten ebenfalls in Privathaushalten. Bei ihnen erfolgte die Pflege jedoch zusammen mit oder vollständig durch ambulante Pflegedienste. Es ist ein Anstieg des ambulanten Versorgungsanteils von 20,6 % in 1999 auf 24,3 % in 2013 zu verzeichnen. 29 % bzw. 764.000 Pflegebedürftige wurden in Pflegeheimen vollstationär betreut.

3.1.2 Entwicklung Anzahl der Einrichtungen

Im Vergleich zu 1999 ist die Anzahl der vollstationär versorgten Pflegebedürftigen um 35,8 % (202.000 Pflegebedürftige) gestiegen, die durch ambulante Pflegedienste versorgten um 48,3 % (201.000 Pflegebedürftige) (Statistisches Bundesamt 2015).

Von den insgesamt 12.700 zugelassenen ambulanten Pflegediensten befand sich die Mehrzahl in privater Trägerschaft (8.100 bzw. 64 %); der Anteil der freigemeinnützigen Träger (z. B. Diakonie oder Caritas) betrug 35 %. Öffentliche Träger hatten – entsprechend dem Vorrang der anderen Träger nach dem SGB XI – einen Anteil von lediglich einem Prozent.

Bundesweit gab es im Dezember 2013 rund 13.000 nach SGB XI zugelassene voll- bzw. teilstationäre Pflegeheime. Die Mehrzahl der Heime (54 % bzw. 7.100) befand sich in freigemeinnütziger Trägerschaft (z. B. Diakonie oder Caritas); der Anteil der Privaten betrug 41 % – er liegt somit niedriger als im ambulanten Bereich. Öffentliche Träger haben, wie im ambulanten Bereich, den geringsten Marktanteil (5 %).

Wachsender Konkurrenzdruck und verstärkte Konzentrationsprozesse begleiten unverändert die Entwicklung des ambulanten und stationären Altenpflegebereichs.

3.1.3 Entwicklung im Bereich der Kostenträger

Die Leistungen der Pflegeversicherung werden nach »Stufen der Pflegebedürftigkeit« (ab 2017 Pflegegrade) gewährt. Bei professioneller ambulanter oder (teil-)stationärer Pflege werden die Kosten bis zu bestimmten Höchstbeträgen übernommen (inkl. Pflegehilfsmitteln, das Wohnumfeld verbessernde Maßnahmen sowie Leistungen ehrenamtlich Pflegender (Pflegegeld)). Die Pflegepflichtversicherung ist damit keine Vollversicherung. Um eine vollständige Absicherung zu erzielen, ist der Abschluss einer privaten Pflege-Zusatzversicherung notwendig. Bei Bedürftigkeit besteht Anspruch auf Hilfe zur Pflege als bedarfsorientierte ergänzende Sozialleistung.

Die Leistungen der Pflegeversicherung wurden insbesondere durch das Pflegestärkungsgesetz II deutlich verbessert. Die zusätzlichen Mittel fließen im stärkeren Umfang in die ambulante Versorgung und kommen weniger dem stationären Bereich zugute.

Im Bereich der (Pflege-)Krankenkassen hat sich die Anzahl aufgrund von anhaltenden Konzentrationsprozessen durch Fusionen seit 1970 von 1.815 auf 118 in 2016 reduziert. Es wird zukünftig eine kritische Finanzlage der Krankenkassen erwartet, die zu einem steigenden Wettbewerbs- und Konzentrationsprozess der Krankenkassen führt. Mittel- bis langfristig wird gemäß Expertenmeinung nur eine Anzahl von 80 bis 100 gesetzlichen Krankenkassen auf dem Markt bestehen (BDO 2016).

Die Finanznot der öffentlichen Kassen wird durch die steigenden Ausgaben der Sozialhilfeträger für die Hilfe zur Pflege verstärkt. Zukünftig ist von rückläufigen Wachstumsraten bis hin zum Rückgang der öffentlichen Finanzierung auszugehen. Die demografische Entwicklung führt zu einer Abnahme der Personen im erwerbsfähigen Alter; dies schränkt zunehmend die finanziellen Handlungsmöglichkeiten der öffentlichen Hand ein und belastet die Sozialversicherungen durch die demografische Entwicklung mit ihrer hohen Beitragsabhängigkeit vom Arbeitseinkommen. Bei einer tendenziell steigenden Kundenbasis stellen schrumpfende finanzielle Mittel bei den Kostenträgern oder real sinkende Renten ein erhebliches Wachstumshindernis dar.

3.1.4 Wirtschaftliche Ausgangssituation

Die Rahmenbedingungen für das Betreiben von Altenhilfeeinrichtungen sind insbesondere durch veränderte Markt- und Wettbewerbsentwicklungen und gesetzliche Regelungen herausfordernder geworden. Dennoch bietet der Markt unverändert gute Perspektiven, wenn die Angebote stimmen und die wirtschaftliche Steuerung passt. Eine Auswertung der Jahresabschlüsse von ca. 200 Trägern mit ca. 500 Einrichtungen für die Geschäftsjahre 2013 bis 2015 zeigt tendenziell eine positive Entwicklung in der Wirtschaftlichkeit sowie (deutlich) steigende Betriebsergebnisse.

Ausgehend vom Median zeigt sich in der Umsatzrentabilität ein positiver Trend (▶ Abb. 3.1).

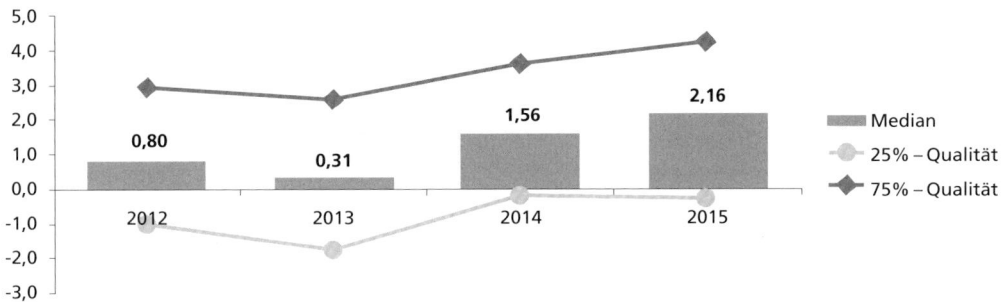

Abb. 3.1: Umsatzrentabilität (Curacon 2015)

Ein zentraler Erfolgsfaktor stationärer Pflegeeinrichtungen besteht in der Auslastung der vorgehaltenen Heimplätze. So basiert die Pflegesatzkalkulation regelmäßig auf einer typisierten Auslastung von 98 %. Dies impliziert, dass eine hohe Auslastung die Chance auf positive Ergebnisse vergrößert. Nachstehende Grafik (▶ Abb. 3.2) zeigt, dass sich bei einer steigenden Auslastung der Anteil der Pflegeeinrichtungen mit positiven Ergebnissen erhöht.

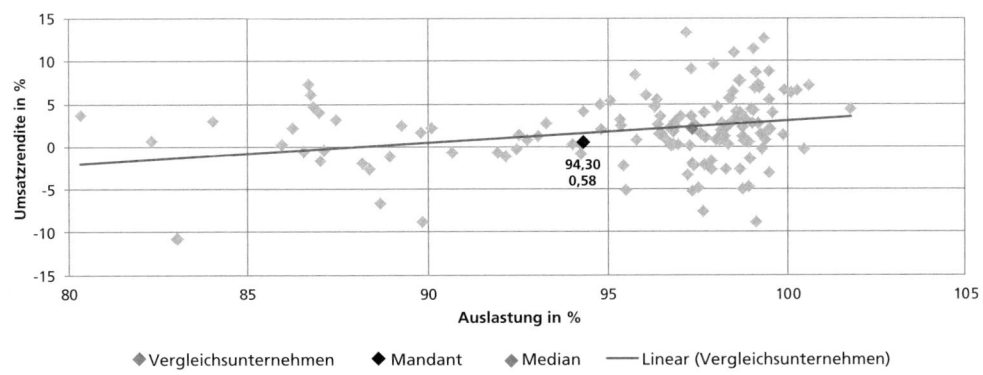

Abb. 3.2: Auslastungsquote (Curacon 2015)

Allerdings zeigt sich auch im Bereich der Auslastungen zwischen 95 – 100 %, dass Verluste auftreten, insbesondere dann, wenn im Bereich des Personaleinsatzes nicht wirtschaftlich gesteuert wurde. Einrichtungen mit einem ausgeglichenen Personal-Soll weisen ein mindestens ausgeglichenes Ergebnis auf. Je höher die Sollüberschreitung liegt, desto geringer ist der wirtschaftliche Erfolg.

3.2 Veränderungen in den rechtlichen Rahmenbedingungen

3.2.1 Erhöhte Anforderungen an die Gebäudequalität

In den vergangenen Jahren nahm das Angebot an Pflegeplätzen bereits so deutlich zu, dass übergangsweise regionale Überkapazitäten entstanden sind. Initiativen im ordnungspolitischen Rahmen zur Reduzierung der Heimquote sowie zur Verstärkung des Wettbewerbs schränken jedoch die Planungssicherheit für Betreiber von Pflegeeinrichtungen ein. Hinzu kommen brandschutztechnische Auflagen, verschärfende Vorgaben der Länder – u. a. zur Einbettzimmer-Quote und Barrierefreiheit – sowie zunehmende Engpässe bei qualifiziertem Pflegepersonal. Einzelne Bundesländer haben die Mindestanforderungen in Bezug auf die Einbettzimmer-Quoten erhöht. So fordert Nordrhein-Westfalen 80 % und Baden-Württemberg sogar 100 %, während in Bayern momentan 75 % als angemessen angesehen werden (vgl. hierzu auch Kapitel 4).

Die erhöhten Anforderungen an die Gebäudequalität sind nach einer Übergangsfrist (Bayern 31.08.2016, NRW 31.07.2018, Baden-Württemberg 31.08.2019) grundsätzlich auch von Bestandseinrichtungen zu erfüllen.

Der Ermessensspielraum und die Auslegung zur fristgerechten Erfüllung der erhöhten Anforderungen an die Gebäudequalität erfolgt insbesondere in NRW sehr restriktiv und Ausnahmen werden nur sehr selten genehmigt.

Demgegenüber wird der Ermessensspielraum in Bayern und Baden-Württemberg regelmäßig weiter gefasst. Nach § 10 AVPflegeWoqG kann die in Bayern zuständige Behörde auf Antrag eine längere angemessene Frist zur Angleichung an die einzelnen Anforderungen einräumen. Die Frist für die Angleichung endet spätestens jedoch 25 Jahre nach Inkrafttreten (01.09.2009) dieser Verordnung. Weitergehende Befreiungen sind nach § 50 AVPflegeWoqG möglich, wenn dem Träger einer stationären Einrichtung die Erfüllung der Mindestanforderungen im Gebäudebestand technisch oder aus denkmalschutzrechtlichen Gründen nicht möglich oder aus wirtschaftlichen Gründen nicht zumutbar ist und diese Befreiung mit den Interessen und Bedürfnissen der Bewohnerinnen und Bewohner vereinbar ist.

3.2.2 BSG-Urteile vom 29.01.2009 zur Vergütung und zum Unternehmergewinn

Das Bundessozialgericht (BSG) hatte mit seinen Grundsatzentscheidungen vom 29.1. 2009 zwar die Kriterien für die Verhandlung von Pflegesätzen neu geordnet, dabei aber viele Fragen zur Umsetzung offengelassen. Gut vier Jahre später hat der Dritte Senat[10]

---

10 Bundessozialgericht, Urteil vom 16.5.2013, Az.: B 3 P 2/12 R

diese Entscheidungen im Grundsatz bestätigt und den Verhandlungspartnern zu einigen heiß diskutierten Themen die Richtung gewiesen. Das Bundessozialgericht hat am 16. Mai 2013 die Rechtsprechung zur Tarifbindung konkretisiert und berücksichtigt einen Zuschlag für das Unternehmerrisiko.

Es gibt zur konkreten Klärung der angemessenen Höhe des Unternehmergewinns auf Landesebene inzwischen verschiedene Urteile, in denen Pflegeeinrichtungen Gewinnansprüche in einer Höhe von 2 bis 4 % zugesprochen werden. Allerdings sind die Grundsätze der BSG-Urteile vom 29. Januar 2009 zum Unternehmergewinn noch nicht in allen Bundesländern (u. a. Bayern, NRW) umgesetzt worden. Nachdem die Schiedsstelle am 3. Dezember 2015 in fünf Fällen einen Risikozuschlag in Höhe von 4 % festgesetzt hatte, hat sich die (offizielle) Verhandlungspraxis in NRW leider bislang noch nicht an diesen Schiedsspruch angepasst. Die entsprechenden Schiedssprüche werden beklagt und so werden erst Entscheidungen des Landessozialgerichts eine weitere Klärung bringen. Den Einrichtungen wird im Landesteil Rheinland inzwischen regelmäßig ein Aufschlag von 1,5 % angeboten. Die erstmalige Vereinbarung eines Unternehmergewinns stellt in zahlreichen Bundesländern eine Chance zur deutlichen Verbesserung der Ertragslage dar.

3.2.3 Änderungen in den Rahmenbedingungen zur Investitionskostenfinanzierung

Die finanziellen Rahmenbedingungen für die Pflegeeinrichtungen unterliegen kontinuierlichen Veränderungen, die die unternehmerische Planungssicherheit einschränken. Aufgrund der Lage der öffentlichen Haushalte sind die finanziellen Leistungen der Kostenträger zur öffentlichen Finanzierung von Sozialimmobilien fast vollständig entfallen. Insofern stellte die Umstellung von der Objekt- auf die Subjektförderung den ersten fundamentalen Paradigmenwechsel in der Investitionskostenfinanzierung dar. Die Pflegeeinrichtungen müssen sich zunehmend, bei fehlenden Eigenmitteln in Investitionsprojekten, finanzielle Mittel über den Kapitalmarkt beschaffen und sich den dortigen Anforderungen der Kapitalgeber stellen. Die öffentliche Hand hat sich somit ihrer Finanzierungsverantwortung für die Infrastruktur im Bereich Gesundheits- und Sozialwesen entzogen und hat das Kreditrisiko auf die Betreiber von Pflegeeinrichtungen verlagert (▶ Kap. 5).

In den kommenden Jahren werden auf verschiedenen Ebenen Entwicklungen stattfinden, die unmittelbar Einfluss auf den Investitionsbedarf und die Finanzierung der Träger nehmen werden. Die demografische Entwicklung und sich wandelnde Ansprüche der pflegebedürftigen Leistungsempfänger führen dazu, dass auf der einen Seite ein höherer Bedarf an Neubauten entsteht, gleichzeitig aber auch neue Konzepte, die sich von der derzeit vorherrschenden klassischen Heimstruktur unterscheiden, realisiert werden. Gemeindenahe Angebote, kleine Wohneinheiten und differenzierte Wohn-, Betreuungs- und Beschäftigungsangebote werden die sozialen Dienstleistungsangebote bestimmen. Dies führt teilweise dazu, dass bestehende Immobilien Nutzungsänderungen zugeführt werden müssen (▶ Kap. 6).

Viele Einrichtungen wurden in den zurückliegenden 20 bis 30 Jahren gebaut. Diese sind bzw. werden sanierungsbedürftig und müssen an die heute geltenden Standards angepasst werden. Da die Abschreibungssätze, die die Einrichtungen bisher erzielt hatten, nicht ausreichend sind und daher nur ungenügend Rücklagen gebildet werden konnten, kommt hier auf die Einrichtungen ein hoher Finanzbedarf zu.

Das Bundessozialgericht (BSG) hat mit seinen vier grundlegenden Urteilen vom 8.

September 2011 über die Umlagefähigkeit von Investitionskosten für geförderte Einrichtungen entschieden und leitet hiermit einen weiteren Paradigmenwechsel in der Investitionsfinanzierung stationärer Pflegeeinrichtungen ein.

In seinen Urteilen vom 8. September 2011 legt das BSG den § 82 Abs. 3 SGB XI aus, der einen Ausgleich dafür bezweckt, dass der von einem Träger selbst aufgebrachte Investitionsaufwand im Rahmen der sogenannten dualen Finanzierung von Pflegeeinrichtungen weder durch die Vergütung der allgemeinen Pflegeleistungen bzw. der Positionen Unterkunft und Verpflegung zu decken ist, noch durch die Länder im Rahmen ihrer Verantwortung für die Förderung der Pflegeinfrastruktur finanziert wurde. Bundesrechtlich umlagefähig sind nach der Auslegung des Bundessozialgerichts dem Grunde nach nur tatsächlich bereits angefallene und nicht durch die Vergütung nach § 82 Abs. 1 SGB XI gedeckte pflegeinfrastrukturbezogene Aufwendungen, die der Einrichtungsträger nicht nach der gesetzlichen Regelung des § 82 Abs. 2 SGB XI dauerhaft selbst tragen soll. Das bedingt die Regelungssystematik des § 82 SGB XI und wird auch durch die Entstehungsgeschichte der Vorschrift belegt.

Chancen und Risiken müssen auf Ebene der jeweiligen Pflegeeinrichtung in Abhängigkeit von der Umsetzung im jeweiligen Bundesland individuell bewertet werden. Soweit eine Änderung auf Landesebene erfolgen wird, ist zumindest Folgendes abzusehen:

- Der Entfall kalkulatorischer Pauschalen insbesondere im Bereich des Instandhaltungsaufwands sowie Verwendungsbeschränkungen[11] reduziert Gewinnchancen.
- Die Umlage nach der tatsächlichen Auslastung ist in den einzelnen Bundesländern unterschiedlich ausgestaltet. Im Einzelfall entfallen auch hier Gewinnchancen.
- Eine Absenkung der Eigenkapitalverzinsung führt auch zu einer Verschlechterung der Einnahmensituation.
- Die erstmalige Berücksichtigung von Erbbauzinsen wirkt sich positiv aus, wenn die Einrichtung auf einem fremden Grundstück betrieben wird. Dies betrifft auch die sog. Mietmodelle.

Tendenziell ergeben sich bei Umsetzung der Vorgaben der BSG-Urteile zu den Investitionskosten Verschlechterungen in der Ertragslage. Unmittelbarer Handlungsbedarf zur Optimierung ergibt sich für Einrichtungen, die bisher einen Überschuss aus den Investitionskostenentgelten erzielen konnten, der zukünftig entfallen könnte. Einrichtungen, die Verluste aus dem Pflegebetrieb mit dem Überschuss aus den Investitionskostenentgelten quersubventioniert haben, müssen schon heute nach Möglichkeiten zur Verbesserung der Wirtschaftlichkeit suchen.

Die BSG-Urteile machen bedauerlicherweise zur unzureichenden Refinanzierung von Abschreibungen im Gebäudebereich keine konkrete Aussage. Die Regelungen zur Investitionsfinanzierung in den einzelnen Bundesländern sehen in der Regel eine nachschüssige Refinanzierung über eine kalkulatorische Nutzungsdauer von 40 bis 50 Jahren vor. Die tatsächliche technische Nutzungsdauer wird demgegenüber regelmäßig auf Grund einer besonders intensiven wirtschaftlichen Nutzung verkürzt. Auch die baulich-architektonischen und inhaltlich-konzeptionellen Kriterien unterliegen in immer kürzeren Zyklen deutlichen Veränderungen, sodass vorzeitig Modernisierungen erforderlich werden. Eine wirtschaftlich kürzere Nutzungsdauer kann auch durch zukünftig zu erwartende gesetzliche Anforderungen (z. B. die Einbettzimmer-Quote) oder dadurch, dass das Gebäude im Anschluss an seine Nutzung als Pflegeheim

---

11 Bayern, NRW, Rheinland-Pfalz, Sachsen

nicht mehr für andere Zwecke nutzbar ist, zu rechtfertigen sein.

Des Weiteren ist an den BSG-Urteilen insoweit Kritik zu üben, dass Aufwendungen für den Erwerb und die Erschließung des Grundstücks weder in der Pflegevergütung oder in den Entgelten für Unterkunft und Verpflegung berücksichtigt werden, noch als gesondert berechenbare Investitionsaufwendungen auf die Heimbewohner umgelegt werden dürfen, weil dem Eigentümer insoweit ein Vermögenswert zur Verfügung steht, der nicht dem Wertverzehr unterliegt und den er zu einem späteren Zeitpunkt unvermindert realisieren kann. Allerdings stellt das Bundessozialgericht klar, dass es sich hierbei gleichwohl um den Einsatz von Eigenkapital handelt, für den der Einrichtung im Rahmen des Zulässigen, wie bei jedem anderen Kapitalwert auch, ein schützenswertes Interesse an dessen angemessener Verzinsung zustehen kann, sodass die Zinsen für Eigenkapital, das in Form des Grundstücks zum Zweck des Pflegebetriebs eingesetzt wird, nunmehr in der Vergütung nach § 82 Abs. 1 SGB XI berücksichtigt werden können.

Die Verwendungsbeschränkungen und hiermit verbundene Dokumentations- und Kontrollnotwendigkeiten in Bezug auf die im Investitionskostensatz enthaltenen Anteile zur Finanzierung der Instandhaltungsaufwendungen verursachen zusätzlichen bürokratischen Aufwand. Es sind Anpassungen in der Buchhaltung und in der Kostenrechnung notwendig, um Nachweispflichten erfüllen zu können. Anfallende Personalkosten, die rein auf die Instandhaltung zu beziehen sind (z. B. Bauabteilung oder Hausmeister), sollten ermittelt und in die Mittelverwendung einbezogen werden. Voraussetzung ist allerdings, dass tatsächlich mehr Hausmeisterstellen vorgehalten werden, als in der Pflegevergütung vereinbart worden ist. Der professionellen Planung und Steuerung des Instandhaltungsaufwands kommt erhöhte Bedeutung zu.

3.2.4 Pflegestärkungsgesetz (PSG) II – die Karten werden neu gemischt!

Das PSG II ist am 1. Januar 2016 in Kraft getreten. Das neue Begutachtungsverfahren und die Umstellung von Pflegestufen auf Pflegegrade wurden zum 1. Januar 2017 wirksam. Die neuen Regelungen bringen erhebliche Veränderungen mit sich, wobei im Tenor aktueller Diskussionen für ambulante Anbieter die Chancen für die Pflegeheime eher die Risiken überwiegen. Mit dem dritten Pflegestärkungsgesetz (PSG III) werden zum einen die in einer Bund-Länder-Arbeitsgruppe zur Stärkung der Rolle der Kommunen in der Pflege zwischen Bund, Ländern und kommunalen Spitzenverbänden vereinbarten Empfehlungen umgesetzt. Zudem wird mit dem PSG III der neue Pflegebedürftigkeitsbegriff im Recht der Sozialhilfe eingeführt. Das PSG III verfolgt darüber hinaus die Anerkennung der Wirtschaftlichkeit von Entlohnungen bis zu Tarifniveau in den Pflegevergütungsverhandlungen der Pflegeeinrichtungen.

Schließlich erhalten Versicherte in stationären Einrichtungen der Hilfe für behinderte Menschen im Sinne des § 43a SGB XI Leistungen der Behandlungspflege als häusliche Krankenpflege nach § 37 Abs. 2 Satz 1 SGB V.

1. **Überwiegen tatsächlich Risiken für stationäre Einrichtungen?**

Nachdem die wirtschaftlichen Rahmenbedingungen für ambulante Angebote und neue Wohn- und Versorgungsformen verbessert worden sind, hat sich scheinbar die Wettbewerbsposition stationärer Anbieter verschlechtert. Das PSG II bringt einen neuen Pflegebedürftigkeitsbegriff, damit verbunden eine neue Systematik der Pflegegrade und ein im Kern komplett neues Finanzierungssystem im stationären Bereich (▶ Kap. 2).

2. Einrichtungseinheitlicher Eigenanteil (EEE)

Die Einführung des EEE stellt eine wichtige Innovation dar, die zu mehr Markttransparenz führt. Anhand eines Parameters kann nunmehr geprüft werden, welche Zuzahlungen für Pflegekosten auf einen potenziellen Heimbewohner zukommen (▶ Kap. 2). Der EEE macht in Wirklichkeit jedoch keine Aussage zu den tatsächlichen Kosten einer Pflegeeinrichtung, da ein hoher Anteil der Menschen mit eingeschränkter Alltagskompetenz (PEA) den Kassenanteil erhöht und gleichzeitig den Eigenanteil senkt.

Die neue Regelung zu Eigenanteilen in der stationären Altenhilfe kann bei Strukturverschiebungen in der Nachbelegung zu Lücken in der Refinanzierung der Pflegepersonalkosten führen. Unternehmerisch ist abzuwägen, ob die primäre unternehmerische Angebotsgestaltung zukünftig auf einen möglichst niedrigen Eigenanteil abzielt, statt wie bisher eher qualitätsorientiert zu sein.

3. Auslastungsrisiko

Neufälle, die bisher in Pflegestufe I eingestuft worden wären, müssen in Zukunft höhere Eigenanteile zahlen. In Pflegestufe I wird der Kassenanteil für neu eingestufte Pflegebedürftige um ca. 28 % gekürzt, sofern keine eingeschränkte Alltagskompetenz vorliegt. In Pflegestufe I haben ca. 53 % keine eingeschränkte Alltagskompetenz und unterliegen zukünftig einer höheren finanziellen Eintrittsbarriere (▶ Kap. 2). Offen ist allerdings, ob die Alternativen im ambulanten und teilstationären Bereich tatsächlich den Bedarfen der Pflegebedürftigen bzw. deren Angehörigen gerecht werden. Es könnte auch, wie bei vorherigen Veränderungen in den Sachleistungen der Pflegeversicherung, zu einer vorübergehenden »Belegungsdelle« kommen, die sich nach kurzer Zeit wieder normalisiert.

4. Therapie für Auslastungsprobleme

Zunächst sind die Ursachen der Auslastungsprobleme zu klären. Gründe können ein regionales Überangebot oder eine nicht marktgerechte Immobilienqualität sein. Um eine marktgerechte Immobilienqualität sicherzustellen, kann eine komplette Ertüchtigung oder ein Ersatzneubau erforderlich sein. Wenn die Nachfrage nach Zweibettzimmern abnimmt, kann eine stärkere Preisdifferenzierung sinnvoll sein. Es ist zu prüfen, ob eingestreute Kurzzeit- oder Tagespflege möglich ist. Als letzter Ausweg ist eine Umwandlung von Heimplätzen oder Ergänzung des stationären Angebots durch Etablierung ambulant und teilstationär organisierter Wohnformen in Betracht zu ziehen.

5. Spezialisierung und konzeptionelle Weiterentwicklung des Heims

Es empfiehlt sich, eine Neubestimmung der Konzeption, Marktposition und des zukünftig zu betreuenden Personenkreises im regionalen Umfeld vorzunehmen. Es ist auch in Betracht zu ziehen, das Angebot in Bezug auf eine Zielgruppe (Bedarfslage, Kaufkraft, kulturelle Spezifizität etc.) zu spezialisieren (▶ Kap. 5).

Es entstehen neue Nischen, etwa sekundär pflegebedürftig gewordene behinderte Menschen oder Migranten. Aufgrund der stärkeren Berücksichtigung demenzieller Veränderungen durch das PSG II und des hohen Belegungsanteils von Personen mit eingeschränkter Alltagskompetenz kann beispielsweise eine Spezialisierung auf an Demenz erkrankte Menschen in Betracht zu ziehen sein. An einer Demenz erkrankte Menschen bedürfen einer besonderen, auf ihre Fähigkeiten abgestimmten Betreuung. Es sind Konzepte zu entwickeln, die speziell auf die Pflege und Betreuung von an einer Demenz erkrankten Menschen abgestimmt sind. Zudem müssen alle an der Pflege beteiligten Mitarbeiter – also auch die Hauswirtschaftskräfte – über Grundkenntnisse im Umgang mit demenziell erkrankten Menschen verfügen. Die leitende und stellvertretende Pflegefachkraft haben mindestens zwei Jahre Berufserfahrung in der Betreuung psychiatrisch oder gerontopsychiatrisch Erkrankter. Es sind spezielle Beratungsleistungen, pflegerische und betreuerische Leistungen sowie Freizeitangebote zu entwickeln, die für Menschen mit einer Demenz besonders versorgungsgerecht sind.

Weitere Optionen zur Spezialisierung liegen in der internen Differenzierung durch Etablierung eines Spezialbereichs für Menschen mit Adipositas. Weitere Optionen liegen in der Differenzierung der Bewohner entsprechend des Entwicklungsstadiums der Demenz oder Spezialisierung auf chronisch psychisch erkrankte Personen, MS-Patienten, Wachkoma-Patienten, »Junge Pflege« (20–60 Jahre) oder Menschen mit hohem körperlichen Altersaufbrauch (vgl. Dürrmann 2011).

Durch die konzeptionelle Spezialisierung kann eine bauliche Neukonzeption erforderlich werden, die mit der pflegerischen Konzeption korrespondiert.

6. Verbesserung Personalausstattung

Die Regelungen der einzelnen Bundesländer sehen zum Teil eine deutliche Verbesserung der Personalausstattung vor. In der Vergangenheit bestand die Schwierigkeit, das sogenannte Hausgemeinschaftsmodell im Rahmen der verfügbaren Pflegesätze und Entgelte für Unterkunft und Verpflegung kostendeckend zu realisieren. Eine Ausweitung der § 87b SGB XI-Leistungen für alle Pflegebedürftigen sowie die verbesserte Personalausstattung kann unter anderem auch zur konzeptionellen Umstellung des Pflegebetriebes auf kleinere Wohngruppen (z. B. Hausgemeinschaftsmodell des Kuratoriums Deutsche Altershilfe KDA) genutzt werden. Die Umstrukturierung des Personalkörpers auf das neue Leistungsgeschehen (z. B. Einsatz von hauswirtschaftlichen Präsenzkräften) wird möglich und das neue Konzept kann sich im Rahmen refinanzierungsfähiger Pflegesätze und Entgelte für Unterkunft und Verpflegung wirtschaftlich tragen.

7. Weiterentwicklung des Geschäftsmodells

Die unterschiedlichen Landesheimgesetze verpflichten stationäre Bestandseinrichtungen zum Teil, bis zu einem bestimmten Zeitpunkt[12] erhöhte Anforderungen an die Gebäudequalität (Stichwort »Einbettzimmer-Quote«) zu erfüllen. Bei den anstehenden Baumaßnahmen müssen auch im Hinblick auf mögliche Belegungsrückgänge aufgrund einer höheren finanziellen Eintrittsbarriere beim Pflegegrad 2 neue, flexible Wege gegangen werden.

Mit Blick auf die Bestandsimmobilien und den möglichen Aufbau ambulanter Angebote ergeben sich, je nach unternehmensstrategischer Entscheidung, zwei Optionen:

- Stationärer Bestand bleibt und wird durch ambulante Angebote an anderen Stellen ergänzt.
- Der stationäre Bestand wird baulich angepasst und mit ambulanten Angeboten kombiniert.

Sollte sich der »Belegungsmix« stationärer Einrichtungen tatsächlich zukünftig in Richtung der oberen Pflegegrade verlagern, so stellt sich die Frage, wie ein (Heim-)Träger dennoch die niedrigeren Pflegegrade bedienen kann. Daran wird sich auch die Entwicklung von eigenen Angebotsalternativen sowie die mögliche Restrukturierung bestehender stationärer Angebote ausrichten müssen (▶ Kap. 6).

---

12 Bayern bis zum 31.8.2016, NRW bis zum 31.7.2018, Baden-Württemberg bis zum 31.8.2019

Aus Sicht von stationären Betreibern ist somit eine Diversifikation des Angebots und Verlängerung der Wertschöpfungskette in Betracht zu ziehen. Zur Ambulantisierung des Angebots ist auch der Erwerb bzw. die Gründung eines ambulanten Pflegedienstes oder eine entsprechende Kooperation sinnvoll. Das Angebot der Pflegeplätze hat sich im Bereich der Tagespflege ausgehend von 21.610 Plätzen zum 15. Dezember 2007 (Statistisches Bundesamt 2009) auf 43.562 Plätze zum 15. Dezember 2013 mehr als verdoppelt. Die Tagespflege scheint auch zukünftig der Gewinner der PSG I und II zu sein, es ist fast zwingend erforderlich diese schnell aufzubauen.

Diese Veränderung der Geschäftsmodelle und der damit einhergehende Trend zur Ambulantisierung führen zu einer höheren Komplexität in der Leistungserbringung; ambulante Leistungen erfordern eine differenziertere Steuerung und eine höhere Flexibilität beim Personaleinsatz als stationäre Angebote. Hierdurch ändern sich die Anforderungen an die Kompetenzen auf den unterschiedlichen Unternehmensebenen sowie auch in der Überwachung.

3.2.5 Verbot des Erwerbsstrebens bei Unternehmen der Wohlfahrtspflege gemäß § 66 AO

Die zunehmend attraktivere finanzielle Ausstattung des ambulanten Betreuungssektors bestärkt daher – neben den fachlichen Vorteilen – viele Einrichtungen und Träger in der Ambulantisierung ihrer Pflegeleistungen. Zahlreiche Träger mit einem Tätigkeitsschwerpunkt im Bereich der stationären Pflege befassen sich daher gegenwärtig mit Überlegungen, wie dem Willen des Gesetzgebers zur Absenkung der Heimquote und Ausweitung der Wahlmöglichkeiten für die Pflegebedürftigen, durch eine Anpassung des Geschäftsmodells, Rechnung getragen werden kann. Hierbei spielt auch die Überlegung eine Rolle, ob ein ambulanter Pflegedienst gegründet oder gekauft werden soll bzw. ob Kooperationen ausgebaut werden sollen.

Im Rahmen der mit Schreiben vom 26. Januar 2016 vom Bundesministerium für Finanzen (BMF) bekanntgegebenen Änderungen des Anwendungserlasses zur Abgabenordnung (AEAO) wurden – basierend auf dem sogenannten »Rettungsdiensturteil« des BFH vom 27. November 2013 – insbesondere die Regelungen zu § 66 AO derart umgestaltet, dass sich praktisch sehr bedeutsame Folgen für gemeinnützige Körperschaften ergeben. Dabei wurde die Formulierung »nicht des Erwerbs wegen« dahingehend konkretisiert, dass ein Zweckbetrieb der Wohlfahrtspflege keine Gewinne über den konkreten Finanzierungsbedarf hinaus anstreben darf. Weiterhin wird die Verrechnungsmöglichkeit mit anderen Zweckbetrieben als denen des § 66 AO fortan untersagt. Den sich daraus für die Praxis ergebenden wesentlichen Konsequenzen sollte vor allem deshalb besondere Aufmerksamkeit geschenkt werden, weil der neue AEAO mit sofortiger Wirkung in Kraft getreten ist.

Beispiele für Zweckbetriebe der Wohlfahrtspflege nach § 66 AO:

- Ambulante Pflege (Alten- und Behindertenhilfe)
- Altentages- und Begegnungsstätten
- Betreutes Wohnen – Betreuungs-, Service- und Pflegeleistungen, soweit mehr als 2/3 der Leistungen an Personen i. S. d. § 53 AO abgegeben werden

Mit dem überarbeiteten Anwendungserlass zur Abgabenordnung (AEAO 2016, BMF-Schreiben vom 23. Mai 2016, BStBl I S. 490) wurde das in § 66 Abs. 2 AO angelegte Verbot des Erwerbsstrebens bei Unternehmen der Wohlfahrtspflege seitens der Finanzverwaltung nochmals konkretisiert. Eine die Gemeinnützigkeit gefährdende Erwerbstätigkeit soll nach Auffassung der Finanzverwaltung gegeben sein, wenn damit Gewinne angestrebt werden, die den konkreten Finanzierungsbedarf übersteigen.

Die Änderung des AEAO vom 26. Januar 2016 gilt mit sofortiger Wirkung und ist in allen offenen Fällen anzuwenden. Für gemeinnützige Träger ist zu empfehlen, die Relevanz des Verbots des Erwerbsstrebens für Zweckbetriebe der Wohlfahrtspflege nach § 66 AO zu bewerten und ggf. bestehende Gestaltungsspielräume (Beispiel: Spielräume zur Umlagenverrechnung im Konzernverbund) zu nutzen. Unter anderem ist in Betracht zu ziehen, Zweckbetriebe der Wohlfahrtspflege nach § 66 AO, in denen Gewinne und Verluste anfallen, zu bündeln, um eine etwaige Steuerpflicht zu vermeiden. Eine Verrechnung von Überschüssen aus Zweckbetrieben nach § 66 AO mit Verlusten aus anderen Zweckbetrieben nach §§ 65, 67, 67a und 68 AO ist demgegenüber nicht zulässig.

Wünschenswert ist eine Harmonisierung zwischen dem Steuerrecht und Initiativen im Rahmen der Versorgungssteuerung, wonach u. a. im Rahmen des PSG II verstärkt auch finanzielle Anreize zum Ausbau der ambulanten Pflege gewährt werden. Durch eine Ausweitung der Steuerpflicht werden diese Anreize geschwächt oder gänzlich in Frage gestellt.

3.3 Fazit

Im Rahmen der Versorgungssteuerung (PNG, PSG I – III) sollen Anreize geschaffen werden, zusätzliche Versorgungsalternativen, insbesondere zu den bestehenden stationären Pflegeangeboten, zu etablieren. Die Politik trägt den unzureichenden personellen und finanziellen Mitteln Rechnung und nimmt verstärkt aktiv Einfluss zum Ausbau ambulanter Pflegestrukturen.

Die gegenwärtige Diskussion zur Bewertung des PSG II für stationäre Pflegeeinrichtungen ist von Unsicherheit geprägt und Risiken nehmen mehr Raum ein. Tatsächlich ist nicht auszuschließen, dass es mitunter zu einer temporären Auslastungsdelle und Strukturverschiebungen kommen kann, die zu einem Personalabbau führen können. Allerdings eröffnen sich auch Chancen zur stärkeren Kundenorientierung, Spezialisierung, Weiterentwicklung des Geschäftsmodells durch Erweiterung um ambulante Angebote oder durch eine Ausweitung von Kooperationen.

Der Altenhilfesektor ist auf der Anbieterseite immer noch stark fragmentiert. Das PSG II, erhöhte Anforderungen an die Gebäudequalität sowie der Entfall der Möglichkeit zur Gewinnerzielung aus der Investitionskostenabrechnung zwingen insbesondere stationäre Einrichtungen, durch Auslastungs- und Erlösrisiken sowie verschärften horizontalen und vertikalen Wettbewerbsdruck, über die zukünftige Ausrichtung und einen Ausbau von Kooperationen nachzudenken.

Ein zentraler Ansatzpunkt dafür, einen Ausbau der Kapazitäten klassischer Pflegeheime einzudämmen und stattdessen die Entwicklung hin zu kleinräumigen, quartiersorientierten Versorgungsstrukturen zu befördern, soll nach dem politischen Willen darin bestehen, einen Ausbauschub insbesondere von »anbieterverantworteten Wohngemeinschaften« (av-WGs) herbeizuführen und diese als Alternative zum Heim im Versorgungssystem zu etablieren.

Was den Ausbau von Pflege-Wohngemeinschaften als Alternative zum Heim bislang behindert, ist weniger ein »überzogenes« Bewohnerschutzrecht als vielmehr deren prekäre Finanzierung. Um Investitionsentscheidungen am Pflegemarkt in der erwünschten Richtung zu beeinflussen, muss die Investition in av-WGs auch wirtschaftlich attraktiver (rentabler) erscheinen als die Investition in klassische Heime. Die Erwartungen an das entsprechende Fördervolumen, das wegen des übergeordneten Gebots der Kostenneutralität durch Kürzungen an anderer Stelle mobilisiert werden müsste, sind begrenzt. Eine Prognose, ob die wirtschaftlichen Anreize für av-WGs in den einzelnen Bundesländern im Vergleich zu den Refinanzierungsbedingungen für klassische Heime die gewünschte Umsteuerung der Investitionstätigkeit weg vom Heim und hin zu av-WGs tatsächlich bewirken können, ist hier nicht möglich.

Handelte es sich bei den av-WGs um ein Angebot mit minderer Versorgungsqualität und -sicherheit, wäre die av-WG nicht die langjährig geforderte und von der Politik behauptete Alternative zum Heim. Dann wäre die av-WG eine vollstationäre Einrichtung minderer Güte zu geringeren Preisen, die sich aus geringerem Bewohnerschutz und (noch) prekärerer personeller Ausstattung herleiten – ein gesetzlich konstruiertes kleines Billig-Heim.

Es könnte die fatale Entwicklung eintreten, dass zwar der Zubau an Heimplätzen abnimmt, aber der allgemein erwartete »Mehrbedarf« an vollstationärer Versorgung wegen einer zu geringen Angebotsausweitung bei av-WGs und anderen vorstationären Versorgungsformen nicht gedeckt werden kann.

Die für die Pflegeheimbetreiber und -investoren restriktive Pflegepolitik, z. B. in NRW und Baden-Württemberg, zeigt bereits heute Wirkung: Das Neubauvolumen schrumpft, Häuser schließen – aber die ambulanten Alternativen kommen nicht in ausreichender Zahl ans Netz, um den wachsende Bedarf zu decken. In NRW stehen die vorhandenen Pflegeplätze zunehmend in verringertem Umfang für die eingestreute Kurzzeitpflege zur Verfügung und werden durch die Dauerpflege besetzt. Es droht eine Versorgungslücke. Das passt aber in das Gesamtbild, da für eine zielgerichtete Versorgungssteuerung eine tragfähige Demografiestrategie und somit auch ein nachhaltiger unternehmerischer Handlungsrahmen fehlt.

Die große Wachstumsphase der staatlich finanzierten Sozialwirtschaft wird in Kürze vorbei sein. Der Handlungsbedarf wächst für die Leistungserbringer durch Preis- und Wettbewerbsdruck (Ausschreibungen, Selbstbeteiligungen, Höchstpreise etc.), steigende regulative Eingriffe (z. B. Bedarfsplanungen, intensivere Eingriffe der Kostenträger in die Festlegung der Art der Versorgung) sowie Entprofessionalisierung der Dienstleistungen. Es sind neue, kostengünstigere Versorgungskonzepte unter Einbindung der Ressourcen Dritter bzw. Intensivierung des Empowerments zu entwickeln. Zur Verbesserung der Wettbewerbsfähigkeit ist die Etablierung von Alleinstellungsmerkmalen, Aufbau von aufeinander abgestimmten Versorgungsketten sowie konsequente Stärkung der internen Ressourcensteuerung und Nutzung von Optimierungspotenzialen und Synergien notwendig.

Handlungsfelder für soziale Unternehmen liegen in der kritischen Überprüfung des bestehenden Leistungsportfolios und Planung abgeleitet vom konkreten lokalen Marktumfeld, in der Schaffung flexibler Konzepte auch unter Berücksichtigung der Mikrostandorte sowie nicht zuletzt im Aufbau von Kompetenzen im Umgang mit sowie in der Entwicklung passgenauer Angebote für Migranten als Zielgruppe. Hierzu gehört auch die Entwicklung von Konzepten zur Integration von Mitarbeitern mit Migrationshintergrund.

3.4 Literatur

Augurzky, B./Heger, D./Hentschker, C./Krolop, S./Stroka, M. (2015) Pflegeheim Rating Report 2015, Hannover, S. 13

Augurzky, B./Heger, D./Hentschker, C./Krolop, S./Stroka, M. (2015) Pflegeheim Rating Report 2015. VINCENTZ NETWORK, Hannover, S. 13

BDO AG Wirtschaftsprüfungsgesellschaft (Hrsg) (2016) Marktstudie zur Entwicklung der Krankenkassen 2015

Bundessozialgericht, Urteil vom 16.5.2013, Az.: B 3 P 2/12 R

Curacon Datenpool 2015: Basis Datenerfassung aus Jahresabschlüssen von Prüfungs- und Beratungsmandanten

Dürrmann, P. (2011) Umsetzung des segregativen Versorgungsansatzes zur Betreuung dementiell erkrankter Bewohner in der stationären Pflege – Das Seniorenzentrum Holle; In: Becher, B./Hölscher, M. (Hrsg): Wohnen und Pflege von Senioren, Vincentz Network, Hannover, S. 25 ff.

Statistisches Bundesamt (Hrsg) (2009) Pflege im Rahmen der Pflegeversicherung Deutschlandergebnisse zum 15.12.2007, Wiesbaden

Statistisches Bundesamt (Hrsg) (2015) Pflegestatistik 2015: Pflege im Rahmen der Pflegeversicherung Deutschlandergebnisse, Wiesbaden

4 Die neuen Bauverordnungen für Pflegeheime – 16 Variationen zum gleichen Thema

Kurt Dorn

4.1 Einleitung

Vergleiche der länderspezifischen Gesetze und Verordnungen zum Thema Pflege und Betreuung zeigen eine Vielfalt unterschiedlicher Ziele und Intensionen der jeweiligen Gesetze, ihrer Anwendungsgebiete, Benennung und Differenzierung von Wohnformen und ihrer Festlegungen von baulichen, strukturellen und personellen Anforderungen. Durch diese spezifischen Bestimmungen entwickeln sich die Wohnformen und die Pflege- und Betreuungsleistungen für Menschen im Alter, bei Pflegebedürftigkeit und mit Behinderung in den 16 Bundesländern nach Art, Lage, Größe, Gebäudestruktur, Grundrissen, Ausstattung sowie Personalbemessung sehr verschieden. Auch die Umsetzung der in den Sozialgesetzen vorgegebenen Priorität von ambulanten vor stationären Leistungen differiert durch diese Grundlagen, ebenso wie die Entwicklungen neuer Wohnformen.

Daher ist es für alle Akteure in der Sozialwirtschaft unverzichtbar, die Ländergesetze für den jeweiligen Geltungsbereich zu kennen und alle Rahmenbedingungen für ein Vorhaben zu prüfen, um Gestaltungsmöglichkeiten optimal ausschöpfen zu können, auch unter Berücksichtigung von Modell- und Experimentierklauseln.

4.2 Grundlagen

Bedingt durch die Föderalismusreform wurde das bis dahin einheitliche Bundesheimgesetz mit allen Rechtverordnungen abgelöst und durch 16 Landesheimgesetze und die entsprechenden Landesverordnungen ersetzt. Auf Bundesebene tritt für die vertragsrechtlichen Aspekte für Einrichtungen ein neues Gesetz in Kraft.

4.2.1 Föderalismusreform

Aufgrund der langwierigen Entscheidungsprozesse im Rahmen von Gesetzgebungsverfahren und der zunehmenden Zentralisierung von Kompetenzen beim Bund – mit der Folge einer Anhäufung von Gesetzen, die der Zustimmung durch den Bundesrat bedürfen – wurde am 16. bzw. 17. Oktober 2003 eine »Kommission von Bundestag und Bundesrat zur Modernisierung der bundesstaatlichen Ordnung« eingesetzt. Das Ergebnis der Beratungen waren das Gesetz zur Änderung des Grundgesetzes und das Föderalismusreform-Begleitgesetz, die zum 01.09.2006 in Kraft traten. Die damit verbundenen neuen Gesetzgebungskompetenzen der Länder umfassten u. a. das Heimrecht. Die Länder nahmen diese Aufgabe in unterschiedlichen Zeiträumen und mit unterschiedlicher Intensität auf.

Die Pflegepolitik eines Bundeslandes findet sich somit in den jeweiligen gesetzlichen Vorgaben und Regelungen wieder. Verantwortliche von Pflegeeinrichtungen bzw. deren Trägern, aber auch Investoren, Banken, Projektenwickler und Planer sind auf die Kenntnis dieser politischen Intension sowie die dadurch bestimmten Rahmenbedingungen angewiesen, um den Gestaltungsspielraum für die strategische Ausrichtung und das unternehmerische Handeln optimal ausnutzen zu können.

4.3 Bundes- und Ländergesetzgebung

Beim Bau und Betrieb von Pflegeeinrichtungen sind vielfältige Gesetzgebungen zu beachten. Auf die wesentlichen gesetzlichen Bestimmungen auf Bundes- und Landeseben wird im Folgenden kurz eingegangen.

Für die Entwicklung von Pflegeeinrichtungen gilt auf Bundesebene das Planungsrecht. Dieses findet sich im Baugesetzbuch und in der Baunutzungsverordnung wieder. Sowohl Gesetzbuch als auch die Verordnung bilden den Handlungsspielraum für die städtebauliche Entwicklung der Kommunen, die hier die Planungshoheit besitzen. Unter vielem anderem wird die Nutzung von Grundstücken als Pflegestandort, die zulässige Größe der Gebäude und damit die Ausnutzung des Grundstücks darüber geregelt.

Auf Länderebene gilt für jedes einzelne Bundesland die entsprechende Bauordnung. Diese hat die Aufgabe, bei der Planung und dem Bau von Gebäuden, den Nutzer vor Gefahren zu schützen und bautechnische Anforderungen zu formulieren.

Die Länderbauordnungen orientieren sich an der sogenannten Musterbauordnung. Diese wird durch die Bauministerkonferenz kontinuierlich überarbeitet und ergänzt. Die Auswirkungen von gesellschaftlichen Veränderungen und technischen Neuerungen werden nach eingehender Prüfung darin aufgenommen. Die Musterbauordnung gilt als Vorlage für die Länderbauordnungen, um diese allmählich zu vereinheitlichen und dadurch mit der Zeit anzugleichen.

Beispielhaft ist hier die Forderung nach Barrierefreiheit zu erwähnen. Der Themenkomplex wurde 2002 in die Musterbauordnung aufgenommen und wurde in den folgenden Jahren nach und nach von den einzelnen Ländern in ihre Bauordnungen übernommen.

Ergänzt werden die Bauordnungen durch Erlasse, Durchführungsbestimmungen sowie technische Baubestimmungen und bauaufsichtlich eingeführte Normen, die ständig dem Bedarf und aufgrund von Weiterentwicklungen angepasst werden.

Als technische Baubestimmung wird eine technische Regel, z. B. eine DIN-Norm vom empfehlenden Charakter auf den Status einer einzuhaltenden Vorschrift befördert. Zur Erläuterung solcher gesetzlichen Ergänzungen ist hier gerade in Bezug zu Pflegeeinrichtungen die DIN 18040 – Barrierefreies Bauen – anzuführen. Diese aus zwei alten Normen entwickelte neue Norm wurde zu Beginn der 2000er-Jahre als technische Baubestimmung in die Musterbauordnung aufgenommen. Wie die Barrierefreiheit wurde diese Norm dann sukzessive von den Ländern als verbindlich einzuhaltendes Regelwerk, als technische Baubestimmung zur Ergänzung der jeweiligen Landesbauordnung eingeführt.

4.3.1 Ordnungsrecht – Landesheimgesetze

Mit der Föderalismusreform 2006 wurde den Ländern die Aufgabe übertragen, den ordnungsrechtlichen Teil der Heimgesetzgebung selbst zu regeln. Hierzu gehören folgende Aspekte:

- Genehmigung des Betriebs von Heimen oder anderen Wohnformen für ältere, pflegebedürftige und behinderte Menschen
- die personelle oder bauliche Ausstattung der Einrichtung
- Sanktionen bei Nichteinhaltung der gesetzlichen Vorschriften.

Die länderspezifische Intension und Ausgestaltung spiegelt sich zum Teil bereits in der jeweiligen Namensgebung der Gesetze wieder.

Die Verordnungen des alten Bundesheimgesetzes (HeimG) erhalten ihre Gültigkeit in den Ländern, die noch keine eigenen Regelungen erlassen haben: Heimmitwirkungsverordnung (HeimmwV), Heimsicherungsverordnung (HeimsicherungsV), Heimmindestbauverordnung (HeimMindBauV), Heimpersonalverordnung (HeimPersV).

4.3.2 Landesheimgesetze

Wie bereits angedeutet, dienen die Landesheimgesetze der Landespolitik als zentrales Instrument, pflegepolitische Akzente zu setzen und für entsprechende Rahmenbedingungen zu sorgen. Bereits in der Benennung des Gesetzes werden Intensionen und Zielrichtungen bzw. Schwerpunktsetzung deutlich. Alleine der Vergleich der drei Titel »Einrichtungsqualitätsgesetz« und »Selbstbestimmungsstärkungsgesetz« und »Gesetz zur Entwicklung und Stärkung einer demografischen, teilhabeorientierten Infrastruktur und zur Weiterentwicklung und Sicherung der Qualität von Wohn- und Betreuungsangeboten für ältere Menschen, Menschen mit Behinderung und ihre Angehörigen« lässt die Unterschiede in der Ausrichtung erkennen und verschiedene Inhalte in der gesetzlichen Festlegung erwarten.

Tabelle 4.1 führt alle Titel der Landesheimgesetze und deren Kürzel vollständig auf.

Tab. 4.1: soleo-Übersicht Landesheimgesetze (Stand: Juni 2016)

	Gesetz (Bezeichnung)	Gesetz (Abk.)	Stand	VO vorhanden	Baldige Neuerung erwartet/angekündigt
BW	Gesetz für unterstützende Wohnformen, Teilhabe und Pflege/Landesheimbauverordnung	WTPG/LHeim-BauVo	31.05.14/ 01.09.09	ja	nein
BY	Pflege- und Wohnqualitätsgesetz/Pflege- und Wohnqualitätsgesetz-Ausführungsverordnung	PfleWogG/AV-PfleWoqG	08.07.08/ 27.07.11	ja	nein
BE	Wohnteilhabegesetz/Wohnteilhabe-Bauverordnung	WTG/WTG-BauV	03.06.10/ 07.10.13	ja	nein
BB	Brandenburgisches Pflege- und Betreuungswohngesetz/ Strukturqualitätsverordnung	BbgPBWoG/ SQV	08.07.09/ 28.10.10	ja	nein

Tab. 4.1: soleo-Übersicht Landesheimgesetze (Stand: Juni 2016) – Fortsetzung

	Gesetz (Bezeichnung)	Gesetz (Abk.)	Stand	VO vorhanden	Baldige Neuerung erwartet/angekündigt
HB	Bremisches Wohn- und Betreuungsgesetz	BremWoBeG	25.03.10	in Arbeit	BauVo in Arbeit
HH	Hamburgisches Wohn- und Betreuungsqualitätsgesetz/ Wohn- und Betreuungsbauverordnung	HmbWBG/ WBBauVo	15.12.09/ 14.02.12	ja	nein
HE	Hessische Betreuungs- und Pflegegesetz	HBPG	21.03.12	nein	nein
MV	Einrichtungenqualitätsgesetz/Einrichtungenqualitätsgesetz – Mindestbauverordnung	EQG M-V/ EMindBauVo M-V	17.05.10/ 10.11.10	ja	nein
NI	Niedersächsisches Heimgesetz	NHeimG	06.07.11	nein	Im Juli 2015 hat die Landesregierung das Niedersächsische Gesetz über unterstützende Wohnformen beschlossen. Aktuell befasst sich der Landtag mit dem Gesetzesentwurf.
NRW	Gesetz zur Entwicklung und Stärkung einer demografiefesten, teilhabeorientierten Infrastruktur und zur Weiterentwicklung und Sicherung der Qualität von Wohn- und Betreuungsangeboten für ältere Menschen, pflegebedürftige Menschen, Menschen mit Behinderung und ihre Angehörigen/Alten- und Pflegegesetz-Durchführungsverordnung/Wohn- und Teilhabegesetz-Durchführungsverordnung	GEPA NRW/ APG-DVO und WTG-DVO	02.10.14/ 21.10.14/ 23.10.14	ja	nein
RP	Landesgesetz über Wohnformen- und Teilhabe/Landesgesetz über Wohnformen und Teilhabe-Durchführungsverordnung	LWTG/ LWTGDVO	30.12.09/ 22.03.13	ja	Eine Änderung von LWTG und LWTGDVO ist für 2016 geplant.
SL	Landesheimgesetz Saarland	LHeimGS	19.06.09	nein	Das LHeimGS soll 2016 novelliert werden.

Tab. 4.1: soleo-Übersicht Landesheimgesetze (Stand: Juni 2016) – Fortsetzung

	Gesetz (Bezeichnung)	Gesetz (Abk.)	Stand	VO vorhanden	Baldige Neuerung erwartet/angekündigt
SN	Sächsisches Betreuungs- und Wohnqualitätsgesetz/ Sächsisches Betreuungs- und Wohnqualitätsgesetz Durchführungsverordnung	SächsBeWoG/ SächsBeWoGD-VO	12.07.12/ 05.09.14	ja	nein
ST	Wohn- und Teilhabegesetz	WTG LSA	25.02.11	nein	nein
SH	Selbstbestimmungsstärkungsgesetz Schleswig-Holstein/Selbstbestimmungsstärkungsgesetz Schleswig-Holstein Durchführungsverordnung	SbStG/ SbStG-DVO	17.07.09/ 23.11.11	ja	nein
TH	Thüringer Gesetz über betreute Wohnformen und Teilhabe	ThürWTG	10.06.14	nein	nein

BW: Baden-Württemberg, BY: Bayern, BE: Berlin, BB: Brandenburg, HB: Bremen, HH: Hamburg, HE: Hessen, MV: Mecklenburg-Vorpommern, NI: Niedersachsen, NRW: Nordrhein-Westfalen, RP: Rheinland-Pfalz, SL: Saarland, SN: Sachsen, ST: Sachsen-Anhalt, SH: Schleswig-Holstein, TH: Thüringen

Wie am Beispiel von Niedersachsen gut zu erkennen, unterliegen die Landesgesetze einer Anpassung bzw. Reform. Das Niedersächsische Heimgesetz wurde überarbeitet aufgrund der Erkenntnis, dass hiermit keine Anreize für die angestrebten innovativen Wohnformen geschaffen wurden. Schon im neuen Titel »Neues Gesetz für unterstützende Wohnformen« wird die Zielrichtung der Gesetzesreform ablesbar. Das Land Niedersachsen hat mit dieser gesetzlichen Neuregelung die Erwartung, die Entwicklung von innovativen Wohnformen wie Wohngemeinschaften für Menschen mit Demenz und Menschen mit Behinderung anzustoßen und den Anschluss an neue Initiativen zu bekommen, um die anstehenden Herausforderungen in der Pflege und Begleitung von Menschen mit Unterstützungsbedarf zukunftsweisend meistern zu können.

Das Verbindende der Landesheimgesetze ist zum einen die Intension, das gemeinschaftliche Wohnen bei individuellem Pflege- und Unterstützungsbedarf ordnungsrechtlich zu regeln. Durch die Schaffung von verbindlichen und eindeutigen Vorgaben wird die Basis für die Überprüfung und Einhaltung dieser Regeln erreicht. Zum anderen wird die Absicht verfolgt, den Menschen, die auf diese Angebote des Wohnens und Lebens angewiesen sind, ein hohes Maß an Sicherheit und Schutz zu gewährleisten. Und ein dritter wesentlicher Aspekt der gesetzlichen Regelung besteht in der nachvollziehbaren und adäquaten Finanzierbarkeit dieser Angebote sowohl in der Errichtung und Schaffung als auch im Betriebsablauf.

Gerade die steigenden Kostenentwicklungen in der Sozialhilfe mit der Folge von hohen Sozialausgaben für Kommunen, Kreise, Land und Bund – bedingt durch die zu gewährende ergänzende Sozialhilfe im Rahmen der Heimentgeltzahlungen oder als Pflegewohngeld – lösen in der Landesgesetzgebung Bestrebungen aus, den gesetzlichen Vorrang von ambulant vor stationär allein aus fiskalischen Gründen konsequent umzusetzen.

4.4 Landesverordnungen

4.4.1 Heimmindestbauverordnung

Als besondere Verordnung in Bezug auf Pflege- und Betreuungseinrichtungen wurde 1983 vom Gesetzgeber die länderübergreifende Verordnung über bauliche Mindestanforderungen für Altenheime, Altenwohnheime und Pflegeheime für Volljährige (Heimmindestbauverordnung – HeimMindBauV) mit bundesweiter Geltung erlassen. Bemerkenswerterweise war der Anlass, die HeimMindBauV bundesweit zu erlassen, die Vereinheitlichung der bisher geltenden unterschiedlichen Ländergesetzgebungen für die betreffenden Einrichtungen. Zur Entstehungszeit der HeimMinBauV existierte in jedem der alten Bundesländer eine eigene Verordnung.

4.4.2 Durchführungsverordnungen der Länder

Die Länder, die mit der Entwicklung ihres jeweiligen Landesheimgesetzes die baulichen Anforderungen in entsprechenden Verordnungen regeln, setzten damit für ihr Land die HeimMindBauV des Bundes außer Kraft. Wie aus Tabelle 4.2 ersichtlich wird, haben sechs der 16 Bundesländer diese Aufgabe noch zurückgestellt, sodass bis auf Weiteres die Regelung der HeimMindBauV zur Anwendung kommt.

Im Vergleich der baulichen Standards, wie sie in zehn Ländern geregelt sind, unter Einbeziehung der für sechs Länder aktuell noch geltenden Bundesverordnung, wird das unterschiedliche Qualitätsverständnis in den Ländern zum gemeinschaftlichen Wohnen sichtbar. Das Raumkonzept und die bauliche Ausführung bestimmen letztendlich den Grad an Privatsphäre und Rückzugsmöglichkeiten, die Möglichkeiten zu Mobilität und Teilhabe sowie die Chancen, den Alltag selbstbestimmt und individuell gestalten zu können.

Die Lebensqualität der Bewohner und Bewohnerinnen wird vorrangig durch die Begleitungs- und Pflegequalität bestimmt, die wiederum auf ein tragfähiges Fundament angewiesen sind. Bausteine dieses Fundamentes sind neben den konzeptionellen Eckpunkten und dem Management zur Steuerung der Prozesse vor allem die baulichen Strukturen und Standards.

Die Lebensqualität in gemeinschaftlichen Wohnformen steht in Abhängigkeit von z. B. dem Anteil an Einzel- und Doppelzimmern, der Zuordnung eines Badezimmers zum persönlichen Wohnraum und den Räumen zur Begegnung und Kommunikation.

4.4.3 Abweichungen und Übereinstimmungen

Von den 16 Bundesländern haben mittlerweile zehn eine eigene Durchführungsverordnung (▶ Tab. 4.2) für die baulich-technischen Voraussetzungen ihrer Pflege- und Betreuungseinrichtungen.

In den Bundesländern Bremen, Hessen, Saarland, Sachsen-Anhalt, Thüringen sowie Niedersachsen gilt noch die Heimmindestbauverordnung.

Eine Einzelzimmerquote geben fünf Bundesländer vor, wobei Bayern über eine Umsetzungsrichtlinie die Einzelzimmerquote exakt definiert. In Nordrhein-Westfalen (NRW) wird eine 80-prozentige Einzelzimmerquote bei Bestandsimmobilien vorgegeben, bei Neubauten gilt eine 100-prozentige Einzelzimmerquote.

4 Die neuen Bauverordnungen für Pflegeheime – 16 Variationen zum gleichen Thema

Tab. 4.2: Übersicht Durchführungsverordnungen

	Heim-MindBauV	BW	BY	BE	BB	HH	MV	NRW	RP	SH	HB	HE	NI	SL	SN	ST	TH
Gesetz/DVO		WTG/LHeim-BauVo	Pfle-WoGG/AVPfle-WoqG	WTG/WTG-BauV	BbgPB-WoG/SQV	HmbW-BG/WB-BauVo	EQG M-V/EMind-BauVo M-V	GEPA NRW/APG-DVO und WTG-DVO	LWTG/LWT-GDVO	SbStG/SbStG-DVO	Brem-WoBeG	HBPG	NHeimG	LHeimGS	Sächs-BeWoG/Sächs-BeWoG-DVO	WTG LSA	ThürWTG
Stand	25.11.03	31.05.14/01.09.09	08.07.08/27.07.11	03.06.10/07.10.11	08.07.09/28.10.10	15.12.09/14.02.12	17.05.10/10.11.10	02.10.14/21.10.14/23.10.14	30.12.09/22.03.13	17.07.09/23.11.11	25.03.10	21.03.12	06.07.11	19.06.09	12.07.12/05.09.14	25.02.11	10.06.14
Max. Platzzahl	k.A.	100	k.A.	k.A.	k.A.	k.A.	k.A.	80 für Neubauten	k.A.	k.A.							
Einzelzimmerquote	k.A.	100 %	k.A. – angemessene Anzahl	60 %	Wohnraum sollte einer Person zur Verfügung stehen	100 %	Bedürfnis nach EZ soll Rechnung getragen werden	80 % für Sanierungen, 100 % Neubauten, keine Nordzimmer	keine Definition	75 %			Möglichst EZ				
Einzelzimmergröße	12 m²	14 m² oder einschl. Vorraum 16 m², lichte Raumbreite mind. 3,2 m	14 m²	14 m²	14 m²	14 m²	12 m²	14 m²	14 m²	14 m²					mind. 12 m² zzgl. Vorraum		

4.4 Landesverordnungen

Tab. 4.2: Übersicht Durchführungsverordnungen – Fortsetzung

Heim-Mind-BauV	BW	BY	BE	BB	HH	MV	NRW	RP	SH	HB	HE	NI	SL	SN	ST	TH
Doppelzimmergröße	18 m² nicht erlaubt, 2 EZ zu 1 NE zusammenlegbar; Bestand: falls 2019 noch vorhanden, mind. 22 m²	20 m²	22 m²	24 m²	nicht erlaubt, 2 EZ zu 1 NE zusammenlegbar	18 m²	24 m² (bestehend aus 2 gleichwertigen Bereichen), 2 EZ zu 1 NE zusammenlegbar	20 m²	20 m²					mind. 18 m² zzgl. Vorraum		
Krisenzimmer	mind. 1, wenn nur DZ	–	in ausreichender Zahl	erforderlich	–	bei DZ mind. 1 erforderlich	1 EZ je 30 DZ-Bewohner	in ausreichender Zahl	ab einem DZ 1 erforderlich					ab einem DZ 1 erforderlich		
Mehrbettzimmer	> 2 nur nach Abstimmung, > 4 verboten, + 6 m² p. P.	nicht erlaubt	nach 2018 keine, > 2 bei Bestandseinrichtungen	nicht erlaubt	k. A.	> 2 nur nach Abstimmung > 4 verboten	nicht erlaubt	nicht erlaubt	nicht erlaubt					nicht erlaubt		
Bad	1 Bad für 2 Bewohner im Bestand, 1 Bad je Bewohner im Neubau	1 Zugang zu Bad pro Zimmer	1 Bad pro Zimmer/ max. 2 Bewohner/ keine Tandembäder	in unmittelbarer Nähe	1 Bad für 2 Bewohner/ keine Tandembäder	1 Bad für 2 Bewohner	Tandembäder sind ausnahmsweise zulässig	1 Bad für max. 2 Bewohner (2 EZ/ 1 DZ)	1 Bad für max. 2 Bewohner (2 EZ/1 DZ)					1 Bad für max. 2 Bewohner		

4 Die neuen Bauverordnungen für Pflegeheime – 16 Variationen zum gleichen Thema

Tab. 4.2: Übersicht Durchführungsverordnungen – Fortsetzung

	HeimMindBauV	BW	BY	BE	BB	HH	MV	NRW	RP	SH	HB	HE	NI	SL	SN	ST	TH
Gemeinschaftsfläche	1 m²/Bewohner, mind. 20 m², ohne Balkone etc.	5 m²/Bewohner, 2/3 davon in der Wohngruppe	1,5 m²/ Bewohner mind. 20 m²	5 m²/Bewohner	5 m²/Bewohner	mind. 1 oder mehrere Gemeinschaftsräume	nach Konzept des Betreibers	5 m²/Bewohner; davon mind. 3 m² in Wohngruppe	3 m²/Bewohner	nach Konzept des Betreibers, mind. 1 Gemeinschaftsraum					0,75 m²/ Bewohner, mind. jedoch 20 m² ohne Balkone/Terrassen		
Übergangsfristen		10–25 Jahre	5 Jahre, nach Abstimmung bis zu 25 Jahre; einige Erleichterungen für Bestandsbauten	Bestandseinricht. in Betrieb, im Bau oder baureifen Planungsstudium geschützt bzw. 2018 oder 2033		max. 10 Jahre	nach Antrag	2018	differenziert n. Anforderung	für Neubauten seit Beschluss, bei grundlegenden Umbaumaßnahmen		Als Landesrecht gilt die Heimmindestbauverordnung			30 Jahre für Bestandsbauten und genehmigte Vorhaben		
Barrierefreiheit	Barrierefreiheit ist auf den Fluren innerhalb eines Geschosses sicherzustellen	Barrierefreiheit ist sicherzustellen	DIN 18040-2	DIN 18040-2	DIN 18040	DIN 18040	DIN 18040	Barrierefreiheit ist sicherzustellen	gem. aktueller DIN	Barrierefreiheit ist sicherzustellen					DIN 18040-2		

4.4 Landesverordnungen

Tab. 4.2: Übersicht Durchführungsverordnungen – Fortsetzung

Heim-Mind-BauV	BW	BY	BE	BB	HH	MV	NRW	RP	SH	HB	HE	NI	SL	SN	ST	TH
Pflegebäder	1 je Einrichtung	1 je 40 Bewohner	1 je 30 Bewohner; 1 auf jeder Wohnebene	1 je Einrichtung	1 je 40 Bewohner, wenn nicht alle Bewohner über ein eigenes Bad verfügen	1 je 32 Bewohner	mind. 1 je Einrichtung (Behörde kann bis zu 1 je 20 Bewohner verlangen)	angemessenes Verhältnis zur Bewohnerzahl	1 je Einrichtung					1 je 40 Bewohner		
Technische Voraussetzungen		Telekommunikationsanschluss für jeden Wohnplatz	Nutzung von Rundfunk, Fernsehen, Telefon und Internet sicherstellen	Nutzung von Rundfunk, Fernsehen, Telefon und Internet sicherstellen		jedem Bewohner individuell der Zugang zu Telefon, Rundfunk, Fernseh- und Internetanschluss ermöglichen	Voraussetzungen für Rundfunk, Fernsehen, Telefon und Internet in den Bewohnerzimmern schaffen	jedem Bewohner im pers. Umfeld techn. Voraussetzungen für Telefon, Rundfunk, Fernsehen und Internet zur Verfügung stellen	techn. Voraussetzungen für Telefon, Fernsehanschluss und Internetzugang zur Verfügung stellen						

4 Die neuen Bauverordnungen für Pflegeheime – 16 Variationen zum gleichen Thema

Tab. 4.2: Übersicht Durchführungsverordnungen – Fortsetzung

	Heim-Mind-BauV	BW	BY	BE	BB	HH	MV	NRW	RP	SH	HB	HE	NI	SL	SN	ST	TH
Wohnbereiche/ Wohngruppen	1 Gemeinschaftsraum je Einrichtung	Bildung von Wohngruppen für höchstens 15 Bewohner muss möglich sein	Jeder Wohngruppe ist ein Gemeinschaftsraum in räumlicher Nähe zu den Bewohnern zuzuordnen	Jedem Wohnbereich ist eine gemeinschaftliche Wohnfläche in räumlicher Nähe zu den Bewohnern zuzuordnen		abgeschlossene Wohngruppen, nicht mehr als 12 Bewohner	Jeder Wohngruppe auf derselben Ebene im unmittelbaren Umfeld gemeinschaftliche Flächen zur Verfügung stellen.	max. 36 Bewohner im Wohnbereich/ Größe der Wohngruppen abhängig vom Brandschutzkonzept								

BW: Baden-Württemberg, BY: Bayern, BE: Berlin, BB: Brandenburg, HB: Bremen, HH: Hamburg, HE: Hessen, MV: Mecklenburg-Vorpommern, NI: Niedersachsen, NRW: Nordrhein-Westfalen, RP: Rheinland-Pfalz, SL: Saarland, SN: Sachsen, ST: Sachsen-Anhalt, SH: Schleswig-Holstein, TH: Thüringen, EZ: Einzelzimmer, DZ: Doppelzimmer, k. A.: keine Angabe, NE: Nutzungseinheit

Die Hälfte aller Bundesländer definiert eine Fläche für die Einzelzimmer. Der überwiegende Anteil derjenigen schreibt 14 m² vor. In Mecklenburg-Vorpommern genügen 12 m², Sachsen schreibt 12 m² große Einzelzimmer vor, zuzüglich des Vorraumes. Im Hinblick auf die Abmessungen der Zimmer fordert Baden-Württemberg als einziges Bundesland eine lichte Raumbreite von 3,20 m.

Größere Abweichungen in den Flächenvorgaben existieren bei Doppelzimmern. In den Bundesländern mit Gültigkeit der Heimmindestbauverordnung werden für ein Doppelzimmer mindestens 18 m² vorgeschrieben, ebenfalls in Mecklenburg-Vorpommern und in Sachsen, wobei dort der Vorraum separat zu berechnen ist. Schleswig-Holstein, Rheinland-Pfalz und Bayern schreiben 20 m² vor, Berlin und Baden-Württemberg 22 m², Brandenburg 24 m².

Fünf Bundesländer, weniger als ein Drittel aller Bundesländer, fordern ein sogenanntes Krisenzimmer. Hier werden Personen untergebracht, die aufgrund von Infektionen isoliert werden müssen oder Verstorbene aus Doppelzimmern, die dort temporär aufgebahrt werden. Krisenzimmer werden hauptsächlich dort gefordert, wo Doppelzimmer oder Mehrbettzimmer zugelassen sind.

In fast der Hälfte aller Bundesländer sind Mehrbettzimmer nicht mehr zugelassen. In Mecklenburg-Vorpommern werden max. zwei Mehrbettzimmer nur nach Abstimmung zugelassen, mehr als vier sind verboten. In Berlin sind mehr als zwei Mehrbettzimmer in Bestandseinrichtungen nicht genehmigungsfähig, nach 2018 werden dort Mehrbettzimmer nicht mehr zugelassen. In den Bundesländern, in denen die Heimmindestbauverordnung noch Gültigkeit besitzt, sind Mehrbettzimmer noch erlaubt.

Unterschiedliche Auffassungen herrschen bei den Bundesländern bzgl. der Bewohnerbäder in Pflege- und Betreuungseinrichtungen. Neun Bundesländer haben exakte Vorgaben für die maximale Bewohnerzahl pro Badezimmer. Meist wird im Bestand ein Bad für zwei Bewohner zugelassen, in Baden-Württemberg bei Neubauten nur noch ein Bad pro Bewohner. Rheinland-Pfalz schreibt ein Badezimmer für maximal zwei Bewohner für je ein Doppelzimmer oder zwei Einzelzimmer vor. Tandem-Bäder, also Bäder mit zwei Zugangstüren, also von zwei angrenzenden Bewohnerzimmern, sind ausnahmsweise in NRW zulässig. In Hamburg und Berlin sind Tandem-Bäder nicht erlaubt.

Flächenanteile für Gemeinschaftsflächen pro Bewohner sehen sieben Bundesländer vor. Baden-Württemberg, Berlin, Brandenburg und NRW sehen pro Bewohner 5 m² Gemeinschaftsfläche vor. Weniger restriktiv ist Hamburg mit einer Forderung von mindestens einem oder mehreren Gemeinschaftsräumen, Mecklenburg-Vorpommern und Schleswig-Holstein überlassen die Größe des Gemeinschaftsraumes dem Konzept des Betreibers.

Die meisten Bundesländer geben ein Pflegebad pro Einrichtung vor. Durch die Anzahl von einem Bad pro Bewohnerzimmer in der Regel, sind Pflegebäder vom Betrieb einer Einrichtung dadurch nur in seltenen Fällen beansprucht.

In den Bundesländern, wo die Heimmindestbauverordnung keine Gültigkeit mehr besitzt, sondern spezielle Durchführungsverordnungen gelten, haben notwendige Anpassungsmaßnahmen für Bestandsgebäude eine Übergangsfrist. NRW schreibt hier Juni 2018 vor, Hamburg 2022, Baden-Württemberg 2019 mit weitreichenden Ausnahmegenehmigungen, in Bayern lief die Frist im August 2016 (fünf Jahre seit Gültigkeit der neuen Durchführungsverordnung von 2011) ab, jedoch gelten in Ausnahmefällen besondere Regelungen.

Die größte Wirkung auf die stationären Pflegeeinrichtungen haben die entsprechenden Gesetze und Verordnungen in den Flächenländern Baden-Württemberg und Bayern. Wurden dort die Landesgesetze zur Pflege und Betreuung mit entsprechender

Durchführungsverordnung erlassen, zeigte sich in der Praxis ganz schnell, dass die Auflagen in den Durchführungsverordnungen weiterer Festlegungen und Erläuterungen bedurften. Also wurden zu den Verordnungen zusätzliche Umsetzungsrichtlinien formuliert, die den zuständigen Genehmigungsbehörden und Betreibern Beurteilungskriterien liefern sollen.

4.4.4 Bayern, Baden-Württemberg und NRW

Diese Umsetzungsrichtlinien erzeugen in den drei Bundesländern umfassende bauliche und damit wirtschaftliche Folgen.

In Bayern gilt seit 28.12.2015 die ministerielle Vorgabe zur »Umsetzung der baulichen Bestimmungen der AVPfleWogG für bestehende Einrichtungen der stationären Pflege und für Menschen mit Behinderung«. Bisher galten das Gesetz zur Regelung der Pflege-, Betreuungs- und Wohnqualität im Alter und bei Behinderung und die Verordnung zur Ausführung des Pflege- und Wohnqualitätsgesetzes (AVPfleWogG), das z. B. keine Einzelzimmerquote vorgab. Es forderte lediglich eine »angemessene Zahl« von Einzelzimmern. Nun legt die Umsetzungsrichtlinie eine Anzahl von 75 % als angemessen fest.

Ebenso die Einzelzimmergröße, vorher mit 14 m^2 definiert, wird genauer geregelt. Gilt etwa in den meisten Bundesländern die Größe von 14 m^2 als ausreichend, ergänzt Bayern die Angabe um die Definition, dass dabei nicht der in Bewohnerzimmern übliche Vorraum dazuzurechnen ist. Ein Zugeständnis wird dahingehend gemacht, dass ein etwaiger festeingebauter Garderobenschrank zu den 14 m^2 dazugerechnet werden darf.

Ein anderer Punkt betrifft die Vorgabe für rollstuhlgeeignete Räume (entsprechend DIN 18040). 25 % der Zimmer müssen rollstuhlgerecht sein. Dies bedeutet in der Praxis mehr Fläche, um den Bewegungsraum für den Rollstuhl zu ermöglichen. In den meisten Bewohnerbädern, auch bei Bauten die lediglich fünf Jahre alt sind, wird dies nicht eingehalten.

In Baden-Württemberg wird das Gesetz für unterstützende Wohnformen, Teilhabe und Pflege ergänzt durch die Landesheimbauverordnung (LHeimBauVo) und diese wiederum durch »Ermessenslenkende Richtlinien zur LHeimBauVO«. Insgesamt ist Baden-Württemberg das einzige Bundesland, das mit der Novellierung seines Heimgesetzes eine hundertprozentige Einzelzimmerquote fordert. Nur in Einzelfällen wird den Behörden zur Beurteilung ein Ermessensspielraum zugestanden. Bei den Bewohnerzimmern wird eine lichte Mindestbreite von 3,20 m gefordert. Abweichungen werden nur in Einzelfällen und auch nur bei Bestandsbauten genehmigt.

In Nordrhein-Westfalen gilt das Gesetz zur Entwicklung und Stärkung einer demografiefesten, teilhabeorientierten Infrastruktur und zur Weiterentwicklung und Sicherung der Qualität von Wohn- und Betreuungsangeboten für ältere Menschen, Menschen mit Behinderungen und ihre Angehörigen (GEPA NRW) mit dem Gesetz zur Weiterentwicklung des Landespflegerechtes und Sicherung einer unterstützenden Infrastruktur für ältere Menschen, pflegebedürftige Menschen und deren Angehörige (APG NRW). Dieses wird ergänzt durch die Verordnung zur Ausführung des Alten- und Pflegegesetzes Nordrhein-Westfalen und nach § 91 SGB XI (APG DVO NRW), Umsetzungsrichtlinien für die Zusammenarbeit zwischen den örtlichen Sozialhilfeträgern (Kreise und kreisfreie Städte) und den Landschaftsverbänden, um den Genehmigungsbehörden Beurteilungskriterien an die Hand zu geben. Zusätzlich zu diesen Gesetzen und Verordnungen existiert schon seit 2011 für bauliche Belange die Richtlinie über bauaufsichtliche Anforderungen an den Bau und Betrieb von Einrichtungen mit Pflege- und Betreuungsleistungen. Diese ergänzten das damals erste nach der Föderalismusreform novellierte Landespflegegesetz, das sogenannte Wohn- und Teilhabegesetz. Die Richtlinie regelt im Wesentlichen sinnvolle Konzepte im Hinblick auf den vorbeugenden Brandschutz.

NRW definiert in den o. g. Texten sehr genaue Vorgaben, die besonders für Bestandsbauten baulich-technisch weitreichende Maßnahmen fordern. Mit Frist bis Juni 2018 wird eine Einzelzimmerquote von 80 % gefordert. Darüber hinaus muss pro Bewohner ein Gemeinschaftsflächenanteil von 5 m^2 nachgewiesen werden.

4.5 Bewertung und Empfehlungen

4.5.1 Chancen und Risiken

Das einheitliche bundesweit geltende Heimrecht und die davon abgeleitete Heimmindestbauverordnung hat bis zur Föderalismusreform zum einen die in den Ländern unterschiedlichen demografischen Entwicklungen sowie regionalen Gegebenheiten außer Acht gelassen und zum anderen den pflegepolitischen Ausrichtungen auf Landesebene sowie den Unternehmensstrategien kaum Gestaltungsspielräume belassen. Die Landesgesetze berücksichtigen dagegen, auf die Region bezogen, die pflegepolitischen und demografischen Aspekte unter Beteiligung der im Land engagierten Akteure und Sozialunternehmen und nutzen die Chance zur Gestaltung.

Die Übersicht der Pflegeeinrichtungen und die innovativen Wohnangebote im Ländervergleich zeigen sehr deutlich die Wirkung von Gesetzgebung und Verordnungen auf die Wohn- und Versorgungsstrukturen für Menschen im Alter, mit Pflegebedarf und mit Behinderung.

Die Gestaltungsspielräume in den Gesetzen müssen in den Sozialunternehmen identifiziert werden und in der Umsetzung für die strategische Unternehmensausrichtung genutzt werden.

Für Unternehmen, die ihren Handlungsspielraum nicht nur auf ein Land begrenzen, sondern die in mehreren Ländern oder gar bundesweit tätig sind, bedeuten die Länderregelungen größere Herausforderungen. Die Fragen zu Planung, Bau und Betrieb können nicht einheitlich für alle Standorte beantwortet werden, dies erfordert innerhalb der Unternehmensstrukturen dezentrales Denken und Handeln. Gleiches gilt für die Akteure und Experten in Planung, Bau und Projektentwicklung von Sozialimmobilien. Bundesweit und länderübergreifend tätige Fachleute, die die Sozialunternehmen bereits ab Konzeptentwicklung – also von der Idee bis zur Realisierung eines Vorhabens unterstützen und begleiten – bedürfen des Wissens um alle länderspezifischen Regelungen und der kontinuierlichen Aktualisierung ihres Kenntnisstandes.

4.5.2 Handlungsempfehlungen für das Management von Pflegeheimen

Die Ausführungen machen deutlich, dass die Komplexität, durch die Pflege generell gekennzeichnet ist, auch auf Planung und Bau im Bestand oder Neubau von Pflegeimmobilien zutrifft. Somit fordern auch Bauvorhaben vom Management des Pflegeheims bzw. des Trägers differenziertes Denken und Handeln.

Standort- und Sozialraumanalyse

Bevor Baurecht oder Bauordnungen Anwendung finden können, steht die Entwicklung von konzeptionellen Aspekten. Hierbei ist die

Vorgehensweise unterschiedlich, ob das Vorhaben in der Modernisierung und Umbau einer Bestandsimmobilie oder im Neubau besteht. In jedem Fall ist der erste Schritt die Bestandsaufnahme des bereits Vorhandenen, damit im zweiten Schritt die Zieldefinition folgen kann. Je nach Vorhaben bietet eine Standort- oder Sozialraumanalyse wichtige Parameter für die anstehenden Entscheidungen.

Konzeptentwicklung

Auf Grundlage der Daten und Fakten einer vorhabenbezogenen Analyse einschließlich der landespolitischen und gesellschaftlichen Entwicklungen lassen sich konzeptionelle Eckpunkte entwickeln. Diese sind unverzichtbare Voraussetzung für die ersten Planungsentwürfe unter Berücksichtigung des Baurechts für den jeweiligen Standort.

Expertisen und Experten

Vor Planungsbeginn ist es ratsam, die Bestandsimmobilie einer fachlichen Bewertung hinsichtlich Gebäude, Technik, Energie und Besonderheiten, wie z. B. Denkmalschutz, zu unterziehen. Eine umfassende Expertise bietet Entscheidungshilfe für das weitere Vorgehen und macht Risiken wie Chancen sichtbar.

Die Ergebnisse geben einen ersten Einblick in die Dimension des Vorhabens, von dem im Weiteren die Auswahl der benötigen Experten bis zur Realisierung bestimmt wird.

Neben Bauplanung und Bauausführung braucht es die Entscheidung, abhängig der beim Bauherrn vorhandenen Ressourcen und Kompetenzen, über Hinzuziehung externer Kompetenz, wie z. B. Projektentwicklung, Steuerung und Finanzcontrolling.

Insbesondere unter dem Aspekt der dynamischen 16 Varianten gem. Landesheimgesetz und Bauordnung, wird die Entscheidung über die Auswahl externen Fach- und Expertenwissens entscheidenden Einfluss auf den ergebnisorientierten und zielführenden Umsetzungsprozess bei Planung und Bau von Pflegeheimen haben.

4.6 Musterheimbauverordnung

Ob es hilfreich ist, 16 unterschiedliche Gesetze mit ihren Durchführungsverordnungen und Umsetzungsrichtlinien zu ein und demselben Thema, nämlich Pflege und Betreuung, zu erlassen, wird man erst nach einigen Jahren des Umgangs mit den neuen Gesetzen beurteilen können. In der jüngsten Praxis gewinnt man jedenfalls den Eindruck, dass in einigen Fällen die Bürokratie zugenommen hat und die Reglementierung gewachsen ist. Abschließend wäre es sinnvoll, zu prüfen, ob nach einer Praxisphase analog der Musterbauordnung die bundesweite Einführung einer Art Musterheimbauverordnung zur kontinuierlichen Vereinheitlichung und zur Aktualisierung der geltenden Bauverordnungen für Betreuungs- und Pflegeeinrichtungen anzustreben ist.

5 Investitionskostenrefinanzierung nach der BSG-Rechtsprechung und dem entsprechenden Landesrecht

Matthias H. Appel

5.1 Rechtliche Ausgangslage

Vor dem Hintergrund der steigenden Zahl pflegebedürftiger Menschen stellt sich in den letzten Jahren verstärkt die Frage, inwieweit die vorgehaltene stationäre Pflegeinfrastruktur mit rund 903.000 Plätzen (Bundesstatistikamt 2016, S. 5) – unter Beachtung der BSG-Rechtsprechung und der rückläufigen öffentlichen Förderung – aufrechterhalten bzw. ausgebaut werden kann. Ausgehend von diesen Rahmenbedingungen skizziert der Beitrag die Einflüsse der jüngeren BSG-Rechtsprechung auf die bundeslandspezifischen Regelungen und deren ökonomische Folgen auf die Träger der stationären Pflegeeinrichtungen.

Grundsätzlich sind nach § 9 Satz 1 SGB XI die Bundesländer für die Vorhaltung einer ausreichenden pflegerischen Versorgungsstruktur zuständig. Durch das jeweilige Landesrecht kann demnach bestimmt werden, ob und in welchem Umfang die Pflegebedürftigen (sog. Subjektförderung) oder die Pflegeeinrichtungen (sog. Objektförderung) finanziell unterstützt bzw. gefördert werden können. Alle Bundesländer haben in der Vergangenheit im Rahmen des Erlasses von Landespflegegesetzen durch ergänzende Verordnungen individuell Rahmendaten zur Förderung/Finanzierung der Investitionsaufwendungen von Pflegeeinrichtungen gesetzt. Die Objektförderung durch Investitionszuschüsse an die Einrichtungsträger wurde u. a. in den Bundesländern Baden-Württemberg und Bayern praktiziert, während beispielsweise Nordrhein-Westfalen, Hamburg, Niedersachsen und Schleswig-Holstein die Subjektförderung präferiert haben. Aufgrund der öffentlichen Haushaltslage ist bereits seit einigen Jahren die Förderung ganz (u. a. Baden-Württemberg) oder größtenteils (z. B. Bayern, Rheinland-Pfalz) eingestellt worden. Im Hinblick auf die Refinanzierung der Investitionskosten haben die einzelnen Bundesländer tendenziell sehr unterschiedliche Förder- und Refinanzierungsstrukturen entwickelt. Grundsätzlich ist jedoch erkennbar, dass in der Regel die Abschreibungen auf das Gebäude und die sonstigen abschreibungsfähigen Anlagegüter sowie die Instandhaltungsaufwendungen durch pauschale Beträge refinanziert werden.

Im Rahmen der dualen Finanzierung hat der Gesetzgeber in § 82 Abs. 2 SGB XI geregelt, dass die Entgelte für Pflege sowie für Unterkunft und Verpflegung keine betriebsnotwendigen Investitionsaufwendungen enthalten dürfen. Soweit die betriebsnotwendigen Investitionsaufwendungen nicht durch eine öffentliche Förderung gedeckt sind, kann die Pflegeeinrichtung diese Aufwendungen den Pflegebedürftigen gemäß § 82 Abs. 3 SGB XI gesondert in Rechnung stellen. Die gesonderte Berechnung bedarf gemäß § 82 Abs. 3 Satz 3 SGB XI der Zustimmung der zuständigen Landesbehörde (Genehmigungspflicht). Hierdurch soll eine Doppelfinanzierung der Investitionsaufwendungen der Einrichtung vermieden werden. Hingegen können nach § 82 Abs. 4 SGB XI Pflegeeinrichtungen, die nicht nach Landesrecht gefördert werden, ihre betriebsnotwendigen Investitionsaufwendungen den Pflegebedürftigen ohne Zustimmung der zuständigen Landesbehörde gesondert berechnen. Die gesonderte Berechnung ist der zuständigen Landesbehörde lediglich mitzuteilen (Genehmigungsfreiheit).

In diesem Zusammenhang gilt es unbedingt zu beachten, dass private Zuwendungen Dritter wie öffentliche Förderungen bei der gesonderten Berechnung ggf. berücksichtigt werden müssen. Nach Ansicht des Bayerischen LSG spielt »es keine Rolle, ob Abschreibungen für betriebsnotwendige Anlagegüter mit zweckgebundenen Zuwendungen privater oder mit öffentlichen Fördermittel finanziert werden« (Az.: L 6 P 54/14 vom 27.10.2015). Im vorliegenden Urteil wurden Zuwendungen des Deutschen Hilfswerks, einer Stiftung und private Spenden den öffentlichen Zuwendungen gleichgesetzt. Auch die Inanspruchnahme von Pflegewohngeld wird als öffentliche Förderung im Sinne des § 82 Abs. 3 SGB XI i. V. m. § 9 Satz 2 Nr. 2 SGB XI angesehen und führt zu einer entsprechenden Genehmigungspflicht der zuständigen Landesbehörde (VG Düsseldorf, Az.: 26 K 4524/13 vom 09.09.2014).

Gemäß einem BSG-Urteil vom 10.03. 2011 (B 3 P 2/10 R) sind hingegen Zuschüsse Dritter einschließlich »Lotteriemittel« aus Konzessionsabgaben von Lotterie- und Wettunternehmen keine Zuschüsse der öffentlichen Hand. Im Hinblick auf die Mittel, die den Spitzenverbänden der Freien Wohlfahrtspflege aus der Lotterie »GlücksSpirale« zufließen, ist davon auszugehen, dass hier keine öffentlichen Mittel vorliegen und damit eine Qualifikation als Eigenmittelersatz gerechtfertigt ist.

5.2 Grundsatzurteil des BSG

Im Zuge der vier *Grundsatzentscheidungen* vom 08.09.2011 (Az.: B 3 P 4/10 R; B 3 P 2/11 R; B 3 P 3/11 R; B 3 P 6/10 R) zum § 82 SGB XI hat der 3. Senat des BSG u. a. die Themenbereiche Selbstkostendeckungsprinzip, kalkulatorische Ansätze, Eigenkapitalzinsen und Auslastungsquote sowie Erbbauzinsen und Grundstückskosten beurteilt und landesrechtliche Ausführungsbestimmungen zum Teil als unwirksam erklärt.

Der Senat hat demnach entschieden, dass »nur bereits tatsächlich angefallene und wegen § 82 Abs. 2 SGB XI nicht durch die Vergütung nach § 82 Abs. 1 SGB XI gedeckte pflegeinfrastrukturbezogene Aufwendungen, soweit sie der Einrichtungsträger nicht nach § 82 Abs. 2 Nr. 2, 4 oder 5 SGB XI dauerhaft selbst tragen soll«, nach § 82 Abs. 3 SGB XI umlagefähig sind. Eine prospektive Handhabung analog dem Pflegesatzverfahren gemäß § 85 Abs. 3 SGB XI wird demnach abgelehnt und das Selbstkostendeckungsprinzip präferiert. Das BSG kommt zum Ergebnis, dass damit kalkulatorische Pauschalen (Wiederbeschaffungs- und pauschalierte Instandsetzungs- oder Instandhaltungskosten) sowie die Bildung von Rücklagen für künftige Sanierungsmaßnahmen von der Umlage ausgeschlossen sind.

Hinsichtlich der Umlage von grundstücksbezogenen Aufwendungen differenziert das Gericht zwischen dem Eigentum- und Erbpachtmodell. Befindet sich demnach der Grund und Boden im Eigentum des Einrichtungsträgers, wird die Umlagefähigkeit verneint, da während der Betriebslaufzeit keine Wertminderung stattfindet. Eine andere Einschätzung vertritt der Senat hingegen beim Erbpachtmodell. Hier führt das Gericht aus, dass bereits in einem früheren Urteil die in den Mietkosten für ein Betriebsgebäude enthaltene Grundstücksmiete als umlagefähig anerkannt wurde. Der Erbbauzins stellt für den Erbbauberechtigten keinen selbstständig verwertbaren Vermögenswert dar und wird daher als ein rein schuldrechtliches Nutzungsverhältnis gewertet.

Die Umlage von fiktiven Eigenkapitalzinsen für die Erschließungskosten des Grundstücks als auch von Fremdkapitalkosten zur Finanzierung des Grundstücks wurde ebenfalls als nicht gesetzeskonform angesehen. Eine grundsätzliche Verzinsung des eingesetzten Eigenkapitals wird unter Berufung auf die Eigentumsgarantie des Art. 14 GG als schützenswertes Interesse der Einrichtungsträger angesehen bzw. als umlagefähig gewertet.

Das Gericht stellt des Weiteren klar, dass für die Verteilung der Infrastrukturkosten nur die Berücksichtigung der tatsächlichen Belegungsquote zulässig ist. Im zugrundeliegenden Fall wurde der Ansatz einer fiktiven Belegungsquote von 95 % (bei einer tatsächlichen Auslastung von über 99 %) vom BSG abgelehnt. Hierbei gilt es zu beachten, dass in der Vergangenheit viele Einrichtungen aufgrund der Differenz zwischen dem fiktiven (vereinbarten) und dem tatsächlich erreichten Auslastungsgrad einen Überschuss im Investitionsbereich generieren konnten. Der Senat kommt zum Ergebnis, dass nach der Gesetzessystematik Überschüsse ausschließlich über die Pflegevergütung erzielt werden (dürfen). Eine solche Funktion kommt demnach der Umlage nach § 82 Abs. 3 SGB XI gerade nicht zu. Für den Fall einer unterdurchschnittlichen Auslastung der Einrichtung, beispielsweise in der Anlaufphase oder wegen Mängeln der Einrichtung, gibt das BSG die Verwendung einer fiktiven Belegungsquote als Verteilungsmaßstab vor, um so die Heimbewohner vor einer übermäßigen Belastung zu schützen. Hinsichtlich der Ermittlung des zugrundeliegenden Auslastungsgrades schlägt der Senat vor, die tatsächlichen Gegebenheiten des Vorjahres zu berücksichtigen. Die hiervon abweichenden landesrechtlichen Ausführungsbestimmungen, die auf der Basis von pauschalierten Auslastungsgraden begründet worden sind, wurden gemäß den Urteilen nur noch bis Ende 2012 als mit Bundesrecht vereinbar hingenommen.

Darüber hinaus wurde die (unbegrenzte) Laufzeit von Zustimmungsbescheiden als nicht zulässig angesehen. Das BSG gibt demnach vor, dass die Laufzeit grundsätzlich zeitlich auf ein Jahr zu begrenzen ist.

5.3 Reaktion Bundesgesetzgeber

Aufgrund der Vorgaben des BSG wurde der § 82 SGB XI in den Absätzen 2 und 3 mit Wirkung zum 01.01.2013 angepasst. Im Rahmen des Gesetzgebungsverfahrens wurde verdeutlicht, dass eine pauschalierte Vorgehensweise weiterhin präferiert wird. Der Gesetzgeber geht davon aus, dass dies eine Reduzierung des Verwaltungsaufwandes und eine Stabilisierung und Kalkulierbarkeit der Heimentgelte zur Folge hat. Durch eine klarstellende Regelung wurde die Ausgestaltung der Berechnung von Pauschalen bzw. der Umlage weiterhin im Rahmen der landesrechtlichen Befugnisse ermöglicht. Die Anerkennung angemessener Pauschalen ist demnach nicht zu beanstanden, »solange nicht die Vergütung von Betriebsüberschüssen intendiert wird, sondern lediglich eine für die Betroffenen angemessene Verteilung der tatsächlichen Aufwendung einer Pflegeeinrichtung (Grundsätze der Angemessenheit, Wirtschaftlichkeit und Sparsamkeit)« (Bundesrat 2012, S. 4 ff). Gemäß § 82 Abs. 3 SGB XI müssen demnach die Pauschalen »in einem angemessenen Verhältnis zur tatsächlichen Höhe der Instandhaltungs- und Instandsetzungsaufwendungen stehen«. Nach den nun vorliegenden Regelungen haben die Bundesländer die Möglichkeit, die Aufwendungen für Instandhaltungen entweder durch angemessene Pauschalen oder entsprechend dem tatsächlichen Anfall auf die Bewohner umzulegen. Die Pauschalierung der Belegungsquote soll ebenfalls ermöglicht werden (Bundesministerium für Gesundheit 2012).

Der Gesetzgeber hat darüber hinaus im § 82 Abs. 2 SGB XI verdeutlicht, dass auch die Kapitalkosten bei der Festsetzung der Höhe der gesondert berechenbaren Investitionsaufwendungen berücksichtigt werden dürfen. Demzufolge kann der Pflegeheimbetreiber Zinsen für das eingesetzte Eigenkapital (begrenzt auf Gebäude und abschreibungsfähige Anlagen) in die Umlage einbeziehen. Im Rahmen der Pressemitteilung Nr. 71 vom 17.10.2012 teilt das Bundesministerium für Gesundheit mit, dass Eigenkapital- und Fremdkapitalzinsen »gleich behandelt werden« sollen. Die Eigenkapitalzinsen für das eingebrachte Grundstück sind hingegen nicht umlagefähig. Dieser Bereich ist entsprechend der BSG-Rechtsprechung dem allgemeinen Vergütungsinteresse der Einrichtung zuzurechnen und im Rahmen der Ansprüche nach § 82 Abs. 1 SGB XI zu verfolgen.

Der Gesetzgeber hat auch klargestellt, dass die Erbbauzinsen umlagefähig sind, laut § 82 Abs. 2 Nr. 3 SGB XI und § 82 Abs. 3 Satz. 1 SGB XI.

5.4 Reaktion der Bundesländer

Im Zuge der Bewertung der vorgenannten BSG-Urteile wurde seitens der Pflegeheimbetreiber und der Kostenträger vor allem befürchtet, dass die vollständige Umsetzung der Urteile stark schwankende Investitionskostensätze und einen zusätzlichen Bürokratieaufwand zur Folge haben würde. Die Punkte Wettbewerbsverzerrungen, mangelnde Kalkulierbarkeit und Erhöhung der Quote der Sozialhilfeempfänger wurden im Vorfeld des Gesetzgebungsverfahrens intensiv diskutiert. Seitens der Bundesländer Nordrhein-Westfalen und Bayern wurde daher im Jahr 2012 der Antrag gestellt, angemessene Pauschalen durch Landesrecht vorsehen zu können. Hinsichtlich der in den gesondert berechenbaren Investitionsaufwendungen enthaltenen Instandhaltungs- und Instandsetzungsaufwendungen, konnte durch die Änderung des § 82 SGB XI klargestellt werden, dass eine Pauschalierung zulässig ist.

Im Rahmen der Betrachtung der jeweilgen landesspezifischen Ausführungsverordnungen gilt es zu beachten, dass weder das BSG noch der Bundesgesetzgeber eine Konkretisierung hinsichtlich der Angemessenheit vorgenommen haben. Die Beratungspraxis zeigt, dass die vorgegebenen Instandhaltungspauschalen (0,4 % bis 1,3 % der anerkennungsfähigen Anschaffungs-/Herstellungskosten) und die unterstellte Nutzungsdauer (in der Regel 50 Jahre) für die Refinanzierung der stationären Einrichtungen nicht auskömmlich sind. Empirische Untersuchungen zeigen, dass nach durchschnittlich 27 Jahren umfangreiche Umbau- und Sanierungsmaßname in Pflegeeinrichtungen vorgenommen werden müssen (Solidaris 2014, S. 39). Die vielfältigen »strukturellen Änderungen in der Pflege« und die Abnutzungserscheinungen führen demnach zu »einer durchschnittlichen realen Nutzungsdauer von 30 Jahren« (An der Heiden et al. 2012, S. 24). Die Veränderung der pflegekonzeptionellen und baulichen Anforderungen (Mindestgrößen, bis zu 100 % Einzelzimmerquote, Brandschutz etc.) in den letzten Jahren zeigen, dass die Annahme einer betriebsgewöhnlichen Nutzungsdauer von 50 Jahren nicht angemessen ist.

Um die tatsächlichen Instandhaltungsaufwendungen zu decken, benötigt eine Pflegeeinrichtung eine durchschnittliche Pauschale in Höhe von circa 1,32 % der tatsächlichen ursprünglichen Herstellungskosten (Solidaris 2014, S. 33). Die vorgenannte Studie zeigt auch, dass die tatsächlichen Herstellungskosten nicht in jedem Fall vollständig über die Erträge aus der gesonderten Berechnung von Investitionsaufwendungen refinanziert werden (Solidaris 2014, S. 38).

In diesem Zusammenhang gilt es auch zu beachten, dass die zur Finanzierung der Baumaßnahmen aufgenommenen Darlehen regelmäßig nach ca. 25 Jahren getilgt sind, während die Refinanzierung über die Abschreibungen auf 50 Jahre ausgelegt ist. Dem Träger der Pflegeeinrichtung droht damit eine Liquiditätslücke nach 25 Jahren. Aus Sicht des Autors führen diese Rahmenbedingungen zu einer weiteren Verschlechterung der Liquiditätslage zahlreicher (renditeschwacher) Unternehmen und zu Marktanpassungen. Eine aktuelle Untersuchung geht demnach davon aus, dass nur noch rund 50 Prozent aller Pflegeeinrichtungen ihre Kapitalkosten (Abschreibungen, Mietzinsen, Fremd- und Eigenkapitalverzinsung) in voller Höhe aus dem operativen Ergebnis bedienen können (Augurzky et al. 2015, S. 20).

Im Rahmen der oben angeführten BSG-Urteile wurde die Auslastungsquote zentral diskutiert und eine Anpassung an die tatsächlichen Gegebenheiten vorgegeben. Bei einer durchschnittlichen Auslastung der Häuser von 89 % im Jahr 2013 (Augurzky et al. 2015, S. 12) und einer fiktiven Vorgabe von mindestens 95 % zeigen sich weitere wirtschaftliche und rechtliche Risikopotenziale, die noch nicht abschließend geklärt sind.

Hinsichtlich der Praxis, unbefristete Zustimmungen zur gesonderten Berechnung von Investitionsaufwendungen zu erteilen, gilt es zu beachten, dass der § 82 SGB XI keine Öffnungsklauseln vorsieht. Aufgrund der Rechtsprechung müssen die Bundesländer hier reagieren; ein entsprechendes rechtliches Risiko ist gegeben.

Im Rahmen der Untersuchung der landesspezifischen Regelungen ist darauf hinzuweisen, dass nach dem Urteil des BSG vom 16.05.2013 (Az.: B 3 P 2/12 R) nur die Pflegesätze Raum für die Berücksichtigung eines angemessenen Unternehmergewinns bieten. Eine gesonderte Berechnung im Bereich der Investitionskosten wird weiterhin abgelehnt. Die bisherige Praxis der Verwendung der Überschüsse aus dem Investitionsbereich zur Quersubventionierung von Fehlbeträgen in den Bereichen Pflege/ Unterkunft und Verpflegung wird damit weiterhin abgelehnt.

Darüber hinaus gibt das Wohn- und Betreuungsvertragsgesetz – WBVG vor, dass die Entgeltbestandteile für die Verbraucher (hier Heimbewohner) nach einheitlichen Grundsätzen zu bemessen sind. Hieraus folgert das VG Düsseldorf in seinem Urteil vom 09.09.2014 (Az.: 26 K 4524/13), dass eine Differenzierung der Investitionskostensätze bzw. ein höherer Satz für Privatzahler aus reinen Refinanzierungsgründen gegen die Verpflichtungen des § 82 SGB XI verstößt. Der VGH Baden-Württemberg hat mit Urteil vom 22.06.2006 entschieden, dass von den Selbstzahlern ein etwaiger nicht von dem Sozialhilfekostenträger finanzierter (An-) Teil nicht ausgeglichen werden darf (Az.: 6 S 2993/04).

Hinsichtlich der Anpassung der landesrechtlichen Regelungen an die Vorgaben der BSG-Rechtsprechung und des Bundesgesetzgebers zeigt sich bei der Durchsicht der diversen Landespflegegesetze und Wohn- und Teilhabegesetze sowie Durchführungsverordnungen ein sehr unterschiedliches Bild. Eine überschlägige Durchsicht der Landesheimbaugesetze und -verordnungen zeigt beispielsweise, dass nur sieben von sechzehn Bundesländern eine Einzelzimmerquote vorgeben und nur zwei Bundesländer Angaben zur Anzahl der Bewohner in Wohngruppen machen (Eichmann 2016) (vgl. hierzu auch Kapitel 4).

Nach der BSG-Rechtsprechung 2011 bzw. der Änderung von § 82 Abs. 2 und 3 XI zum 01.01.2013 haben vor allem die Bundesländer Bayern, Hessen, Nordrhein-Westfalen, Rheinland-Pfalz, Sachsen und Sachsen-Anhalt Veränderungen vorgenommen.

5.4.1 Bayern

In *Bayern* sind die aktuellen Anforderungen zu den gesondert berechenbaren Investitionsaufwendungen in der Verordnung zur Ausführung der Sozialgesetze (AVSG) in den §§ 74 ff. geregelt. Hinsichtlich des eingesetzten Eigenkapitals gibt § 75 Abs. 1 Nr. 3 vor, dass die Verzinsung drei Prozent über dem fünfjährigen Durchschnittswert des Basiszinssatzes vor Antragsstellung betragen darf. Für die Aufwendungen für Instandhaltung und Instandsetzung ist des Weiteren eine differenzierte Pauschale zwischen 0,25 % und 1 % der Anschaffungs- und Herstellungskosten ansetzbar, die jährlich an die Preisentwicklung für Wohngebäude in Bayern angepasst und fortgeschrieben wird. Darüber hinaus werden Neubauten bzw. Generalsanierungen (§ 75 Abs. 2) jährlich mit 2,5 % abgeschrieben (40 Jahre Nutzungsdauer). Im Rahmen von Miet- und Pachtmodellen muss für die umgelegte Miete (bzw. Pacht oder Erbpacht) anhand einer Vergleichsberechnung die Angemessenheit nachgewiesen werden. Die hierzu erforderlichen Informationen müssen der zuständigen Behörde zur Verfügung gestellt werden; für bereits vor dem 01.01.2016 abgeschlossene Miet- oder Pachtverhältnisse gibt es einen Bestandsschutz. Aus Beratersicht ist damit das Investor-Betreiber-Modell für zukünftige Maßnahmen stark gefährdet, da die Investoren keine vollständige Transparenz herstellen werden (wollen).

Gemäß den weiteren Vorgaben in § 75 Abs. 4 i. V. m. § 78 Abs. 2 werden die gesondert berechenbaren Investitionsaufwendungen für einen Bewilligungszeitraum von maximal sechs Jahren festgelegt und gleichmäßig auf die Zahl der Pflegeplätze verteilt. Ein erneuter Antrag kann gestellt werden, wenn der berechnete Betrag sich um mindestens 10 % erhöht. In diesem Zusammenhang wird die Jahresdurchschnittsbelegung der letzten drei Kalenderjahre vor Antragsstellung zugrunde gelegt; als Untergrenze wird eine Auslastungsquote von 95 % vorgegeben.

Als grundsätzliche Neuerung ist die Regelung im § 76 zu werten, die den Nachweis einer zweckentsprechenden Verwendung der Aufwendungen für Instandhaltung und Instandsetzung auf einem Sonderkonto vorgibt. Die Verwendung muss alle drei Jahre bzw. bei Neubauten/ Ersatzneubauten sechs Jahre nach der Inbetriebnahme gegenüber der zuständigen Behörde nachgewiesen werden.

5.4.2 Hessen

In *Hessen* ist die gesonderte Berechnung nach § 82 SGB XI in der Verordnung über die Planung und Förderung von Pflegeeinrichtungen, Seniorenbegegnungsstätten, Altenpflegeschulen und Modellprojekten vom 07.12.2012 (Stand: 12.09.2013; Gültigkeit bis zum 31.12.2017) im § 5 geregelt. Bei einer maximalen Einrichtungsgröße von 100 Pflegeplätzen erfolgt die gesonderte Berechnung aufgrund der tatsächlichen jährlichen Belegungsquote; hierbei ist die Zugrundelegung des in der Pflegesatzvereinbarung gem. §§ 84 ff. SGB XI bestimmten Auslastungsfaktors (sogenannte Untergrenze) zulässig. Abweichend von den Vorgaben des § 5 Abs. 1 S. 1 Nr. 5 der Verordnung (VO) geht das Regierungspräsidium Gießen als zuständige Genehmigungsbehörde davon aus, dass für das Jahr 2016 bis zu 2,75 % Zinsen (VO: bis zu 5 %) für das eingesetzte Eigenkapital angesetzt werden können. Diesbezüglich ist zu beachten, dass Drittfördermittel (z. B. vom Deutschen Hilfswerk) bei der Verzinsung des eingesetzten Eigenkapitals nicht berücksichtigt werden. Im Kern ist anhand der fehlenden Aussagen zur Nutzungsdauer bzw. Abschreibungshöhe erkennbar, dass das Land eine Abkehr von der Abschreibungsfinanzierung vorgenommen hat und den Ansatz von Tilgungsleistungen (bis zu 5 % bei Darlehen aus dem Hessischen Investitionsfonds) präferiert. Die Immobilie ist damit in einem Zeitraum von ca. 25 bis 30 Jahren refinanziert. Hinsichtlich der Instandhaltung des Gebäudes schreibt die VO eine abrechenbare Pauschale in Höhe von 0,6 % des Herstellungswertes vor; für die Betriebs- und Geschäftsausstattung werden 2,5 % des Wiederbeschaffungswertes vorgegeben. In der Praxis ist des Weiteren zu beachten, dass bei Mietobjekten die Vorlage einer Vergleichsberechnung (Maßstab: Kosten des originären Betriebes) notwendig ist.

5.4.3 Nordrhein-Westfalen

Die Entwicklung in *Nordrhein-Westfalen* ist durch eine umfassende und detaillierte Neuregelung nach dem Selbstkostendeckungsprinzip geprägt. Nach einer mehrfachen Überarbeitung wurde im Oktober 2014 die Verordnung zur Ausführung des Alten- und Pflegegesetzes Nordrhein-Westfalen nach § 92 SGB XI (APG DVO NRW) veröffentlicht, die im Vergleich zu den Verordnungen der anderen Bundesländer deutlich komplexer ausgestaltet ist. Hervorzuheben sind hier die drei Finanzierungstöpfe, in denen die zufließenden Refinanzierungsmittel (§§ 2, 4 und 6) auf sogenannten virtuellen Konten erfasst werden. Aufgrund der strikten Zweckbindung ist ein Ausgleich zwischen den Töpfen nur bedingt möglich; die Mittel können jahresübergreifend eingesetzt werden. Problematisch ist v. a., dass im Rahmen der Umsetzung eine umfassende Datenerhebung notwendig ist, die bis zum Zeitpunkt der Inbetriebnahme zurückgeht.

Die DVO gibt des Weiteren für die Auslastung vor, die durchschnittliche Belegung der letzten drei Jahre (Untergrenze von 90 %/ früher: 95 %) zugrunde zu legen. Hierdurch können de facto keine Invest-Überschüsse durch eine hohe Auslastung erzielt werden.

Die DVO sieht verschiedene Anpassungen vor, die zu »signifikanten Fehlbeträgen in den Jahresabschlüssen der Träger führen« können (Hellwig 2016, S. 349 ff.). Diskutiert werden in der Praxis u. a. die früheren Baukostenüberschreitungen, »die bisher aus dem sogenannten Auslastungsgewinn oder der nicht verausgabten EDV-Pauschale bzw. Instandhaltungspauschale neutralisiert werden konnten« (Grabow 2015, S. 36).

5.4.4 Rheinland-Pfalz

In *Rheinland-Pfalz* sind die aktuellen Anforderungen zu den gesondert berechenbaren Investitionsaufwendungen in der Landesverordnung zur Durchführung des Landesgesetzes zur Sicherstellung und Weiterentwicklung der pflegerischen Angebotsstruktur (LPflegeASGDVO) vom 07. Dezember 2005 (letzte Änderung am 22.12.2015) im § 7 geregelt. Eine zentrale Änderung stellt die strenge Zwickbindung der nicht verwendeten Einnahmen für die Instandhaltung und Instandsetzung dar, die zukünftig am Bilanzstichtag in der Position »Verbindlichkeit aus noch nicht zweckentsprechend verwendeten Mitteln« auszuweisen sind. Der Anteil beträgt jährlich bis zu 1,12 % der berücksichtigungsfähigen Anschaffungs- und Herstellungskosten. Aufgrund der in der Praxis vorzufindenden Quersubventionierung des operativen Bereiches ist damit zu rechnen, dass sich die Lage ertragsschwacher Häuser deutlich verschlechtern wird. Gegenläufig wirken sich die Erhöhung des Pro-Platz-Wertes und die Verbesserung bei der Finanzierung der Abschreibungen durch eine kürzere Nutzungsdauer bei Gebäuden aus. Die Parameter Eigenkapitalverzinsung (2,5 %) und Auslastungsgrad (95 %) sowie Einzelzimmerzuschlag (1,02 €) wurden unverändert fortgeführt. Ab dem 1. Januar 2016 werden die tatsächlichen Investitionskosten (begrenzt auf 80 € je Pflegeplatz) angesetzt und alle drei Jahre anhand der Baupreisentwicklung überprüft und angepasst. Die Pflege-Gesellschaft Rheinland-Pfalz hat hierzu einen Verfahrensablauf entwickelt, der entsprechend ab dem 1. Januar 2016 anzuwenden ist (Pielen 2015, S. 34 f). Hinsichtlich der Zustimmung der Bescheide schreibt die neue Verordnung eine reguläre Laufzeit von einem Jahr vor.

5.4.5 Sachsen

Die *Sächsische* Pflegeeinrichtungsverordnung (SächsPfleinrVO) vom 29. September 2011 (Stand 07.09.2013) sieht im Kern die Vorlage eines Investitionsplanes über einen Zeitraum von sechs Jahren sowie einen Abgleich zwischen den geplanten und tatsächlichen Aufwendungen für Instandhaltung und Instandsetzung (nach drei Jahren) vor. Hieraus resultierende Differenzen, sogenannte Mehreinnahmen oder Mindereinnahmen der Einrichtungsträger, sind in den darauffolgenden drei Jahren anzurechnen. Hinsichtlich der Umlageberechnung gibt Sachsen eine Mindestauslastung von 96 % (unter Berücksichtigung der tatsächlichen Auslastung des Vorjahres) und eine Nutzungsdauer bei Gebäuden von 40 Jahren sowie eine Eigenkapitalverzinsung in Höhe von maximal 2 % vor.

Unmittelbare oder mittelbare Verflechtungen zwischen dem Betreiber und dem Vermieter/Verpächter einer Pflegeeinrichtung führen gemäß der VO dazu, dass die Umlage wie im Eigentumsmodell berechnet wird, sodass hier weitergehende Gestaltungsmaßnahmen (Einbezug von Grundstückskosten, Gewinnaufschlag etc.) grundsätzlich ausgeschlossen sind. Die jeweilige Zustimmung wird für 12 Monate erteilt.

5.4.6 Sachsen-Anhalt

In Sachsen-Anhalt wird gemäß der Pflegeeinrichtungsverordnung vom 19. November 2014 die tatsächliche Auslastung (Grundlage: Vorjahr) ohne eine fixe Auslastungsvorgabe sowie eine Nutzungsdauer bei Gebäuden von 50 Jahren zugrunde gelegt. Darüber hinaus sieht das Land eine Eigenkapitalverzinsung in Höhe des Basiszinssatzes, eine einjährige Laufzeit der Vereinbarung sowie eine Instandhaltungspauschale von einem Euro pro Pflegetag (auf Antrag höhere Pauschale verhandelbar) vor. Die Umlagefähigkeit von Erbbauzinsen wird in der VO ebenfalls aufgeführt.

5.4.7 Die landesspezifischen Verordnungen im Überblick

Die Betrachtung der landesspezifischen Verordnungen in den übrigen Bundesländern in der folgenden Tabelle (▶ Tab. 5.1) zeigt, dass hinsichtlich der berechnungsrelevanten Parameter Nutzungsdauer Gebäude, Eigenkapitalzins, Instandhaltungs-/Instandsetzungspauschale sowie Auslastungsgrad und Laufzeit der Zustimmung die Vorgaben des BSG noch nicht vollständig umgesetzt wurden bzw. keine ausreichende Refinanzierung sicherstellen.

Tab. 5.1: Landesspezifische Verordnungen hinsichtlich der Parameter Nutzungsdauer Gebäude, Eigenkapitalzins, Instandhaltung und Instandsetzung, Auslastungsgrad und Laufzeit

Bundesland (Stand der Verordnung)	Nutzungsdauer Gebäude (Jahre)	Eigenkapitalzins	Pauschale Instandhaltung/Instandsetzung	Auslastungsgrad	Laufzeit der Zustimmung
BW (keine Regelung)	50	2 %	0,6 % (der Anschaffungs-/Herstellungskosten)	95 %	unbegrenzt
BE (2001)	50	Keine Angaben	1 %	98 %	unbegrenzt
BB (2000)	50 (gem. AfA-Tabelle)	4 %	1 %	98 %; Anpassung möglich	unbegrenzt
HB (2011)	50	Bis zu 4 %	Gestaffelt bis zu 512 Euro	Mindestens 95 %; Unterschreitung möglich	ein Jahr
HH (2007)	50	3 %	Über Laufzeit bis zu 1,3 %	98 %	unbegrenzt
MV (2004)	50	Bis zu 4 %	Durchschnittliche Ist-Kosten der letzten 5 Jahre	Mindestens 98 %	unbegrenzt
NI (2014)	50	2 % über Basiszins; max. 4 %	1 %	85 %	ein Jahr
SL (2015)	50	Bis zu 4 %	1 %	95 %	unbegrenzt
SH (1996)	40	Bis zu 4 %	Über Laufzeit bis zu 1 %	95 %	unbegrenzt
TH (2010)	50	4 %	Gestaffelt bis zu 1 %	95 %	unbegrenzt

BW: Baden-Württemberg, BE: Berlin, BB: Brandenburg, HB: Bremen, HH: Hamburg, MV: Mecklenburg-Vorpommern, NI: Niedersachsen, SL: Saarland, SH: Schleswig-Holstein, TH: Thüringen

5.5 Fazit

Die Gesamtbetrachtung zeigt, dass es weiterhin keine einheitliche und vergleichbare Vorgehensweise bei der Berechnung gibt. Das angemessene Verhältnis zwischen Instandhaltungspauschalen und tatsächlichen Aufwendungen sowie zwischen der tatsächlichen Auslastung und der unterstellten Belegungsquote ist bundesweit noch nicht vollständig umgesetzt worden. Die Pflegeeinrichtungen werden perspektivisch dazu gezwungen, ein strukturiertes Instandhaltungs- und Instandsetzungsmanagement einzuführen und nicht verwendete Mittel zu passivieren.

Die teilweise vorgeschriebenen fixen Auslastungsquoten sind hinsichtlich der BSG-Rechtsprechung kritisch zu sehen. Eine dauerhafte Überschreitung der pauschalierten Auslastung führt ggf. zu systemfremden Überschüssen, während eine niedrigere Ist-Belegung zu Lasten des Betreibers geht. Durch die Bildung von Mehrjahresdurchschnitten kann eine Nivellierung erzielt werden. Die Entwicklung in den Bundesländern Bayern und NRW verdeutlicht, dass perspektivisch die Betreiber und Investoren von Pflegeeinrichtungen im übrigen Bundesgebiet wirtschaftlich betroffen sind. Grundsätzlich besteht hierbei kein Recht darauf, von Neuregelungen verschont zu bleiben, bis einmal getätigte Investitionen sich vollständig amortisiert haben. Nach Einschätzung des Autors sind auch unbefristete Zustimmungsbescheide betroffen, sodass ggf. Investitionskostensätze zu Lasten des Betreibers angepasst werden könnten.

Fraglich ist hierbei, wie die Interessen der Beteiligten gesichert werden können und welche Handlungsoptionen sinnvoll sind. Im Rahmen einer wirtschaftlichen und rechtlichen Bestandsaufnahme sollten die Vertragsparteien kritisch die skizzierten Themen prüfen und einen erfahrenen Berater hinzuziehen.

5.6 Literatur

An der Heiden, I./Meyrahn, F./Schweitzer, M./Großmann, A./Stöver, B./Ulrich, P./Wolter, M. (2012): Demografischer Wandel – Auswirkungen auf die Bauwirtschaft durch steigenden Bedarf an stationären und ambulanten Altenpflegeplätzen. Abschlussbericht – Langfassung. Im Auftrag des Bundesministeriums für Wirtschaft und Technologie

Bundesministerium für Gesundheit (Hrsg) (2012): Kabinett beschließt Änderungsantrag zur Bekämpfung von Fehlverhalten im Bereich der Pflegeversicherung und zur Regelung der Investitionsfinanzierung von Pflegeeinrichtungen Pressemitteilung Nr. 71

Bundesrat (Hrsg) (2012): Empfehlungen der Ausschüsse zum Entwurf eines Gesetzes zur Regelung des Assistenzpflegebedarfs in stationären Vorsorge- oder Rehabilitationseinrichtungen. BR-DruckS. 460/1/12. S. 4 ff.

Augurzky, B./Braeseke, G./Heger, D./Hernández, J./Hofmann, E./Peters, V./Rappen, H./Richter, T./Stroka, M./Wübker, A. (2015): Ökonomische Herausforderungen der Altenpflegewirtschaft – Kurzfassung. Studie im Auftrag des Bundesministeriums für Wirtschaft und Energie. Berlin, Essen

Eichmann, T. (2016): Die Bundesländer krempeln die Altenpflegehilfe massiv um. In: Wohlfahrt Intern. 11. Jg. Heft 1/2 2016, S. 30 f.

Grabow, J. (2015): Das Ergebnis kompensieren. In: Altenheim 54. Jg., Heft 9, S. 36.

Hellwig, T. (2006): Änderung der Investitionskostenrefinanzierung von stationären Pflegeeinrichtungen in NRW. In: Die Wirtschaftsprüfung – WPg 69.Jg., Heft 6, S. 349 ff.

Pielen, M. (2015): Beispielsrechnung - Rheinland-Pfalz: Nicht verwendete Instandhaltungsmittel passivieren. In: Altenheim 54. Jg. Heft 6, S. 34 f.

Solidaris (Hrsg) (2014): Expertise zur Refinanzierung der Investitionsaufwendungen nach § 82 Abs. 2 SGB XI durch gesondert berechenbare Investitionsaufwendungen gemäß § 82 Abs. 3 und 4 SGB XI, https://www.caritas.de/cms/contents/¬caritas.de/medien/dokumente/dcv-zentrale/sozialwirtschaft/expertise-zur-refina/dok0-expertise.pdf?d=a&f=pdf; Abruf: 29.08.2016

Statistisches Bundesamt (Hrsg) (2016): Pflegestatistik. Pflege im Rahmen der Pflegeversicherung. Ländervergleich – Pflegeheime 2013. Wiesbaden: Statistisches Bundesamt

6 Altenhilfe: 1+1=3
Neue Geschäftsmodelle und ihr Potenzial

Tim Liedmann

6.1 Vorbemerkungen

In der Altenhilfe-Branche kann eine zunehmende Dynamik in der Entwicklung neuer Geschäftsmodelle beobachtet werden. Dies äußert sich insbesondere in der Veränderung der Leistungsangebote. Der hier dominierende Trend ist die Ambulantisierung. Das folgende Kapitel arbeitet die Motive für die Veränderung von Geschäftsmodellen heraus. Hierbei wird auch deutlich, warum gerade aktuell die richtige Zeit zur Anpassung von Geschäftsmodellen ist. Da es sich um eine kaufmännische Betrachtung handelt, werden kaufmännische und volkswirtschaftliche Aspekte in der Betrachtung betont. Obgleich folgt der Impuls zur Veränderung der pflegerischen Versorgung nicht ausschließlich kaufmännischen Grundprinzipien und Gesetzen, sondern vielfach dem fachlichen, inhaltlichen Verständnis von (verantwortlichen) Pflegekräften, wie eine optimale Versorgung für pflegebedürftige Menschen aussehen sollte.

6.2 Motivlage – Warum neue Geschäftsmodelle?

Gefühlt ist das Rennen um neue Geschäftsmodelle in der Altenhilfe frisch entfacht. Dies wird nicht zuletzt in der Vielzahl von Artikeln, Seminaren, Workshops und in der Beratungspraxis deutlich.

Man fragt sich also, was der Auslöser für diese »Welle« in der Altenhilfebranche ist. Der Grundsatz ambulant vor stationär ist fast so alt wie die Pflegeversicherung selbst. Es handelt sich also nicht um einen neuen, innovativen Ansatz. Studien zum Verbleib in der eigenen Häuslichkeit im Falle von Pflegebedürftigkeit gibt es auch seit etlichen Jahren. Auch diese Erkenntnis ist nicht neu. Warum also beschleunigen sich das Denken und die Beschäftigung mit neuen Geschäftsmodellen aktuell?

Es scheint eine Verkettung von Umständen zu sein, die dazu führt, sich mit der Ausrichtung und der Versorgung von pflegebedürftigen Menschen neu zu beschäftigen. Als Grundparameter ist der Wachstumsmarkt »Altenpflege« zu sehen. Nach wie vor steigt die Zahl der Pflegebedürftigen deutlich an und sie wird es in einem Planungshorizont, welcher auch für Investoren interessant ist, noch weiterhin tun. Die sogenannten geburtenstarken Jahrgänge betreffen in Deutschland die Jahre 1955 bis 1969 (▶ Abb. 6.1). Die erstmalig relevante Alterskohorte der über 65-Jährigen wird von dieser Generation also in den Jahren 2020 bis 2034 erreicht. Ab 2035 sind die »Baby-Boomer« 80 Jahre alt. Ausgehend von diesen Zahlen und der

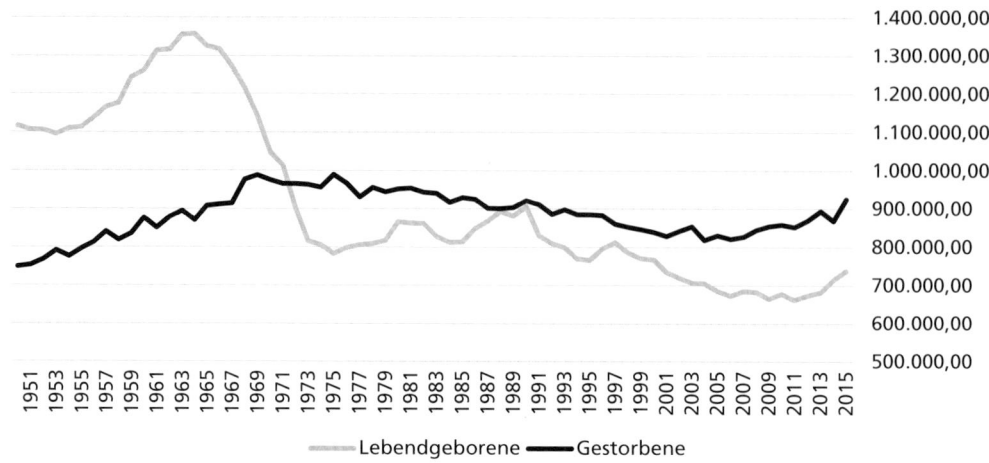

Abb. 6.1: Bevölkerungsentwicklung Deutschland ab 1951 (Statistisches Bundesamt 2016)

steigenden Lebenserwartung kann die Altenhilfebranche also bis mindestens 2055 mit einer steigenden Zahl von Pflegebedürftigen rechnen.

Wachstumsmärkte wie die Altenhilfe ziehen Investoren an, die nach einer Kapitalanlage suchen. Aus volkswirtschaftlicher Sicht kann man dies begrüßen, da die Herausforderung des Anstiegs der Pflegebedürftigen den Gesetzgeber vor große investive Bedrohungen stellt. Voraussetzung für die Investition in die Altenhilfe durch externe Investoren ist wiederum die Rendite der Investitionsobjekte. In Zeiten niedriger Zinsen gehen die notwendigen Renditen in allen Märkten zurück. Ein Markt, der sich in einem volatilen Umfeld (bspw. durch sich häufig ändernde Gesetzeslagen in einem föderalen System) befindet, verlangt jedoch immer auch einen Risikoaufschlag. Bei einer durchschnittlichen Amortisationsdauer einer Investition von 40 Jahren erscheint vor dem Hintergrund der aufgezeigten Entwicklung der Pflegebedürftigen in diesem Zeitraum eine Investition in die Altenhilfe als geeignete Anlage in einen Wachstumsmarkt. Eine Investition in 10 oder 20 Jahren sieht sich schon einem höheren zukünftigen Auslastungsrisiko ausgesetzt, da ab diesem Zeitpunkt bereits die geburtenschwächeren Jahrgänge die Nachfrage am Markt für Pflegeleistungen bestimmen. Also Investition getreu dem Motto, wenn nicht jetzt, wann dann?

Die Ausgangspunkte erscheinen also klar. Auf der einen Seite steht der Wachstumsmarkt als »Jobmotor«[13] und auf der anderen Seite der vermeintlich günstige Zeitpunkt, um in die Pflege zu investieren. Auch zukünftig sind Investitionen in die Altenhilfe natürlich denkbar. Insbesondere vor dem Hintergrund notwendiger Ersatzbeschaffungen und Modernisierungen bleiben Investitionen wahrscheinlich attraktiv. Investitionen zum Aufbau neuer Angebote mit Platzzahlerweiterungen werden jedoch aufgrund der zukünftigen Nachfrageentwicklung unattraktiver. Beide Faktoren könnten einen Anstoß zur Entwicklung neuer Geschäftsmodelle geben. Sie erscheinen als notwendige, jedoch nicht als hinreichende Bedingung, um neue Geschäftsmodelle aufzubauen.

---

13 Von 2008 bis 2013 hat sich die Anzahl der gegenüber der Bundesagentur für Arbeit gemeldeten Stellen im Altenhilfebereich (Fachkräfte und Helfer) von 5.900 in 2008 auf 13.810 in 2013 mehr als verdoppelt (Bundesagentur für Arbeit 2015).

Den letzten Impuls liefert der Gesetzgeber. Mit dem Pflegeneuausrichtungsgesetz und den Pflegestärkungsgesetzen I–III hat der Gesetzgeber entscheidende Impulse in den Markt gegeben. Zum einen fördern diese Gesetze den Grundsatz einer wohnortnahen, ambulanten Versorgung und entsprechen damit dem »Volkswillen« nach einem derartigen Angebot. Zum anderen rücken quasi im Windschatten alternative Versorgungsformen in den Vordergrund (bspw. Wohngemeinschaften als Teil überarbeiteter Landespflegegesetze). Nicht zuletzt ist die finanzielle Ausgestaltung der unterschiedlichen Versorgungsformen als Antrieb zu nennen. Der Volksmund aber weiß »Geld allein macht nicht glücklich«. Eine Umsatzsteigerung als Chance für die Entwicklung neuer Geschäftsmodelle zu sehen, setzt auch immer eine erhöhte Versorgungsqualität und die Möglichkeit der Generierung eines Gewinns voraus.

6.3 Veränderung der Nachfrage

Im Kern geht es bei der Anpassung von Geschäftsmodellen um die Erhöhung der Versorgungsqualität und der Entsprechung des Wunsches nach möglichst langjähriger und selbstbestimmter Versorgung bei Pflegebedürftigkeit.

Die Pflegestärkungsgesetze sollen dies ermöglichen: »Damit erhalten erstmals alle Pflegebedürftigen einen gleichberechtigten Zugang zu Pflegeleistungen – unabhängig davon, ob sie an körperlichen Beschwerden oder an einer Demenz erkrankt sind. Mehr Hilfe für Pflegebedürftige, eine bessere Absicherung der vielen pflegenden Angehörigen und mehr Zeit für die Pflegekräfte – das erreichen wir mit diesem Gesetz. Das ist ein Meilenstein für die Pflegebedürftigen und alle, die in unserem Land tagtäglich ihr Bestes geben, um für Pflegebedürftige da zu sein« (Gröhe 2015).

Die Nachfrage nach Pflegeleistungen verändert sich. Das veränderte Anspruchsdenken der Pflegebedürftigen und deren Angehöriger erhöhen spürbar die qualitativen Anforderungen an die Pflegeleistung. Als selbstbestimmter Pflegebedürftiger möchte ich entscheiden, wann ich aufstehen und ins Bett gehen kann, möchte ich über meinen Tagesablauf selbst entscheiden. Auch spielen die Kosten der Pflegebedürftigkeit im Alter eine zunehmende Rolle. Waren in Deutschland 2005 noch ca. 342.800 Menschen über 65 Jahre auf Grundsicherung angewiesen, so waren es im Jahr 2015 schon ca. 512.000 Menschen über 65 Jahre (Statistisches Bundesamt 2015).

Der Trend hin zu einer preissensiblen und gleichzeitig qualitätsbewussten Zielgruppe ist eine der größten Herausforderungen für die Altenhilfe-Branche. Auch hier können ab dem Jahr 2017 die neuen Gesetzeslagen zu einer Verschiebung in der Nachfrage und damit auch zur Notwendigkeit der Anpassung der Geschäftsmodelle in der Altenhilfe führen. Hat der Kunde andere Prioritäten und Wünsche an die Versorgung, so muss sich der Markt diesen geänderten Wünschen anpassen. Dies gilt vor allem in städtischen Gebieten und Regionen mit einem Überangebot und verstärktem Wettbewerb. In ländlichen Regionen wird dieser Nachfrageeffekt hingegen weniger kritisch gesehen, da häufig die Möglichkeit einer alternativen Versorgung der Pflegebedürftigen (im Vergleich zur vollstationären Versorgung) fehlt. Der Anpassungsdruck auf das bestehende Geschäftsmodell ist dort geringer. Dies belegen auch die Umfrageergebnisse des Curacon-Altenhilfebarometers 2016 (Curacon 2016).

Tab. 6.1: Ambulantes und vollstationäres Pflegekassenbudget eines Pflegebedürftigen. Vergleich der ambulanten und vollstationären Kassenleistung in € pro Monat.

Pflegegrad	Pflegesachleistung	§ 41 SGB XI Tages-/ Nachtpflege	§ 42 SGB XI Kurzzeitpflege	§ 39 SGB XI Verhinderungspflege	§ 45a SGB XI Betreuungs- und Entlastungspflege	Stationäre Kassenleistung
2	689	689	134	134	125	770
3	1.298	1.298	134	134	125	1.262
4	1.612	1.612	134	134	125	1.775
5	1.995	1.995	134	134	125	2.005

Warum eine kostensensible Klientel auf die veränderte Gesetzeslage mit einer veränderten Nachfrageseite reagieren könnte, verdeutlicht Tabelle 6.1 in der Gegenüberstellung der seitens der Pflegekassen gewährten finanziellen Unterstützungen bei Pflegebedürftigkeit.

Insgesamt ist der Pflegebedürftige im ambulanten Versorgungsbereich unter Einsatz eines ambulanten Pflegedienstes (professionelle Pflege mittels der Pflegesachleistung) in der Lage, sein monatliches Budget kalkulatorisch durch Kombination der einzelnen Leistungen in Pflegegrad 3 auf 2.989 € zu summieren. Dies beinhaltet überdies noch nicht die Leistungen der häuslichen Krankenpflege nach § 37 SGB V.

In der vollstationären Versorgung liegt der Erstattungsbetrag der Pflegeversicherung in Pflegegrad 3 bei 1.262 € gemäß dem Pflegestärkungsgesetz II. Hinzu kommt jedoch der Anspruch auf zusätzliche Betreuungsleistungen, welcher bei dem zugrunde gelegten Personalschlüssel von 1:20 in der freien Wohlfahrt einem monatlichen Anspruch in Höhe von ca. 180 € gleichkommt. Der Abgleich der Refinanzierungsbeträge offenbart somit einen in Pflegegrad 3 um ca. 1.500 € erhöhten Anspruch des Pflegebedürftigen auf finanzielle Unterstützung durch die Pflegekassen (dies gilt selbstverständlich nur bei vollständiger Inanspruchnahme des Pflegesachleistungsbudgets). Hinzu kommt, dass die medizinische Behandlungspflege im vollstationären Pflegebereich bereits in den Erstattungsbeträgen der Pflegekassen enthalten ist.

Vor dem Hintergrund dieses deutlichen Unterschieds der Refinanzierung erscheint eine »Wanderungsbewegung« der Pflegebedürftigen hin zu einer ambulanten Versorgung wahrscheinlich – immer unter der Voraussetzung, dass sie die Wahlmöglichkeiten haben. Wie in diesem Buch ebenfalls ausgeführt, wird dieser Nachfrageeffekt zusätzlich von einer erhöhten finanziellen Eintrittsbarriere verstärkt. Durch den seit Januar 2017 geltenden einrichtungsindividuellen Eigenanteil (► Kap. 2) wird neben einer Absenkung der Kassenleistung in den unteren Pflegegraden gleichzeitig der durchschnittliche Eigenanteil in den unteren Pflegegraden (insb. Pflegegrad II) spürbar steigen. Die Angst, Sozialhilfe in Anspruch nehmen zu müssen oder die Kinder zur Finanzierung des Heimaufenthaltes heranziehen zu müssen, kann regional unterschiedlich die Nachfrage nach vollstationären Pflegeheimplätzen in unteren Pflegegraden spürbar zurückgehen lassen.

6.4 Geschäftsmodelle in der Altenhilfe – ein Typisierungsversuch

Die Möglichkeiten der Versorgung von pflegebedürftigen Menschen in Deutschland sind vielfältig. Es hilft daher, die unterschiedlichen Geschäftsmodelle einer Typisierung zu unterziehen. Die Ausdifferenzierung der Geschäftsmodelle in der Altenhilfe ist orientiert an den Refinanzierungsmöglichkeiten der Sozialgesetzgebung. Neben den aufgeführten »idealtypischen« Geschäftsmodellen sind weitere Mischtypen denkbar.

Im Buch »Business Model Generation: Ein Handbuch für Visionäre, Spielveränderer und Herausforderer« finden Sie folgende Definition eines Geschäftsmodells:

> »Ein Geschäftsmodell beschreibt das Grundprinzip, wie eine Organisation bzw. Unternehmen Nutzen erzeugen, liefern und einnehmen können« (Osterwalder und Pigneur 2011).

Ein Geschäftsmodell zeichnet sich nach dieser Definition also durch das Zusammenspiel aus einem Mehrwert für den Kunden (Kundennutzen) und dem damit verbundenen Umsatz oder Gewinn aus. Die Idee hinter allen Geschäftsmodellen in der Altenhilfe ist es, dem Kunden den größtmöglichen Nutzen zu bieten. Dabei muss der Kunde nicht zwangsläufig der Pflegebedürftige sein. Auch können unter anderem Angehörige und Ärzte als Kundengruppen angesehen werden.

Die Unterscheidung von Geschäftsmodellen in der Altenhilfe erfolgt daher nach der Art und Weise, wie der Kundennutzen geschaffen wird. Sie können in der Praxis sowohl auf stationäre als auch ambulante »Überzeugungstäter« treffen, die beide der festen Überzeugung sind, nur in der von ihnen gewählten Versorgungsform den höchstmöglichen Nutzen zu schaffen.

Im Folgenden werden drei stereotype Geschäftsmodelle in der Altenhilfe beschrieben:

1. *Der Klassiker*
   Das hier als »Klassiker« bezeichnete Geschäftsmodell zeichnet sich durch eine Monokultur in der Versorgung aus. Das heißt, es wird entweder nur vollstationäre Pflege oder ausschließlich ambulante Pflege angeboten. Mittlerweile werden die Klassiker aus Sicht der stationären Pflege häufig durch ein teilstationäres Angebot ergänzt. Bezeichnend sind aktuell vollstationäre Neubauten mit einer ergänzenden Tagespflege. Seltener sind ambulante Pflegedienste anzutreffen, welche ein teilstationäres Angebot bereitstellen. Ziel des Geschäftsmodells ist die Konzentration auf die Kernkompetenz bei gleichzeitiger Optimierung dieser.

2. *Der Spezialist*
   Die Spezialisten sind am Markt vertretene Akteure, welche sich auf die Versorgung von Menschen in sogenannten Nischen konzentrieren. Sie versorgen hierbei eine Teilmenge von Pflegebedürftigen, häufig (noch) außerhalb eines Verdrängungswettbewerbs. Als Beispiele sind hier ambulante Beatmungsangebote, die Versorgung von jungen Pflegebedürftigen oder Leuchtturmangebote zur pflegerischen Versorgung von Menschen mit Behinderung zu nennen. Die Spezialisten bewegen sich häufig in einem lukrativen Teilmarkt außerhalb des regulären Wettbewerbs. Mit zunehmender Attraktivität dieser Teilmärkte steigt jedoch das Angebot in diesen Sektoren spürbar an, sodass in der jüngeren Vergangenheit vereinzelt Auslastungsprobleme erkennbar werden. Darüber hinaus ist der Bedarf an hoch qualifizierten Fachkräften zunehmend schwerer zu decken.

3. *Der Komplexträger*
Der Komplexträger als ausschließlicher Angebotsträger in der Altenhilfe zeichnet sich durch die Bereitstellung aller Leistungsangebote (verlängerte Werkbank von ambulant über teilstationär bis hin zu stationär) innerhalb der Altenhilfe aus. Das Ziel dieses Geschäftsmodells ist die vollständige Abbildung von unterschiedlichen Phasen der Pflegebedürftigkeit in den individuell – für den Pflegebedürftigen – richtigen Versorgungsformen. Eine frühe Bindung des Kunden an den Träger und die Entsprechung der Individualität und der Selbstbestimmung der Pflegebedürftigen sind die Motivlagen des Komplexträges.

Keines der skizzierten Geschäftsmodelle ist besser als das andere. Zwar gibt es bundesweite Tendenzen, sich aus der »Monokultur« herauszubewegen. Solange aber der Kundennutzen mit dem vorgehaltenen Angebot korreliert, ergibt sich keine Veränderungsnotwendigkeit. Problematisch wird es erst dann, wenn an anderer Stelle ein höherer Kundennutzen gestiftet werden kann. Wie bereits im Kontext der Nachfrageentwicklung aufgezeigt wurde, kann ein alternatives Angebot möglicherweise einen gleichen oder höheren Kundennutzen schaffen und das bei gleichzeitig geringeren Preisen. Träger und Einrichtungen müssen daher immer auch eine individuelle Bewertung der Markt- und Wettbewerbssituation mit Fokus auf den zu stiftenden Kundennutzen vornehmen. Die zentrale Frage lautet: Was möchte der Pflegebedürftige/der Angehörige und wie viel ist er bereit hierfür zu zahlen. Dabei kann die Motivation, eine vollstationäre Pflegeversorgung in Anspruch zu nehmen, vielmehr aus der häuslichen Situation z. B. einer Vereinsamung oder der baulichen Ungeeignetheit herrühren und muss keinem finanziellen Kalkül unterliegen. Auch sind Sozialhilfeempfänger in der Regel gegenüber preislichen Überlegungen unempfänglich.

6.5 Betreiberreaktionen auf die neue Gesetzeslage

Um zu wissen, wie die Branche möglicherweise auf die Pflegestärkungsgesetze reagiert, hat Curacon bundesweit Träger und Betreiber vollstationärer Pflegeeinrichtungen befragt (Curacon 2016).

Die Fakten kurz zusammengefasst:

- Insgesamt haben über 1.100 Einrichtungen an der Umfrage teilgenommen.
- 50 % der Befragten erzielen einen Gesamtumsatz von weniger als 5 Millionen Euro. Über 10 Millionen Euro Gesamtumsatz erzielten nur 28 %.
- 23 % der befragten Einrichtungen haben 2014 ein negatives Jahresergebnis erzielt. Bei 29 % war es ausgeglichen und bei 48 % positiv.
- 58 % der Befragten erwarten, dass die Jahresergebnisse in der gesamten Altenhilfe sinken.
- In der aktuellen wirtschaftlichen Situation bewerten 50 % der Befragten eine Expansionsstrategie als sinnvoll. Eine Kostensenkungsstrategie erachten 63 % für sinnvoll.
- Nur 22 % der Befragten nehmen an, dass sich der Markt durch das PSG II positiv entwickeln wird.
- Ca. 50 % der Teilnehmer geben an, dass die Angebotsausweitung und die Spezialisierung geeignete Strategien sind, um auf das PSG II zu reagieren. Der Ausbau der

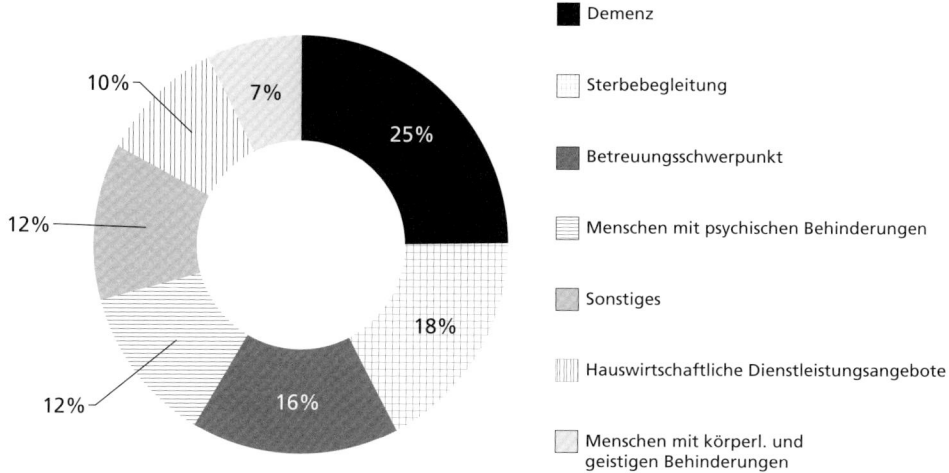

Abb. 6.2: Bevorzugte Spezialisierung in Prozent der Gesamtnennungen im Curacon Altenhilfebarometer 2016 (Curacon 2016)

Zusammenarbeit mit anderen Trägern wird nur von 33 % der Befragten positiv bewertet.

Vor dem Hintergrund der Entwicklung von neuen oder der Anpassung von bestehenden Geschäftsmodellen, ist interessant, inwieweit Träger und Einrichtungen gewillt sind, ihr Angebot auszuweiten oder sich innerhalb des bestehenden Angebots zu spezialisieren. Die Hälfte der Befragten gibt an, eine Spezialisierung oder auch eine Angebotsausweitung vor dem Hintergrund der neuen Rechtslagen als sehr erfolgversprechend zu sehen. Die Frage, in welche Richtung eine Angebotsausweitung oder eine Spezialisierung erfolgen soll wurde von den Befragten ebenfalls beantwortet (▶ Abb. 6.2).

Betrachtet man die Ergebnisse der Befragung im Kontext neuer Geschäftsmodelle, so wird deutlich, dass sich zukünftige, stationäre Geschäftsmodelle verstärkt um die Versorgung von Menschen mit Demenz bemühen. Die Ausdifferenzierung zwischen ambulant und stationär wird von den Befragten insbesondere über das Krankheitsbild der Demenz gesehen. Dort, wo nach Meinung vieler die ambulante Pflege nicht mehr in der Lage ist, Menschen mit Demenz adäquat (24 h) zu versorgen, z. B. bei Hinlauftendenzen, starker Orientierungslosigkeit oder Nachtaktivität, gibt es keine bzw. nur geringfügige Alternativen zur vollstationären Versorgung. Daher sehen viele vollstationäre Träger die Spezialisierung auf Demenz als eine der leistungsbezogenen Hauptstrategien. Dies erscheint auch vor dem Hintergrund der steigenden Zahlen demenzerkrankter Pflegebedürftiger plausibel.

Für einen Großteil der Befragten stellt die ambulante Pflege und die Einbindung teilstationärer Angebote eine erfolgversprechende Möglichkeit dar, das Geschäftsmodell zu verändern. Im Rückblick auf die dargestellten, typisierten Geschäftsmodelle ist eine Abkehr vom »Klassiker« hin zum »Komplexträger« zu beobachten.

Neben den genannten Leistungsangeboten sehen viele Träger Möglichkeiten im Betreuten Wohnen und in Wohngemeinschaften (▶ Abb. 6.3). Der Markt für Betreutes Wohnen ist bereits seit einiger Zeit deutschlandweit ein starker Wachstumsmarkt. Er ermöglicht überdies einen zunehmenden Einsatz nicht qualifizierter Mitarbeiter und schafft Entlastung im Personalbereich.

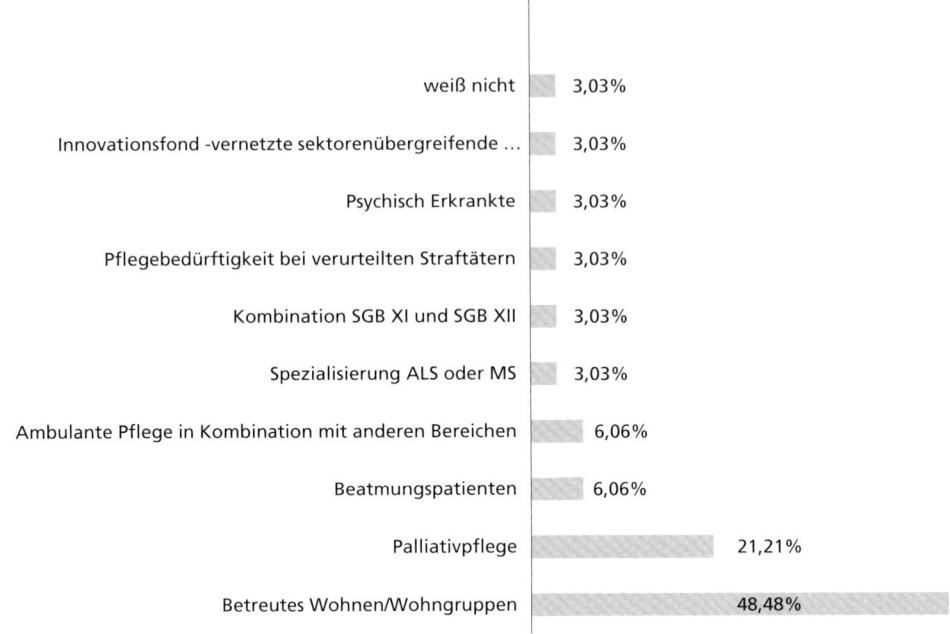

Abb. 6.3: Darstellung weiterer Spezialisierungen in Prozent der Gesamtnennungen im Bereich »Sonstiges« (Curacon 2016)

6.6 Der Komplexträger als Potenzialträger

Die Altenhilfebranche ist eine dynamische Branche, die vielen Problemen aber auch einigen Chancen unterliegt. Im Abgleich mit großen anderen Industrien treten vermehrt Faktoren auf, die eine Entwicklung hin zu einem diversifizierten Geschäftsfeld begünstigen.

Vor dem Hintergrund der veränderten Rahmenbedingungen erscheint die Entwicklung neuer Geschäftsmodelle plausibel. Dabei geht der Trend hin zum »Komplexträger«, also dem Anbieter umfangreicher und individualisierter Pflegedienstleistungen (▶ Abb. 6.4). Der Komplexträger hat in den letzten Jahren insbesondere wirtschaftlich an Bedeutung gewonnen. Denn sowohl teilstationäre Angebote als auch ambulante Pflegedienste sind in den letzten 5 Jahren nicht als gewinnträchtig verschrien. Sie mussten vielmehr durch Gewinne in der stationären Pflege subventioniert werden (diese Aussagen gelten in erster Linie für die frei gemeinnützige Versorgung in Deutschland und sind regional unterschiedlich zu sehen (bspw. deutlich verbessert in Baden-Württemberg)).

Das Potenzial neuer Geschäftsmodelle liegt eben in der Möglichkeit, einen höheren

Kundennutzen zu stiften und dabei häufig kostengünstiger zu sein als die klassische pflegerische Versorgung.

Der Kundennutzen entsteht durch die bessere Berücksichtigung der individuellen Situation des Pflegebedürftigen. Da es sich bei dieser Gruppe keineswegs um eine homogene Gruppe handelt, ist der Komplexträger hier im Vorteil.

Folgendes anonymisiertes Beispiel verdeutlicht die Entwicklung eines Trägers von der Monokultur hin zum »Komplexträger-Geschäftsfeld«:

Das Beispiel handelt von einer vollstationären Pflegeeinrichtung, die bereits vor dem zweiten Weltkrieg in familiärer Tradition Menschen mit Pflegebedarf versorgte. Die Einrichtung verfügt über ca. 100 Plätze sowie ein großes Grundstück inmitten einer großen Mittelstadt mit etwa 90.000 Einwohnern. Der Kostendruck auf die vollstationäre Pflege nimmt immer mehr zu, Pflegesatzverhandlungen werden aufreibend, man kann sich kaum noch an das Kostendeckungsprinzip erinnern. Die Auslastung der Einrichtung geht zunehmend zurück. Grund hierfür sind die neuen, modernen Pflegeeinrichtungen in unmittelbarer Nachbarschaft.

Der Träger der Einrichtung startet eine Bewohner- und Angehörigenbefragung. Hierbei wird deutlich, dass die Menschen mit Pflegebedarf in die vollstationäre Einrichtung gehen, weil die räumliche Situation den Verbleib in der eigenen Häuslichkeit nicht mehr zulässt. Nur 4 % des Wohnraums in dieser Stadt ist vertikal erschlossen, d. h. verfügt über einen Aufzug.

Als Reaktion auf diese Anforderung entschließt sich der Träger zur Errichtung von Wohnraum auf dem großen Gelände im Rahmen des Betreuten Wohnens. Die Auslastung der Einrichtung steigt sukzessive wieder an. In der Regel belegen Menschen aus den betreuten Wohneinrichtungen die vollstationäre Pflegeeinrichtung, wenn ein Verbleib in der betreuten Wohneinrichtung nicht mehr möglich ist. Der Träger erwägt einen Ausbau der vollstationären Pflegeplätze, entscheidet sich jedoch für den Ausbau der betreuten Wohneinheiten und der Errichtung einer Tagespflege. Durch die Tagespflege soll die Möglichkeit des Verbleibs in der betreuten Wohnung verlängert werden. Sechs Jahre nach der Entscheidung für das Betreute Wohnen gründet der Träger einen ambulanten Pflegedienst. Im Rahmen der Pflegestärkungsgesetze ist er in der Lage, in der ambulanten und teilstationären Pflege zu profitieren. Potenzielle Nachteile in der vollstationären Versorgung erwartet er nicht, da er die gesamte pflegerische Kette auch ambulant abbilden kann.

Aus dem Fallbeispiel lassen sich verschiedene Arten von Potenzialen der neuen Geschäftsmodelle ableiten.

1. *Erlöspotenzial*: Neue Geschäftsmodelle haben das Potenzial, die Erlöse der Träger und Einrichtungen zu erhalten bzw. teilweise erheblich zu steigern.
2. *Gewinnpotenzial*: Insbesondere bei Trägern, deren unterschiedliche Leistungsangebote in unmittelbarer räumlicher Nähe liegen und deren bestehende Strukturen (bspw. Küche, Hauswirtschaft) genutzt werden können, bergen diese Geschäftsmodelle neben dem Erlöswachstum auch Potenzial für ein Gewinnwachstum.
3. *Strategisches Potenzial*: Der Komplexträger hat vor dem Hintergrund der unsicheren rechtlichen Zukunft (man erinnere sich an die Umsetzung der BSG-Urteile in den einzelnen Bundesländern) die Möglichkeit, bei Umstellungen von Rechtslagen in einzelnen Bereichen zu profitieren. Das gesamte Geschäftsmodell wird hierdurch voraussichtlich nicht ins Wanken gebracht. Es ist stabil aber durch den Einsatz von ambulanten Bestandteilen leicht erweiterbar oder zu konsolidieren. Insbesondere »Monokulturen« sind aufgrund ihrer häufig hohen Kapitalbindung in den Gebäuden nicht in der Lage, andere Geschäftsmodelle zu realisieren.

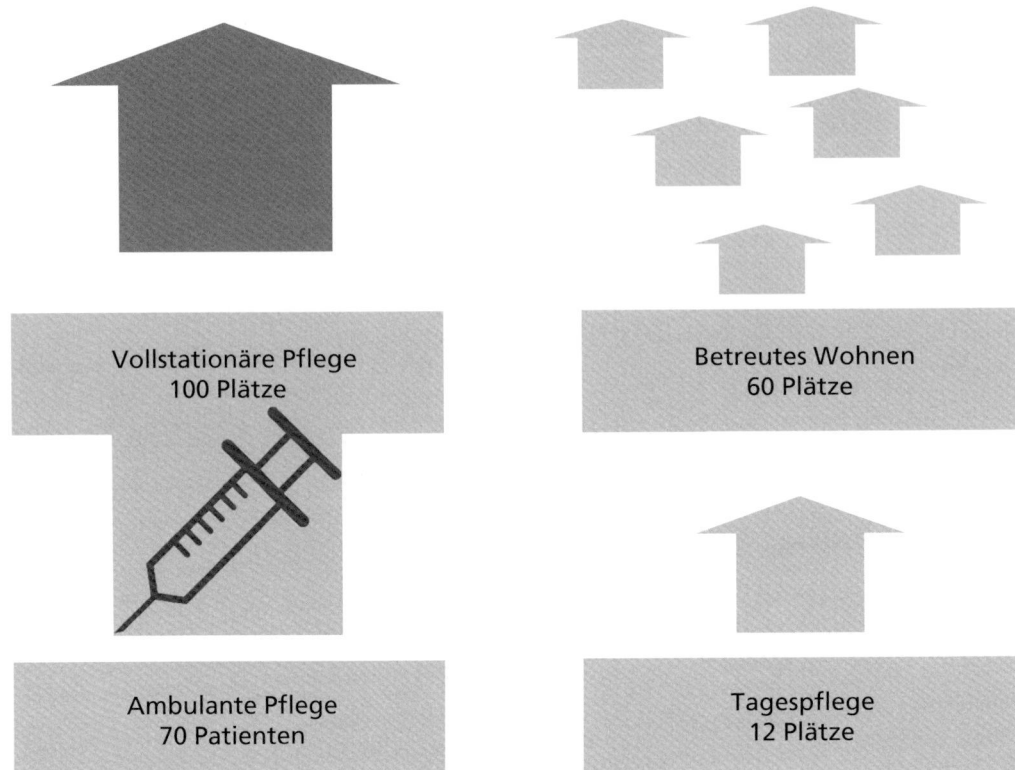

Abb. 6.4: Schematischer Werdegang des Geschäftsmodells – von der vollstationären Monokultur zum Komplexträger

4. *Nutzenpotenzial*: Der Nutzen für den Pflegebedürftigen in den neuen Geschäftsmodellen wird als sehr groß wahrgenommen. Sofern eine hohe Versorgungsqualität gewährleistet wird (bspw. Möglichkeit des Einsatzes von Schwesternruf), bieten die Geschäftsmodelle ein hohes Individualisierungspotenzial. Der Pflegebedürftige kann einzelne Bestandteile seiner Versorgung zu- und abwählen. Neben der Leistungstransparenz kann er die Leistungen entsprechend der eigenen Budgetmöglichkeiten zusammenstellen.
5. *Bindungspotenzial*: Geschäftsmodelle von Komplexträgern halten Pflegebedürftige im System, sofern die Pflegebedürftigen sowie die Angehörigen positive Erfahrungen zu Beginn der Versorgungskette gemacht haben. Die Pflegebedürftigen können entsprechend des Verlaufs ihres eigenen Lebens als Pflegebedürftige das Vertrauensprodukt »Pflege« kennenlernen.
6. *Einweiserpotenzial*: Die unterschiedlichen Leistungsangebote können gegenseitig als Einweiser für die nächstmögliche Leistung verstanden werden. Dies korreliert natürlicherweise mit dem entsprechenden Erlösanstieg und dem beschriebenen Bindungspotenzial.

6.7 Kooperative Geschäftsmodelle auf dem Vormarsch

Der Begriff »kooperativ« ist nicht eindeutig. Er beschreibt in diesem Kontext ein Geschäftsmodell, welches erst durch verschiedene Träger und Einrichtungen zu einem Geschäftsmodell erwächst.

Der Aufbau und die Entwicklung von neuen Geschäftsmodellen benötigt Zeit und Geld. Insbesondere für kleinere Anbieter von Altenhilfedienstleistungen steht häufig nicht genügend Kapital zur Verfügung. Man könnte also die These aufstellen, dass die Zukunft schon alleine deswegen den großen und kapitalstarken Trägern gehört. Andere Träger sind schlicht nicht in der Lage, in neue Geschäftsmodelle zu investieren.

Kooperative Geschäftsmodelle können dies ermöglichen, ohne dass ein hoher Kapitaleinsatz notwendig wird. Die Rede ist von Netzwerken oder Verbünden, die das Potenzial von »Komplexträger-Geschäftsmodellen« gemeinsam nutzen (▶ Abb. 6.5). Diese Modelle befinden sich noch in den Startlöchern. Fehlende oder schlechte Erfahrungen im Umgang mit Kooperationen sind häufig ein Hinderungsgrund. Auch ist den potenziellen Kooperationspartnern der Nutzen aus der Kooperation nicht groß genug. Möglicherweise profitiert der ambulante Pflegedienst durch das Netzwerk stärker als es der vollstationäre Pflegebetreiber tut.

In größeren Netzwerken lässt sich jedoch beobachten, dass der Nutzen zwar in unterschiedlichem Ausmaß (bspw. Umsatzwachstum), aber für beide Seiten beobachtbar wird. Gut lässt sich dies in Kooperationen zwischen ambulanten Pflegediensten und vollstationären Einrichtungen mit angeschlossener Tagespflege beobachten. Der ambulante Pflegedienst hat den unmittelbaren Kontakt mit den Angehörigen und sieht, wann eine Entlastung in der Pflege durch die Angehörigen notwendig wird. In einem ersten Schritt kann häufig eine eingestreute Kurzzeitpflege oder ein regelmäßiger Aufenthalt in einer Tages- und Nachtpflege vermittelt werden. Der Pflegebedürftige und dessen Angehörige kommen somit auch in Kontakt mit der vollstationären Pflegeeinrichtung, die sie häufig in Anspruch nehmen, wenn ein vollstationärer Aufenthalt nicht mehr vermieden werden kann. Umgekehrt hat die vollstationäre Einrichtung ein hohes »Einweiserpotenzial« für den ambulanten Pflegedienst aus der eingestreuten Kurzzeitpflege heraus. Sofern ein Pflegebedürftiger nach Krankenhaus- und Kurzzeitpflegeaufenthalt wieder in der Lage ist, in seine eigene Häuslichkeit zurückzukehren, erleichtert ein belastbarer Kontakt und die Erfahrung die Suche nach einem ambulanten Pflegedienst.

6 Altenhilfe: 1+1=3: Neue Geschäftsmodelle und ihr Potenzial

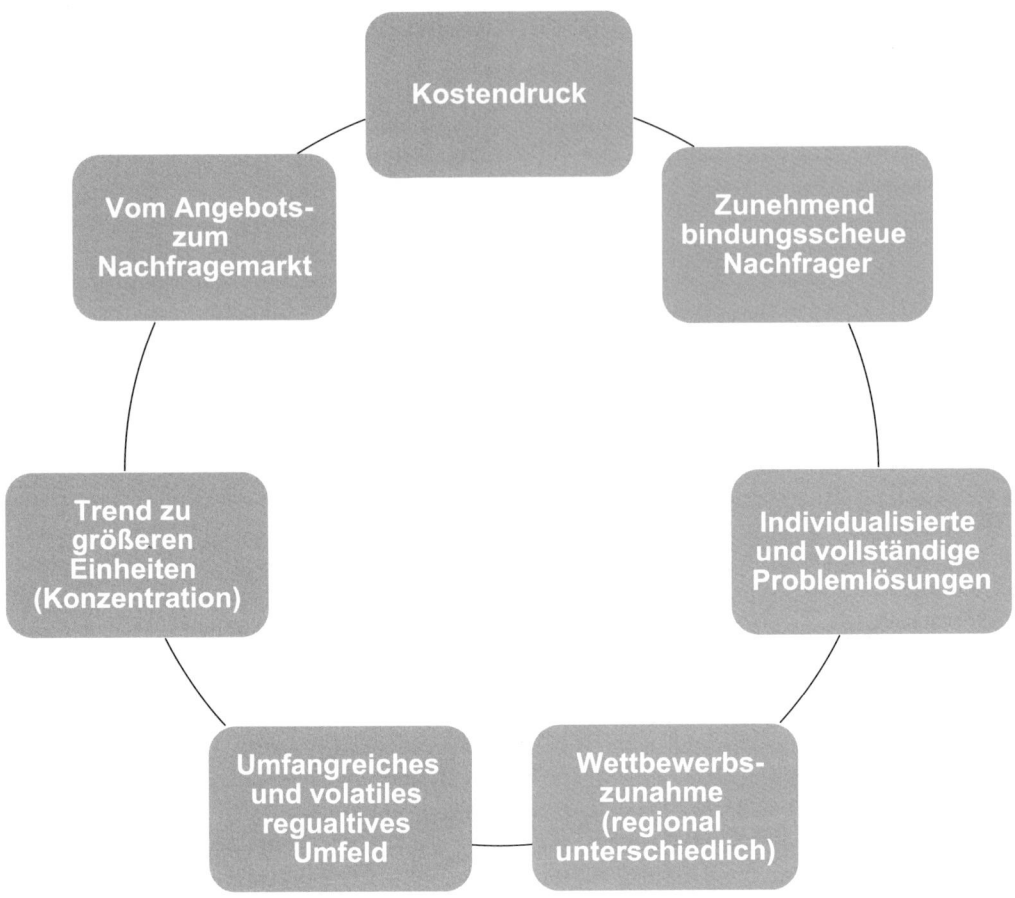

Abb. 6.5: Faktoren, die die Bildung von kooperativen Geschäftsmodellen begünstigen

6.8 Fazit

Neue Geschäftsmodelle in der Altenhilfe werden aktuell durch verschiedene Faktoren begünstigt. Neben dem Bestreben einen möglichst hohen Kundennutzen zu schaffen, werden Träger aber auch Pflegebedürftige durch die finanziellen Anreize der Pflegestärkungsgesetze womöglich in andere Versorgungsformen »gedrängt«. Träger und Einrichtungen wenden sich vermehrt den ambulanten und teilstationären Versorgungsformen zu, wobei für die vollstationäre Pflege eine Spezialisierung auf den Demenzbereich als sehr erfolgsversprechend gilt.

Der Komplexträger als idealtypisiertes Geschäftsmodell rückt in den Vordergrund. Neben einem hohen Ertrags- und Gewinnpotenzial steht insbesondere der erhöhte Kundennutzen im Vordergrund. Dem hohen Wunsch nach Individualität und Selbstbestimmung kann in diesen Geschäftsmodellen womöglich besser nachgekommen werden.

Durch die Zusammenlegung des Nutzens der vollstationären Versorgung im Sinne eines »Rundum-Sorglos-Pakets« (24 h Erreichbarkeit, Vollverpflegung, teilweise subventionierte Wohnräume) mit dem ambulanten und teilstationären Setting wird aus eins und eins drei. Der Erlös steigt überproportional stark. Vor dem Hintergrund steuerrechtlicher und versorgungsrechtlicher Anforderungen bedeutet ein überproportional gestiegener Umsatz auch einen überproportional finanzierbaren Personal- und damit Betreuungseinsatz. Alleine die Möglichkeiten des § 45b SGB XI (Nutzung von 40 % der Pflegesachleistung als Betreuungs- und Entlastungsleistung) können die ambulante Pflegedienstleistung weniger zu einer reinen Pflegeverrichtung als auch zu einer Alltags- und Betreuungsleistung werden lassen.

Bliebe in der »perfekten« Welt des Kaufmanns nur noch das Problem, die zusätzlichen Personalkapazitäten tatsächlich zu füllen.

6.9 Literatur

Bundesagentur für Arbeit (Hrsg) (2015): Der Arbeitsmarkt in Zahlen 2005 bis 2015, https://statistik.arbeitsagentur.de/Statischer-Content/Arbeitsmarktberichte/Jahresbericht-Arbeitsmarkt-Deutschland/Generische-Publikationen/Rueckblick-2005-2015.pdf, Abruf: 15.03.2017

Curacon Wirtschaftsprüfungsgesellschaft GmbH (Hrsg) (2016): Curacon Altenhilfebarometer 2016.

Gröhe, H. (2015): Verbesserungen für Pflegebedürftige und Angehörige, Pressemitteilung Nr. 43 des Bundesgesundheitsministeriums vom 13.11.2015, Berlin

Osterwalder, A./Pignon, Y. (2011): Business Model Generation: Ein Handbuch für Visionäre, Spielveränderer und Herausforderer. 1. Aufl., Campus Verlag, Frankfurt a.M.

Statistisches Bundesamt (Hrsg.) (2015): KORREKTUR der Pressemitteilung 280/15 vom 6. August 2015: März 2015: 512 000 Personen beziehen Grundsicherung im Alter, Pressemitteilung Nr. 292 vom 12.08.2015, https://www.destatis.de/DE/PresseService/Presse/Pressemitteilungen/2015/08/PD15_292_221.html

Statistisches Bundesamt (Hrsg.) (2016): »Lebendgeborene und Gestorbene«, https://www.destatis.de/DE/ZahlenFakten/Indikatoren/LangeReihen/Bevoelkerung/lrbev04.html, Abruf: 13.02.2017

7 Chancen und Risiken der Ambulantisierung für die Erlössicherung

Werner Hesse

7.1 Stärkung der ambulanten Versorgung durch den Gesetzgeber

Für Pflegebedürftige sowie Anbieter von Pflegeleistungen hat es in den letzten Jahren erhebliche Veränderungen der gesetzlichen Rahmenbedingungen gegeben. Zuletzt durch das Pflegestärkungsgesetz II (PSG II)[14] und das Pflegestärkungsgesetz III (PSG III).[15]

Aus der Perspektive der Pflegebedürftigen ging es insbesondere um die Einführung der neuen Definition von Pflegebedürftigkeit als Leistungsvoraussetzung für Ansprüche aus der Pflegeversicherung. Eine weitere Verbesserung, insbesondere durch eine weiter verbesserte Beratung, soll das PSG III bringen. Für die Pflegebedürftigen von besonderer Bedeutung sind die Veränderungen der Leistungsbeträge sowie die größere Flexibilität der Pflege- und Betreuungsleistungen im ambulanten Bereich.[16] Die pflegerischen Betreuungsmaßnahmen stehen nunmehr gleichwertig neben den körperbezogenen Pflegemaßnahmen. Insbesondere die Ausweitung der Leistungen bei häuslicher Pflege ist für all diejenigen Pflegebedürftigen interessant, die nicht oder nur im äußersten Notfall in ein Pflegeheim umziehen möchten.

Aus der Perspektive der Leistungsanbieter stellt sich damit die Herausforderung, die potenziellen Kundinnen und Kunden mit der breiten Palette des Leistungsspektrums vertraut zu machen und passgenaue Angebote zu konzipieren. Dabei muss das Interesse der Pflegebedürftigen und ihrer Angehörigen an Versorgungssicherheit mit der Finanzierbarkeit der Leistungen in Übereinstimmung gebracht werden.

Hier liegen die Chancen und Risiken der ambulanten Versorgung gegenüber der stationären Pflege. Hier muss für den einmal ermittelten und verhandelten Pflegesatz eine 24-Stunden-Versorgung sichergestellt werden. Mit den Leistungen des § 43 SGB XI und den Betreuungszuschlägen nach §§ 43b, 84 Abs. 8 und 85 Abs. 8 SGB XI ist das nicht zu leisten. Die Bewohnerinnen und Bewohner müssen Eigenanteile einbringen. Die Attraktivität des stationären Angebots hängt in finanzieller Hinsicht davon ab, welche Eigenanteile Bewohnerinnen und Bewohner für Unterkunft und Verpflegung, Pflege und Betreuung sowie Investitionskosten und Ausbildungsvergütungen erbringen müssen (▶ Kap. 2).

---

14 Vom 21. Dezember 2015, Bundesgesetzblatt Teil I, Seite 2424
15 Vom 23. Dezember 2016, Bundesgesetzblatt Teil I, Seite 3191
16 Vgl. insbesondere § 36 Absatz 1 und § 45 Absatz 4 SGB XI

7.2 Erlöseinbußen für Pflegeheime vorprogrammiert

Die Umstellungsregelungen von Pflegestufen auf Pflegegrade nach § 140 SGB XI bergen für die stationären Pflegeeinrichtungen ganz erhebliche Risiken. Zum Stichtag 1. Januar 2017 blieb das Erlösbudget unverändert.[17] Die Zahlbeträge werden lediglich zwischen den Bewohnerinnen und Bewohnern anders aufgeteilt. Die Orientierung des Pflegesatzes an Pflegestufen wird durch die Orientierung an Pflegegraden ersetzt. Für den weiteren Zeitverlauf aber bleibt offen, wie sich die Bewohnerschaft nach Pflegegraden zusammensetzt. Zu rechnen ist mit insgesamt niedrigeren Pflegegraden, als sie sich zunächst aus der Umstellung des Bewohnerbestandes ergaben. Rothgang rechnet mit Erlöseinbußen zwischen 2,5 % und 6 %.[18] Dieser Effekt rührt daher, dass die Umstellung von Pflegestufen auf Pflegegrade für die Pflegebedürftigen relativ großzügig erfolgt. Folgen dann Bewohner nach, die nach dem neuen System begutachtet worden sind, werden viele von ihnen trotz gleichgelagerter gesundheitlicher Situation vielfach niedriger eingestuft werden. Ob und inwieweit es gelingt, diese Erlöseinbußen durch Pflegesatzverhandlungen aufzufangen, muss die Zukunft zeigen.

Personalstamm und Personalkosten können nicht im notwendigen Umfang an solche Veränderungen angepasst werden, weil davon auszugehen ist, dass nachfolgende Bewohnerinnen und Bewohner in hohem Maße bei unverändertem Versorgungsbedarf in niedrigere Pflegegrade eingestuft werden, als dies für die Bestandsschutzbewohnerschaft gilt. Wegen der doppelten Stufensteigerung nach § 140 Abs. 2 Satz 2 Ziffer 2 SGB XI bei Menschen mit eingeschränkter Alltagskompetenz stellt sich die Einstufung aus der gesetzlichen Umstellung als sehr günstig dar. Sie führt aber bei der budgetneutralen Umstellung dazu, dass für hohe Pflegegrade ein Pflegesatz errechnet wird, der dem tatsächlichen Versorgungsaufwand nicht gerecht wird. Dieser Effekt rührt daher, dass in § 92e SGB XI der Pflegesatz für Pflegegrad 2 als Ankerwert der Berechnung genommen wird.[19]

Das Pflegeheim kann sich seiner faktischen 24-Stunden-Verantwortung nicht entziehen, wenn der Versorgungsaufwand durch die Erlöse nicht gedeckt werden kann. Folge wird sein, dass alsbald Forderungen nach einer Erhöhung der einrichtungseinheitlichen Eigenanteile erhoben werden müssen, also der Pflegesatz nach oben verhandelt werden muss. Das wird die Attraktivität von Pflegeheimen nicht gerade erhöhen. Die Alternative, Kostensenkungen durch Stellenabbau zu betreiben, scheidet aus, weil die Einrichtung weiterhin für die Rund-um-die-Uhr-Versorgung der Bewohnerinnen und Bewohner verantwortlich ist. Eine Absenkung der Versorgungsqualität würde unweigerlich zu Problemen mit der Bewohnerschaft, den Angehörigen, MdK und Heimaufsicht führen.

Die Leistungsbeträge nach § 43 SGB XI wurden teilweise geringfügig angehoben. Für Bewohnerinnen und Bewohner in Pflegegrad 2, die der bisherigen Pflegestufe I entsprechen, wurde jedoch eine Absenkung von 1.064 € auf 770 € vorgenommen. Ebenfalls abgesenkt wurde der Leistungsbetrag in Pflegegrad 3, bisher also Pflegestufe II, von 1.330 € auf 1.262 €. Auch diese Maßnahme richtet sich gegen die Attraktivität stationärer Pflege.

---

17 § 92e SGB XI
18 Sachverständiger Prof. Dr. Heinz Rothgang in seiner Stellungnahme zum Entwurf eines PSG II vom 30. September 2015, Drucksache des Bundestagsausschusses für Gesundheit vom 5. Oktober 2015 18(14)0131(34), S. 11

19 ebenda

7.3 Deutliche Stärkung der ambulanten Pflege

Im ambulanten Bereich steigt zum 1. Januar 2017 die Kaufkraft der Pflegebedürftigen für Sachleistungen nach § 36 SGB XI (▶ Tab. 7.1):

Zwar entfallen gleichzeitig die zusätzlichen Entlastungsleistungen nach § 45b SGB XI bei erheblich eingeschränkter Alltagskompetenz in Höhe von monatlich 104 € beziehungsweise 208 €. Sie werden jedoch ersetzt durch einen Entlastungsbetrag für alle Pflegebedürftigen in häuslicher Pflege in Höhe von 125 € monatlich.

Hinzu kommen weitere Leistungen:

- Wohngruppenzuschlag in Höhe von monatlich 214 € nach § 38a SGB XI
- Verhinderungspflege mit einem Jahresbudget von 1.612 € nach § 39 SGB XI[20]
- Weitere 806 € aus dem Budget der Kurzzeitpflege nach § 39 Abs. 2 SGB XI
- Technische und Pflegehilfsmittel nach § 40 SGB XI
- Tages-/Nachtpflege mit den gleichen Sätzen wie für häusliche Pflege nach § 41 SGB XI

Bezüglich der Tages-/Nachtpflege ist es wichtig, dass die Leistungen inzwischen nicht mehr auf die häusliche Pflege angerechnet werden, sodass Personen mit Pflegegrad 4 für beide Leistungen zusammen monatlich 3.224 € zur Verfügung stehen.

Tages-/Nachtpflege kann neben dem Wohngemeinschaftszuschlag nur in Anspruch genommen werden, wenn der Medizinische Dienst der Krankenversicherung bestätigt, dass teilstationäre Pflege neben der Wohngruppenleistung erforderlich ist.[21] Im Zweifel sollte auf die 214 € monatlich verzichtet werden.

Tab. 7.1: Leistungsbetrag im Vergleich

Leistungsbetrag bis 31. Dezember 2016		Leistungsbetrag seit 1. Januar 2017	
0 mit eeA	–	Pflegegrad 2	689 €
Pflegestufe I	468 €	Pflegegrad 2	689 €
Pflegestufe I mit eeA	468 €	Pflegegrad 3	1.298 €
Pflegestufe II	1.144 €	Pflegegrad 3	1.298 €
Pflegestufe II mit eeA	1.144 €	Pflegegrad 4	1.612 €
Pflegestufe III	1.612 €	Pflegegrad 4	1.612 €
Pflegestufe III mit eeA	1.612 €	Pflegegrad 5	1.995 €
Härtefall	1.995 €	Pflegegrad 5	1.995 €
eeA: erheblich eingeschränkte Alltagskompetenz			

---

20 Voraussetzung ist, dass neben dem Pflegedienst eine Pflegeperson tätig ist. Um deren Verhinderung geht es ja.
21 § 38a Abs. 1 Satz 2 SGB XI

Schließlich kommt hinzu, dass im Pflegeheim Behandlungspflege erbracht werden muss, sie aber nur ausnahmsweise gesondert vergütet wird.[22] In der eigenen Häuslichkeit haben Pflegebedürftige auch Anspruch auf Behandlungspflege zu Lasten der gesetzlichen Krankenversicherung. Im Jahre 2015 erhielten die etwa 70 Millionen Versicherten[23] Behandlungspflegeleistungen im Wert von 5,2 Milliarden €.[24] Im ersten Halbjahr 2016 war gegenüber dem gleichen Vorjahreszeitraum eine Steigerung um rund 10 % zu verzeichnen.[25] Nach den für 2014 veröffentlichten Zahlen über Leistungsfälle und durchschnittliche Leistungstage, waren dies rund 2,3 Millionen Versicherte mit durchschnittlich knapp 100 Behandlungstagen.[26]

Setzt man diese Zahlen zu den Leistungsausgaben 2014 von 4,8 Milliarden €[27] in Beziehung, sind das pro Person 2.087 € jährlich beziehungsweise 174 € monatlich. Dies erscheint zunächst nicht viel Einnahmepotential. Jedoch ist zu bedenken, dass die schweren Fälle mit in der Regel täglichem Bedarf an Behandlungspflege in den genannten Statistiken gar nicht auftauchen. Deren Kosten für Behandlungspflege sind bekanntlich in die Pflegesätze nach SGB XI eingepreist. Man wird davon ausgehen dürfen, dass der Bedarf an Behandlungspflege derzeitiger Heimbewohner größer ist als der Bedarf derjenigen, die bisher von der Statistik erfasst wurden. Verlässliche Erhebungen über den Aufwand für Behandlungspflege in stationären Pflegeeinrichtungen gibt es soweit ersichtlich nicht. Jeder Betreiber einer stationären Pflegeeinrichtung sollte sich hierüber einmal anhand der Pflegedokumentation ein Bild verschaffen, um die zusätzlichen Erlöspotenziale durch eine Ambulantisierung einschätzen zu können. Eine Ambulantisierung würde im Übrigen auch dazu führen, dass Heimbewohner endlich zu ihrem Recht kommen, alle Leistungen ihrer Krankenkasse zu bekommen, für die sie im Übrigen die gleichen Beiträge zahlen, wie Menschen, die nicht im Heim leben.

7.4 Ergänzende Sozialhilfe

Soweit die vorgenannten Leistungen aus der Pflegeversicherung nicht ausreichen, kann der Pflegebedürftige aus eigenen Mitteln weitere Leistungen dazu «kaufen«. Stehen ihm hierfür nicht ausreichend Mittel zur Verfügung, hat er gegebenenfalls Anspruch auf ergänzende Hilfe zur Pflege aus der Sozialhilfe nach § 61 SGB XII. Hier ist zu beachten, dass die Hilfe zur Pflege im Rahmen des PSG III eine umfangreiche Novellierung erfahren hat.[28]

Ein Anspruch auf Hilfe zur stationären Pflege soll nach dem neuen § 65 SGB XII nur bestehen, »wenn häusliche oder teilstationäre Pflege nicht möglich ist oder wegen der Besonderheit des Einzelfalls

---

22 § 37 Abs. 2 Satz 3 SGB V
23 Bundesministerium für Gesundheit, GKV-Statistik KM 1/13 vom 16. März 2016
24 GKV-Spitzenverband, GKV-Kennzahlen Häusliche Krankenpflege, Internetabruf 8. Nov. 2016
25 ebenda
26 Gesundheitsberichterstattung des Bundes, abgerufen unter www.gbe-bund.de am 8. Nov. 2016
27 Vgl. Fußnote 24
28 Vgl. Fußnote 15

nicht in Betracht kommt«. Hier kommt also ein deutlicher Vorrang häuslicher Pflege zum Ausdruck. § 64 SGB XII des Entwurfs räumt innerhalb der häuslichen Pflege dem Pflegegeld Vorrang ein. Pflegesachleistungen soll es nach § 64b SGB XII des Entwurfs nur geben, wenn Pflege durch Pflegegeld nicht sichergestellt werden kann.

Die Schaffung des neuen Pflegebedürftigkeitsbegriffs erschwert in gewisser Weise die Realisierung häuslicher Pflege aus der Sozialhilfe. Früher erhob der Medizinische Dienst der Krankenversicherung den Unterstützungsbedarf bei Verrichtungen. Hieraus konnte der Sozialhilfeträger den Gesamtunterstützungsbedarf ableiten. Wenn er also den Gesamtbedarf an Pflege (an)erkannt hat, konnte er prüfen, wie viele Leistungen sich aus dem Budget nach § 36 SGB XI finanzieren lassen. Die Differenz ist dann der vom Sozialhilfeträger zu finanzierende Bedarf. Diese Feststellungen verliefen nicht immer reibungslos.

Seit 01.01.2017 erhebt der Medizinische Dienst der Krankenversicherung keine Unterstützungsbedarfe mehr bei Verrichtungen, sondern stellt bezüglich verschiedener Bereiche der Lebensführung den Grad von (Un)Selbstständigkeit fest.[29] Der pflegerische Versorgungsbedarf lässt sich hieraus nicht ableiten, sondern wird vom Sozialhilfeträger eigenständig erhoben werden müssen. Hier ist Streit vorprogrammiert.

7.5 Der Vergleich ambulanter und stationärer Rahmenbedingungen

Es ist zuzugestehen, dass der Vergleich ambulanter und stationärer Rahmenbedingungen in gewissem Maße an den Vergleich von Äpfeln mit Birnen erinnert. Die Wege zum Bewohner sind in der stationären Pflege kürzer als in der ambulanten Pflege. Auf der Pflegestation sind akute Interventionen schneller möglich. Die »Tourenplanung« kann hier auch kompakter gestaltet werden. Das ist aber gleichzeitig auch das, was als strukturelle Fremdbestimmung Vorbehalte gegen stationäre Einrichtungen erzeugt.

Im Interesse der Pflegebedürftigen und ihrer Angehörigen können im ambulanten Setting mehr und flexiblere Leistungen angeboten werden. Die Einbindung von Ehrenamtlichen, Angehörigen und Helfern ist in der Regel leichter möglich, weil die Verantwortungsbereiche deutlicher und einfacher unterschieden werden können. Die Identifizierung dieser Personen mit dem Hilfebedarf ihrer Angehörigen oder Freunde dürfte höher sein, als wenn Mitarbeiter einer Institution jederzeit sicht- und greifbar sind. Die Flexibilität stellt natürlich auch Herausforderungen an Betriebsorganisation, Personaleinsatzplanung, Abrechnung und Controlling. Dies sollte mithilfe moderner EDV jedoch leistbar sein.

Etwaige hierfür notwendige Investitionen lohnen sich angesichts einer stärker nutzerorientierten Ausrichtung des Angebots.

Die umfangreichere Ausschöpfung der gesetzlichen Leistungen für häusliche Pflege lässt sich in Maßen mit den strukturellen Vorteilen stationärer Leistungserbringung verknüpfen, indem das Leistungsgeschehen im Betreuten Wohnen, Service-Wohnen, Residenz-Wohnen und in trägerorganisierten Wohngemeinschaften gebündelt wird.

---

29 §§ 14 und 15 SGB XI

7.6 Heimrecht beachten

Angebote – wie sie zuvor beschrieben wurden – unterliegen dem Wohn- und Betreuungsvertragsgesetz (WBVG), wenn neben der Gewährung von Wohnraum auch Pflege oder Betreuung sichergestellt werden.[30] Das sollte die Realisierung nicht hindern, weil es hier ja nicht um eine Flucht aus dem Heimvertragsrecht geht, sondern um eine Optimierung der gesetzlichen Leistungsansprüche für die Bewohnerinnen und Bewohner, letztlich auch für die Dienstleister. Auch das Ordnungsrecht der Landesheimgesetze gilt weiterhin.

Das WBVG gilt dann nicht, wenn es sich um eine von den Bewohnerinnen und Bewohnern und/oder ihren Angehörigen organisierte Wohngemeinschaft handelt. Ordnungsrechtlich muss insoweit das jeweilige Landesheimgesetz nebst hierzu ergangener Verordnungen geprüft werden. Die Landesheimgesetze gehen vielfach über den Anwendungsbereich des WBVG hinaus (▶ Kap. 4).

7.7 Fazit und Ausblick

Bestehende Pflegeheime werden sich oft nicht einfach in ambulante Settings, also vollwertige Wohnungen mit Küche und Bad, verändern lassen. Neubauprojekte sollten jedoch ambulant ausgerichtet werden, was eine strukturell abgesicherte zentrale Versorgung nicht ausschließt (vgl. hierzu auch Kapitel 6). Letztlich werden nicht alle Pflegebedürftigen ambulant versorgt werden wollen oder können. PSG II und PSG III eröffnen ihnen aber zusätzliche Möglichkeiten der Lebensgestaltung und ihrer Finanzierung. Die Betreiber von Pflegeeinrichtungen sollten dafür Antworten bereithalten. Das Beispiel »Kuratorium Wohnen im Alter« zeigt, dass die Umstellung auf Angebote des Betreuten Wohnens den geschäftlichen Erfolg fördern kann.[31]

---

30 § 1 Abs. 2 WBVG

31 Hartmut Schmidt, KWA Kuratorium Wohnen im Alter – vielversprechende Perspektiven, CAREInvest, Heft 17/2016, Seite 10

7.8 Literatur

Bundesministerium für Gesundheit (2016): GKV-Statistik KM 1/13; Internetabruf: verfügbar unter http://www.bundesgesundheitsministerium.de/themen/krankenversicherung/zahlen-und-fakten-zur-krankenversicherung/mitglieder-und-versicherte.html, Abruf: 15.03.2017

GKV-Spitzenverband (2016): GKV-Kennzahlen Häusliche Krankenpflege, Internetabruf: verfügbar unter https://www.gkv-spitzenverband.de/gkv_spitzenverband/presse/zahlen_und_grafiken/gkv_kennzahlen/gkv_kennzahlen.jsp, Abruf: 08.03.2017

Rothgang, H. (2015): Stellungnahme zum Entwurf eines PSG II, Drucksache des Bundestagsausschusses für Gesundheit vom 5. Oktober 2015 18(14)0131(34); Internetabruf: verfügbar unter https://www.bundestag.de/blob/390706/784349b297f2f608fd92b0d9becbee4e/esv-prof-dr-heinz-rothgang-data.pdf, Abruf: 15.03.2017

Schmidt, H. (2016): KWA Kuratorium Wohnen im Alter – vielversprechende Perspektiven. *CARE-Invest*, Heft 17/2016, S. 10.

8 Chancen und Risiken für Einrichtungen und Betriebe der ambulanten, teilstationären und stationären Pflege

Wolfgang Schilling

Im Jahr 1995 wurde die Pflegeversicherung als letzte der fünf Säulen der Sozialversicherungen eingeführt. Dieses Gesetz zielte ausschließlich auf die immer größer werdende Anzahl von Pflegebedürftigen hin, die im Wesentlichen durch die demografische Entwicklung unserer Gesellschaft immer älter werden. Im Laufe der Jahre wurden immer wieder Anpassungen an die sich ändernden Anforderungen der Pflegebedürftigen durchgeführt.

Eine große Veränderung brachte das erste Pflegeneuausrichtungsgesetz vom 01.01.2013. In diesem Gesetz hat der Gesetzgeber »Ambulant vor Stationär« vorgegeben. D. h., der Pflegebedürftige soll erst möglichst viele ambulante Hilfen aus der Pflegeversicherung erhalten, bevor stationäre Leistungen der Pflegeversicherung greifen. So wurden z. B. die ambulanten Wohngruppen und die Betreuungskräfte (nach § 87b SGB XI) für die Pflegebedürftigen in den stationären Pflegeeinrichtungen eingeführt. Der Beitragssatz liegt seitdem bei 2,35 % des Einkommens, die von Arbeitgeber und Arbeitnehmer je zur Hälfte getragen werden. Rentner zahlen den kompletten Betrag. Beihilfeberechtigte Personen zahlen 1,175 %.

Zum 01.01.2017 werden die Umstellungen der Leistungsbeträge der Pflegeversicherung und das neue Begutachtungsverfahren (NBA) wirksam. Das wird zu grundlegenden Veränderungen in den ambulanten, teilstationären und stationären Betrieben führen. Das PSG II wird gravierende Auswirkungen auf die Bewirtschaftung der Einrichtungen und Betriebe haben.

8.1 Der neue Pflegebedürftigkeitsbegriff

8.1.1 Alter Pflegebedürftigkeitsbegriff

Nach dem Pflegestärkungsgesetz I, das bis zum 31.12.2016 gültig war, ist ein Mensch pflegebedürftig, der »...aufgrund einer körperlichen, geistigen oder seelischen Krankheit oder Behinderung für die gewöhnlichen regelmäßigen wiederkehrenden Verrichtungen im Ablauf des täglichen Lebens auf Dauer in erheblichem oder höherem Maße der Hilfe bedarf...«[32].

Hierbei wird die Verrichtung der Grundpflege in den Bereichen Körperpflege, Ernährung und Mobilität betrachtet. Nicht beachtet wird eine mögliche gerontopsychiatrische Beeinträchtigung. Wichtig ist, dass die »...Beeinträchtigungen der Selbstän-

---

32 § 14 SGB XI

digkeit oder Fähigkeitsstörung mit einem Hilfebedarf auf Dauer, voraussichtlich für mindestens sechs Monate...«[33] bestehen muss, um derzeitig eine Pflegestufe beantragen zu können.

Diese Beeinträchtigungen und damit der Hilfebedarf wurden anhand der »*Aktivitäten und existentiellen Erfahrungen des Lebens*« *(AEDL)* beurteilt und dann mit der entsprechenden Pflegestufe durch die Pflegekasse festgelegt. Auf diesem System sind sämtliche Pflegedokumentationen aufgebaut worden. Anhand der AEDL wird die Pflegebedürftigkeit »beschrieben« und kein, gelegentlicher, häufiger oder ständiger Hilfebedarf in den folgenden Bereichen der Mobilität, Motorik, Körperhygiene, Ernährung und sozialer Kommunikation festgestellt. Das von *Monika Krohwinkel* (Krohwinkel 1993) konzeptionierte Pflegemodell bewertet den Pflegebedürftigen wie folgt:

AEDL

1. Kommunizieren
2. Sich bewegen
3. Vitale Funktionen des Lebens aufrechterhalten
4. Sich Pflegen
5. Essen und Trinken
6. Ausscheiden
7. Sich kleiden
8. Ruhen und Schlafen
9. Sich beschäftigen
10. Sich als Mann oder Frau fühlen und verhalten
11. Für eine sichere Umgebung sorgen
12. Soziale Bereiche des Lebens sichern
13. Mit existentiellen Erfahrungen des Lebens umgehen

8.1.2 Neuer Pflegebedürftigkeitsbegriff

Seit dem 01. Januar 2017 gilt ein neuer Pflegebedürftigkeitsbegriff. Ziel ist, dass Bedürfnisse von Menschen, egal ob psychische oder geistige Einschränkungen oder eine demenzielle Erkrankung vorliegen, im Mittelpunkt stehen. Das gilt gleicherweise für körperliche Einschränkungen (vgl. hierzu auch Kapitel 2).

Diese Reform sieht künftig nicht mehr nur den Hilfebedarf bei der Pflege als Grundlage für die Einstufung, sondern die Beeinträchtigungen der Selbstständigkeit oder Fähigkeitsstörungen in den sechs Bereichen:

- Mobilität,
- kognitive und kommunikative Fähigkeiten,
- Verhaltensweisen und psychische Problemlagen,
- Selbstversorgung,
- Bewältigung und selbstständiger Umgang mit krankheits- und therapiebedingten Anforderungen und Belastungen,
- Gestaltung des Alltagslebens und sozialer Kontakte.

Die Übergangsphase
Alle Pflegebedürftigen, die bereits am 31.12. 2016 Leistungen aus der Pflegeversicherung erhalten haben, wurden in die neuen Pflegegrade übergeleitet. Diese Regelung bedeutet eine Sicherheit in der ersten Übergangsphase. Damit Pflegebedürftige, die bereits Leistungen beziehen, nicht benachteiligt werden, übernimmt im Bedarfsfall die Pflegekasse die Differenz zwischen dem alten und dem neuen Eigenanteil Das gilt insbesondere für den stationären Bereich (▶ Kap. 2).

---

33 § 14 Abs. 1 SGB XI

8.2 Welche Auswirkungen hat das für die Praxis?

Für die praktische Umsetzung des neuen Begutachtungsassessments (NBA) wurden vom Medizinischen Dienst des Spitzenverbandes Bund der Krankenkassen e.V. (MDS) und dem GKV-Spitzenverband »Richtlinien zum Verfahren der Feststellung von Pflegebedürftigkeit sowie zur pflegefachlichen Konkretisierung der Inhalte des Begutachtungsinstruments nach dem Elften Buch des Sozialgesetzbuches (Begutachtungs-Richtlinien – BRi)« erstellt (▶ Kap. 2).

Derzeit sind die Gutachter des MDK auch in einem Lernprozess. Das bedeutet, auch für die Gutachter ist alles »Neuland«. Die Trägerorganisationen sollten die Ergebnisse der Begutachtungen kritisch bewerten und bei einer anderen Einschätzung das auch deutlich machen. Fest steht aber der neue Pflegebedürftigkeitsbegriff betrifft die Pflegedokumentation, die Pflegeplanung und wirkt sich bis zum Qualitätsmanagement aus. Letztlich muss sich die neue Sichtweise auf die Pflegebedürftigkeit in der Leistungserbringung niederschlagen.

Egal ob künftig ambulant, teilstationär oder stationär dokumentiert wird, demnächst wird ein wesentlicher Bestandteil der Dokumentation die »freie« Formulierung sein. Daher ist es dringend anzuraten, anhand der schon heute üblichen Berichte, bei einer Pflegevisite durch die verantwortliche Pflegefachkraft den Mitarbeitern Rückmeldungen zu den Formulierungen zu geben.

8.2.1 Auswirkungen auf die Stationäre Pflege

Die Überleitungsregelung von Pflegebedürftigen mit einer Pflegestufe in die Pflegegrade kann nur eine kurzfristige Sicherheit geben. Im stationären Bereich kann davon ausgegangen werden, dass sich bereits nach dem ersten Quartal 2017 viele Veränderungen bzw. Wechsel neuer Bewohner in den Einrichtungen ergeben werden. Damit ist auch mit Auswirkungen auf die Erlöse der Einrichtung zu rechnen. Schon heute sind 40 bis 50 % p. a. Wechsel der Bewohner in den Einrichtungen ein Minimum. Diese Zahl zeigt, wie schnell im Jahr 2017 auf die Anforderungen durch das neue Gesetz reagiert werden muss!

Für sämtliche Pflegeeinrichtungen gilt aber, dass der Betreiber nicht davon ausgehen kann, dass Pflegebedürftige ab dem 1. Januar 2017 dieselbe Pflegegruppe erhalten, wie die, die diese nach der Begutachtung entsprechend im Jahr 2016 als Pflegestufe erhalten hätten. Gemeint ist der Zwillingseffekt! Durch den geänderten Pflegebedürftigkeitsbegriff wird ein Bewohner mit einem angenommen vergleichbaren Hilfebedarf mit Sicherheit im Jahr 2017 einen anderen Pflegegrad erhalten als er im Jahr 2016 bei der Begutachtung in die Pflegestufen erhalten hätte. Damit droht den Betreibern ein Erlösrückgang, bei gleicher Pflegebedürftigkeit, wenn die Pflegedokumentation auf die sich geänderten Anforderungen angepasst wird. Aus diesem Grund ist es sehr wichtig, Mitarbeiter der Pflege – insbesondere die Leitungen – mit den neuen Begutachtungs-Richtlinien vertraut zu machen. Nur so kann der dann maßgebliche Hilfebedarf des Pflegebedürftigen festgestellt und eine leistungsgerechte Eingruppierung (=Entlohnung) möglich gemacht werden.

Neue Pflegedokumentation und neuer Pflegeprozess

Laut Erhebungen des Statistischen Bundesamtes wenden Pflegekräfte ca. 13 % ihrer Arbeitszeit für die Pflegedokumentation auf.

Hierdurch entstehen Kosten in Höhe von ca. 2,7 Milliarden Euro pro Jahr. Künftig können Pflegeeinrichtungen überflüssigen Dokumentationsaufwand vermeiden und somit Entlastung für die Pflegekräfte schaffen. Dadurch steht wieder mehr Zeit für die eigentliche Pflege zur Verfügung. Im Zuge der Entbürokratisierung in der Pflegedokumentation wurde ein neues Strukturmodell für die ambulanten und stationären Pflegeeinrichtungen entwickelt. Die Strukturierte Informationssammlung (SIS) ist Teil des Strukturmodells. Das Konzept der SIS ist der Einstieg in den neuen vierphasigen Pflegeprozess und kann nur von geschulten Pflegefachkräften durchgeführt werden (BMG 2017).

Wichtig ist eine Anpassung der Pflegedokumentation auf den neuen Pflegebedürftigkeitsbegriff. Die Feststellung der Pflegebedürftigkeit erfolgt nach den Begutachtungs-Richtlinien Pflege – BRi. Darin ist festgelegt, dass z. B. auch die Leistungen des SGB V als Hilfebedarf zu bewerten sind. Siehe dazu: *Modul 5: Bewältigung von und selbständiger Umgang mit krankheits- oder therapiebedingten Anforderungen und Belastungen (s. Begutachtungs-Richtlinien Pflege, S. 62 ff.* (MDS 2016))

Die Inhalte der Begutachtungs-Richtlinien müssen »geübt« werden. Daher ist es dringend notwendig, (insbesondere) das Pflegepersonal auf die neuen Regelungen des PSG II zu schulen, um dann die Begutachtungs-Richtlinien in die Pflegedokumentation aufzunehmen. Hier empfiehlt es sich – wenn auch nur exemplarisch – die bisherige Pflegedokumentation der Pflegedokumentation nach der Strukturierten Informationssammlung (SIS) gegenüberzustellen. Dann sind für das Pflegepersonal die Unterschiede nachzuvollziehen.

Der neue Pflegeprozess besteht aus vier Stufen (▶ Abb. 8.1).

1. Die erste Stufe beinhaltet die *strukturierte Informationssammlung (SIS)* und ermöglicht eine erste fachliche Einschätzung der pflegebedürftigen Person durch eine Pflegefachkraft (▶ Tab. 8.1).
2. Die *Maßnahmenplanung* berücksichtigt die Erkenntnisse aus der SIS. Es werden konkrete Maßnahmen analog der sechs Themenfelder im Rahmen einer tagesstrukturierten Maßnahmenplanung festgelegt (z. B. spezifische Maßnahmen in Bezug auf Gewichtsverlust, Angst- und Panikattacken, Sturzgefahr). Es sind auch Maßnahmen der Behandlungspflege festgehalten. Diese müssen von einer Pflegefachkraft erbracht und abgezeichnet werden. Durch die tagesstrukturierte Maßnahmenplanung erhalten Pflegekräfte und weitere Berufsgruppen einen schnellen Überblick über die Erfordernisse und Bedürfnisse des Bewohners. Die Formulierung von Zielen entfällt.
3. Im nächsten Schritt werden im Rahmen des *Berichteblatts* nur die Abweichungen von den geplanten Maßnahmen und tagesaktuelle Ereignisse (z. B. Sturz) dokumentiert. Die bedeutet, dass Einzelleistungsnachweise für die grundpflegerische Regelversorgung entfallen. Hierfür werden Standards im QM-Handbuch hinterlegt. Ein Leistungsnachweis wird nur für die Behandlungspflege geführt. Zeitaufwändige Routineprotokolle und Routine-Assessments entfallen. Auf die Dokumentation haben alle Fachdisziplinen Zugriff (z. B. Betreuungskräfte).
4. Abschluss des Pflegeprozesses bildet die *Evaluation*. Hier wird bewohnerindividuell die Wirkung geplanter Maßnahmen und anlassbezogener Ereignisse bewertet. Bei Bedarf erfolgt eine Neudefinition der Pflegesituation und des entsprechenden Angebotes. Sie erfolgt in fachlich angemessenen Abständen abhängig von Gesundheitssituation und Pflegebedarf des Bewohners. Im Rahmen des internen Qualitätsmanagements werden damit verbundene Arbeitsabläufe (z. B. Fallbesprechungen, Pflegevisiten) festgelegt (vgl. Rink 2014; Weber 2017).

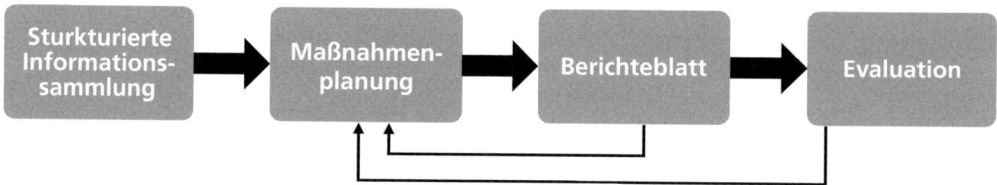

Abb. 8.1: Neuer Pflegeprozess (in Anlehnung an Beikirch 2017, BMG Version 2.0/2017)

SIS (Strukturierte Informationssammlung)

Im Rahmen der strukturierten Informationssammlung (SIS) wurde beschlossen, sich vom AEDL-Modell nach Monika Krohwinkel zu lösen (vgl. Beikirch/Roes 2014, S. 8). Es werden vier Felder erfasst. Das Feld C1 besteht wiederum aus fünf wissenschaftsbasierten Themenfeldern und je einem Feld für den ambulanten bzw. stationären Bereich (Wohnen – Haushaltsführung). Diese nehmen Bezug auf die Module des Neuen Begutachtungsassessments (NBA) (BMG 2017).

Tab. 8.1: Vorgehensweise Strukturierte Informationssammlung (SIS) (vgl. Rink 2014; Weber 2017; Beikirch/Roes 2015, BMG Version 1.2/2015)

Feld	Inhalte	Bemerkung
A	Name der pflegebedürftigen Person Geburtsdatum Gespräch am/Handzeichen Pflegefachkraft Pflegebedürftige Person/Angehöriger/Betreuer Erstgespräch/Folgegespräch	Erfassung von allgemeinen Daten bei der Aufnahme eines Bewohners
B	Was bewegt Sie im Augenblick? Was brauchen Sie? Was können wir für Sie tun?	Einstiegsfragen für das Gespräch bei Neuaufnahmen Offene Fragestellungen durch die Pflegekraft Meinung des Kunden steht im Mittelpunkt und sollte in Form von freien Formulierungen festgehalten werden (möglichst auch Originalzitate). Bei stark kognitiv beeinträchtigten Personen kann dieses Gespräch auch stellvertretend mit den Angehörigen und/oder mit dem Betreuer/der Betreuerin geführt werden. Dies wird entsprechend vermerkt.
C1	Themenfeld 1: kognitive und kommunikative Fähigkeiten	Individuelle, situationsgerechte Erfassung und Beschreibung, inwieweit die pflegebedürftige Person in der Lage ist, sich zeitlich, persönlich und örtlich zu orientieren, zu interagieren sowie Risiken und Gefahren zu erkennen Erfassung von herausfordernden Verhaltensweisen *Bsp. Dokumentation: Selbstübungen zur Sprachförderung, Angebote zur Tagesstrukturierung*

Tab. 8.1: Vorgehensweise Strukturierte Informationssammlung (SIS) (vgl. Rink 2014; Weber 2017; Beikirch/Roes 2015, BMG Version 1.2/2015) – Fortsetzung

Feld	Inhalte	Bemerkung
	Themenfeld 2: Mobilität und Beweglichkeit	Individuelle, situationsgerechte Erfassung und Beschreibung, inwieweit die pflegebedürftige Person in der Lage ist, sich frei und selbstständig innerhalb und außerhalb der Wohnung bzw. des Wohnbereichs zu bewegen Fachliche Einschätzung/Beschreibung der Möglichkeiten des Pflegebedürftigen, sich durch Bewegung in angemessenem Umfang Anregung verschaffen zu können, sowie an der Alltagswelt teilzuhaben und teilzunehmen. *Bsp. Dokumentation: Pflegebett mit geteilten Bettgitterseitenteilen in der Nacht; Rollator: Übungen Aufrichten*
	Themenfeld 3: krankheitsbezogene Anforderungen und Belastungen	Individuelle, situationsgerechte Erfassung und Beschreibung, inwieweit die pflegebedürftige Person durch ihre gesundheitliche Situation/ihre Einschränkungen und Belastungen und deren Folgen, einen pflegerisch fachlichen Unterstützungsbedarf benötigt Insbesondere sind die individuellen Belastungsfaktoren, die therapeutischen Settings, die Compliance oder der Handlungsbedarf und die eventuellen Unterstützungsbedarfe bei der Bewältigung von Risiken und Phänomenen, z. B. Schmerz, Inkontinenz oder deren Kompensation, zu beschreiben und hinsichtlich ihrer krankheits- und therapiebedingten Anforderungen einzuschätzen *Bsp. Dokumentation: Krankengymnastik 3 × in der Woche; Arztkontakt: Überprüfung der Medikamente*
	Themenfeld 4: Selbstversorgung	Individuelle, situationsgerechte Erfassung und Beschreibung, inwieweit die pflegebedürftige Person in der Lage ist, z. B. Körperpflege, Ankleiden, Ausscheidung, Essen und Trinken selbstständig bzw. mit Unterstützung zu realisieren Ziel ist die Unterstützung größtmöglicher Autonomie, Selbstverwirklichung und Kompetenz. *Bsp. Dokumentation: Hilfestellung beim An- und Auskleiden, Hilfsmittel: Inkontinenzeinlage*
	Themenfeld 5: Leben in sozialen Beziehungen	Individuelle, situationsgerechte Erfassung und Beschreibung, inwieweit die pflegebedürftige Person Aktivitäten im näheren (häuslichen) Umfeld und im außerhäuslichen Bereich selbstständig bzw. mit Unterstützung gestalten kann und wer sie ggf. dabei unterstützt (privates Umfeld). *Bsp. Dokumentation: Mahlzeiten in der Gesellschaft, Besuche von Angehörigen, Teilnahme an Aktivitäten*
	Themenfeld 6: Wohnen/Häuslichkeit	Individuelle, situationsgerechte Erfassung und Beschreibung, inwieweit die pflegebedürftige Person ihre Bedürfnisse und Bedarfe im Hinblick auf Wohnen, und Häuslichkeit in der stationären Einrichtung umsetzen kann. *Bsp. Dokumentation: Mittagsruhe im Bett anbieten; Zimmer mit persönlichen Gegenständen ausstatten*

Tab. 8.1: Vorgehensweise Strukturierte Informationssammlung (SIS) (vgl. Rink 2014; Weber 2017; Beikirch/Roes 2015, BMG Version 1.2/2015) – Fortsetzung

Feld	Inhalte	Bemerkung
C2	Erste fachliche Einschätzung der für die Pflege und Betreuung relevanten Risiken und Phänomene (Risikomatrix): 1. Kognitive und kommunikative Fähigkeiten 2. Mobilität und Beweglichkeit 3. Krankheitsbezogene Anforderungen und Belastungen 4. Selbstversorgung 5. Leben in sozialen Beziehungen Die fünf Bereiche werden in Bezug auf • Dekubitus, • Sturz, • Inkontinenz, • Schmerz, • Ernährung und • Sonstiges durch die Pflegefachkraft hinsichtlich des Risikos und ggf. einer weiteren Einschätzung durch die Pflegefachkraft bewertet.	Die Erkenntnisse aus den Themenfeldern C1 haben einen unmittelbaren Bezug zu der Risikomatrix (C2) und werden deshalb in dieser erneut aufgeführt (Kontextkategorien). Pflegefachliche Einschätzungen zu den bekannten Risiken und Phänomenen im Sinne eines wissenschaftsbasierten Initialassessments.

8.2.2 Auswirkungen auf die teilstationäre Pflege (Tagespflege)

Die Erhöhungen in der Tages- und Nachtpflege ergeben sich 2016/2017 mit und ohne Demenz nach § 36, § 38, § 41, § 45 SGB XI und sind in Tabelle 8.2 aufgeführt.

Damit können beglichen werden:

- Pflegekosten
- Aufwendungen der sozialen Betreuung
- Kosten der medizinischen Behandlungspflege
- Morgendliche und abendliche Hol- und Bring-Dienste

Tab. 8.2: Erhöhungen in der Tages- und Nachtpflege

Pflegestufe	Pflegegrad	2016	2017
Pflegestufe 0	Pflegegrad 2	231 €	689 €
Pflegestufe I	Pflegegrad 3	689 €	1.298 €
Pflegestufe II	Pflegegrad 4	1.298 €	1.612 €
Pflegestufe III	Pflegegrad 5	1.612 €	1.995 €

Aufgestockt werden diese Leistungen zusätzlich von einem Entlastungsbetrag, unabhängig vom jeweiligen Pflegegrad, von 125 €/Monat. Dieser kann auch dazu eingesetzt werden, um Unterkunft und Verpflegung zu zahlen.

Die Tagespflege als wesentliche teilstationäre Einrichtung hat bislang eine geringe Spreizung der Pflegesätze. Dies wird sich ändern. Bei der künftigen Pflegesatzermittlung kann zwischen den Pflegegraden 2 und 5 ein Unterschied von bis zu 50 % liegen. Also wird es für die Tagespflegen künftig wichtig sein, einen hohen Pflegegrademix zu erreichen, um keine Defizite zu erwirtschaften. Auch muss künftig die Personaleinsatzplanung genauer, entsprechend der Belegung gesteuert werden.

Daher ist es auch in der Tagespflege unabdingbar, die verantwortlichen Pflegemitarbeiter auf eine entsprechende Pflegedokumentation zu schulen. Die Mitarbeiter in diesen Einrichtungen müssen auf die Notwendigkeit von Verschlechterungsanträgen der Gäste hingewiesen und geschult werden. Dies ist nicht mehr nur ein Thema der ambulanten und stationären Einrichtungen.

8.2.3 Auswirkungen auf die Ambulante Pflege

In den ambulanten Diensten werden Patienten, die heute keine Pflegestufe haben, auch Leistungen einfordern. Denn auch Patienten mit Pflegegrad 1 (bisher ohne Pflegestufe!) können folgende Leistungen in Anspruch nehmen:

- Beratung in der Häuslichkeit (Pflegeberatung)
- Zusätzliche Leistungen in ambulant betreuten Wohngruppen (§ 37 Abs. 3 SGB XI)
- Finanzielle Zuschüsse für Maßnahmen zur Verbesserung des Wohnumfeldes (§ 40 Abs. 1-3+5 SGB XI)
- Pflegekurse für Angehörige und ehrenamtliche Pflegepersonen (§ 45 SGB XI)
- Entlastungsbetrag für Tages-, Nacht- und Kurzzeitpflege in Höhe von 125 €/Monat (§ 45b SGB XI), ergänzt um § 45a SGB XI Unterstützung im Alltag (derzeit 104 € bzw. 208 €).

Anspruch auf Pflegehilfe als Pflegesachleistung besteht aber weiterhin nur ab Pflegegrad 2. Das heißt, es besteht ein Anspruch auf körperbezogene Pflegemaßnahmen, pflegerische Betreuungsmaßnahmen und Hilfe bei der Haushaltsführung. Wobei die bisherige Voraussetzung entfällt, dass Betreuungsleistungen nur in Anspruch genommen werden können, sofern Grundpflege und hauswirtschaftliche Versorgung (neue Terminologie: körperbezogene Pflegemaßnahmen und Hilfe zur Haushaltsführung) sichergestellt sind.

Die ambulanten Pflegedienste werden im Rahmen ihrer Beratung(-spflicht) nachweisen müssen, welche Hilfeleistungen für den Pflegebedürftigen notwendig bzw. ratsam sind.

8.2.4 Ambulant vor Stationär – REHA vor Pflege

Durch die Pflegestärkungsgesetze ist der Grundsatz ambulant vor stationär weiter gefestigt worden. Auch ist der Medizinische Dienst der Kassenversicherung verpflichtet, nach einem bundeseinheitlichen, strukturierten Verfahren Empfehlungen für Rehabilitation dem Pflegebedürftigen zu geben (vgl. § 31 SGB XI). Wie das in der Praxis, insbesondere bei den Bewilligungsverfahren aussehen wird, ist abzuwarten.

8.2.5 Zeit- und leistungsbasierte Vergütung für Pflegeleistungen (§ 89 SGB XI)

Es kann davon ausgegangen werden, dass es in fast allen Fällen zu einer Verbesserung der finanziellen Unterstützung

- bei den Kosten der Pflege,
- zur Unterstützung der Angehörigen und der Pflegenden und
- bei der Betreuung

kommen wird. Auf Basis der bisherigen Leistungsentgelte ist anzunehmen, dass die einrichtungseinheitlichen Eigenanteile für die meisten Menschen reduziert werden können oder aber bei gleichem Aufwand die Versorgung verbessert werden kann. Der Gesetzgeber hat die Anreize reduziert, möglichst viele Sachleistungen in Geldleistungen umzuwandeln. Damit besteht für den ambulanten Dienst eine erhöhte Nachfrage!

Künftig wird dem Pflegebedürftigen auch die Mischkalkulation aus leistungs- und zeitbasierter Abrechnung und ein Wechsel zwischen beiden Formen ermöglicht. Pauschalen sind demnach nur noch für hauswirtschaftliche Versorgung, Behördengänge und Fahrtkosten erlaubt. Das stellt Pflegedienste bei der Angebotserstellung vor besondere Herausforderungen an den Personaleinsatz, ihre Strukturen, Prozesse und an das Leistungsangebot.

Die ambulanten Pflegedienste müssen künftig auch den einzelnen Patienten/Kunden im Blick haben und, falls möglich, diesen neben dem »Verkauf« der Leistungen auch bei den Fragen der Verschlechterungsanträge aktiv beraten, um eine optimale Finanzierung der vom Patienten in Anspruch genommen Leistungen über die verschiedenen Kostenträger finanziert zu bekommen. Der Umsatz je Patient wird eine ausschlaggebende Komponente sein. Dies umso mehr, da die Versuchung groß sein wird, eine hohe Anzahl von Patienten an das eigene Unternehmen zu »binden«, da es neue ambulante Sachleistungsbeträge für Haushaltsführung und pflegerische Betreuungsmaßnahmen und einen Entlastungsbetrag bei häuslicher Pflege geben wird. Oftmals ist die Höhe der möglichen Leistungsentgelte noch nicht zufriedenstellend geklärt.

8.2.6 Neue ambulante Wohnformen

Vor dem Hintergrund der möglichen Kostenentwicklung in der stationären Pflege und auch vor dem zu befürchtenden wirtschaftlichen Risiko können ambulant organisierte Wohnformen für Menschen mit Pflege- und Betreuungsbedarf eine Lösung sein (▶ Kap. 6).

Die ambulanten Wohngemeinschaften, wenn diese denn anbieterverantwortet sind, müssen sehr gut geplant werden. Für die Ordnungsbehörden (Heimaufsichten) kann diese Wohnform nur dann aus dem Zuständigkeitsbereich der Heimaufsichten, z. B. dem des Wohn- und Teilhabegesetz (WTG/NRW) fallen, wenn die Anzahl der Pflegebedürftigen unter 12 Personen liegt (▶ Kap. 4).

Für den Sozialhilfeträger ist diese Wohnform mit Sicherheit dann günstiger, wenn der Pflegebedarf nicht über den Satz steigt, der von der Pflegeversicherung finanziert wird. Aber schon bei einer 24-Stunden-Betreuung kann die Frage nach der Hilfe zur Pflege aufkommen, insbesondere dann, wenn Fachpersonal benötigt wird.

Für die Dienste bzw. Träger der Wohngemeinschaften ist das nur dann ein interessantes Angebot, wenn die höheren ambulanten Leistungen abgerufen werden können. Auch ist dies in Regionen mit einer geringeren Bevölkerungsdichte interessant, die für stationäre und auch rein ambulante Dienste wirtschaftlich nicht gewinnbringend sind. Auf keinen Fall kann auf ehrenamtliche Hilfe verzichtet werden.

Aber die Planung von Leistungen und Personal ist wesentlich umfangreicher. Die geringe Anzahl der Nachfrager und die oftmals sehr heterogenen Anforderungen erhöhen den Koordinationsaufwand erheblich. Ebenso ist, auch wenn die Fachkraftquote hier nicht greift, die Abhängigkeit vom Personal sehr hoch. Wirtschaftlich ist eine solche Wohnform sehr instabil, insbesondere dann, wenn ungeplante Ausfälle vom Personal ersetzt werden müssen.

Folgende Chancen und Risiken ergeben sich für ambulante Wohnformen:

Chancen:

- Höhere ambulante Budgets der Pflegeversicherung stehen zur Verfügung
- Kombination mit der Tagespflege möglich, Verhinderungspflegebudget einsetzbar
- Keine Problematik der einrichtungseinheitlichen Eigenanteile
- Ggf. dadurch Lösung des GEPA[34]-Refinanzierungsproblems

Risiken:

- Heimrechtliche Vorschriften weiterhin gültig (u. a. FK-Quote)
- Auslastungsrisiko schlägt sofort durch

8.3 Was bedeutet das neue PSG II für die Pflegesatzverhandlung/Vergütungsvereinbarungen

Derzeit kann davon ausgegangen werden, dass sich in der Datenerhebungsstruktur keine wesentlichen Änderungen ergeben. Die Auslastungsproblematik zwingt die Träger, ambulanter wie teilstationärer oder stationärer Einrichtungen, sich um einen Gewinnzuschlag zu bemühen. Dieser ist nicht mit dem Risikozuschlag zu verwechseln, den die Kostenträger gewähren. Ein Risikozuschlag kann künftig auch notwendig sein, wenn z. B. zu hohe Forderungsausfälle kommen sollten. Wie oben ausgeführt kann die Auslastung künftig sehr stark schwanken, auch wenn immer mehr Menschen einen steigenden Hilfebedarf haben. Hier sind aber die Kostenträger im Zugzwang, da die Mittel für Transferleistungen nicht beliebig erweiterbar sind. Schon heute reicht es oftmals nicht aus, die Zustimmung zur Heimunterbringung oder aber einen Antrag auf ergänzende Hilfen beim Sozialhilfeträger zu stellen. Oftmals wird verlangt, dass der Pflegebedürftige einen Amtsarzt aufsucht, um eine günstigere Versorgung bzw. Unterbringung des Pflegebedürftigen zu prüfen. Auch dies führt zu länger werdenden Prozessen.

Derzeit wird davon ausgegangen, dass sich die Finanzierung der ambulanten Einrichtungen in der Zukunft nicht verändern wird. Aus diesem Grund und auch weil die oben bereits beschriebenen Risiken der Belegung im stationären Bereich nach Lösungen verlangt, wird zum Teil darüber nachgedacht, den Versorgungsvertrag für vollstationäre Pflege zu kündigen. Dieser sollte durch eine ambulante Versorgung abgelöst werden. Dieses Vorhaben bedarf einiger Überlegungen, z. B.:

- Landesgesetze, die die Pflege in den Ländern regeln, gelten weiter. So gilt in solchen Wohnformen das Wohn- und Teilhabegesetz NRW (WTG) auch in ambulanten Wohnformen.
- Derzeit wird im ambulanten Leistungsbereich über Entgelte des SGB V und den Bereich Hauswirtschaft verhandelt, ob das dann immer noch günstiger bleibt, ist fraglich.

---

34 Gesetz zur Entwicklung und Stärkung einer demografiefesten, teilhabeorientierten Infrastruktur und zur Weiterentwicklung und Sicherung der Qualität von Wohn- und Betreuungsangeboten für ältere Menschen, Menschen mit Behinderungen und ihre Angehörigen (GEPA NRW)

- Natürlich kann man den Versorgungsvertrag der stationären Pflege kündigen und die Pflegeleistungen der Betriebe über ambulante Pflege abrechnen; aber der Weg zurück ist dann für diese Einrichtung versperrt!
- In die Überlegung, den Versorgungsvertrag zu kündigen, muss auch die Auswirkung auf das Personal berücksichtigt werden. Ist die daraus ergebene Umgestaltung der Organisation für das Personal mit den vorhandenen arbeitsvertraglichen Regelungen möglich?

Unabhängig von der vertraglichen Grundlage für die Einrichtung muss jeder Träger ein flexibles Personalmanagement einführen. In sämtlichen Bereichen, in der Pflege genauso wie im Bereich der Hauswirtschaft, sollte in »Touren« geplant und in den zentralen Bereichen der Verwaltung und Haustechnik eine auftragsbezogene Organisation sichergestellt werden.

Ab dem 01.01.2017 wird ein einrichtungseinheitlicher Eigenanteil für jede stationäre Einrichtung ermittelt (▶ Kap. 2). Damit ist für den Markt nicht mehr die Höhe des Pflegesatzes relevant, sondern die Höhe des Anteils, den jeder Pflegebedürftige zu leisten hat. Das wird die Nachfrage bestimmen. Dies führt zu Wettbewerbsverzerrungen. Die Annahme ist falsch, dass ein niedriger Eigenanteil das Risiko in der Bewirtschaftung verringern würde. Wichtig ist es, realistische Belegungszahlen zu ermitteln und nicht »strategische« Zahlen zu erfinden. In den Überleitungsvorschriften wird das bisher bekannte Erlösbudget auf die Pflegegrade verteilt. Dies bedeutet aber auch: Falls ein niedriger Eigenanteil verhandelt wurde, tatsächlich aber ein höherer sinnvoll gewesen wäre, ist diese Lücke nicht mehr zu schließen und das Betriebsergebnis wird, obwohl der Pflegegradmix gut ist, defizitär sein.

Durch den einrichtungseinheitlichen Eigenanteil werden künftig die Bewohner mit den niedrigeren Pflegegraden nicht mehr in die Einrichtungen einziehen, sondern die mit den höheren Pflegegraden. Die Träger werden das bevorzugen, da die Höhe des Eigenanteils nur gesenkt werden kann, wenn möglichst viele Bewohner in den höheren Pflegegruppen zu finden sind. Damit gilt für den ambulanten/teilstationären Bereich eine an dem individuellen Pflegebedarf orientierte und leistungsbezogene Vergütung und im stationären Bereich die »solidarische« Vergütung. Diese Entwicklung kann für die Kommunen als Träger der »Hilfe zur Pflege« bedeuten, dass eine »Kostenlawine« auf sie zukommt.

Nach den bislang veröffentlichten und auch in eigenen Häusern ermittelten Pflegegraden kann befürchtet werden, dass eine hohe Anzahl der Bewohner in den Pflegegraden 2 oder 3 zu finden sind. Schon die Bewohner mit Pflegegrad 4 werden rückläufig und die Bewohner mit Pflegegrade 5 aller Voraussicht nach noch weniger vertreten sein. Die Auswirkungen auf den Personaleinsatz sind gänzlich unklar und können nicht vorhergesehen werden. Dies auch vor dem Hintergrund des vom Gesetzgeber vorgegebenen Grundsatzes der Budgetneutralität.

Um die Risiken aus den Betrieben der stationären Einrichtungen zu verringern, wird oftmals das Kündigen von stationären Versorgungsverträgen in die Diskussion gebracht. Aus diesen bislang stationären Einrichtungen sollen ambulante Wohnformen entstehen. Das heißt, die Versorgung der Pflegebedürftigen wird ambulant vorgenommen, mit den entsprechenden Entgelten. Unabhängig davon gibt es den Mietvertrag für die »Wohnung«. Dabei sind folgende Punkte zu bedenken:

- Für Bewohner, die in einer stationären Einrichtung leben und vorübergehend nicht im Haus sind (z. B. ein Krankenhausaufenthalt), wird 75 % von Pflege und Unterkunft/Verpflegung gezahlt. Ambulant gibt es keine Erstattung.

- Möglicherweise über der ortsüblichen Höhe liegende Mieten müssen argumentiert werden.
- Ein Change-Management für ehemals rein stationäre Mitarbeiter ist erforderlich, auch in der Verwaltung (▶ Kap. 11).
- Eine sehr gute (Touren-/)Personalplanung muss sichergestellt sein.
- Eine neue konzeptionelle Ausgestaltung der Einrichtung ist erforderlich.
- In der Umstellungsphase besteht ein hoher Kommunikationsaufwand gegenüber Angehörigen und Kostenträgern.

8.3.1 Personalbemessung

Das Verfahren zur Personalbemessung – insbesondere in stationären und teilstationären Einrichtungen – soll konkretisiert werden. Dafür hat der Gesetzgeber eine Frist bis zum Jahr 2020 eingeräumt. Bis dahin können neben der Pflegevergütung auch über die Personalausstattung Verhandlungen mit den Kostenträgern geführt werden (vgl. hierzu auch Kapitel 2). Die Praxis wird sich sicherlich auf die gesetzliche Auffanglösung beziehen. Diese basiert, nach den bekannten Übergansvorschriften, auf den bislang bekannten Nachweisbögen und damit auf dem heutigen System. Damit ist es noch wichtiger geworden, die Personalbemessung permanent mit der tatsächlichen Belegung (Pflegegrade und Leerstand) neu zu ermitteln und abzugleichen. Leider gibt es keine verlässlichen Anhaltswerte aus dem neuen Begutachtungsassessment (NBA). Die Anforderungen an das Pflegepersonal sind jedoch enorm. Der sich daraus ergebende Zeitbedarf kann noch nicht ermessen werden.

8.4 Fazit und Ausblick

Die sich aus den Pflegestärkungsgesetzen ergebenden Neuerungen haben gezeigt, dass ein wichtiger Fokus auf der Pflegedokumentation und der damit verbundenen Schulung des Personals liegt. Die vorhandene Dokumentation muss auf das neue Begutachtungsassessment (NBA) umgestellt werden. Mitarbeiter in der Einrichtung müssen auf die Anforderungen der strukturierten Informationssammlung (SIS) und damit auf die neuen bzw. geänderten Anforderungen in der künftigen Dokumentation vorbereitet werden. Dies erfordert entsprechende zeitliche und personelle Ressourcen sowie ein organisationales Lernen. Da die Personalbemessung und die Auslastungen nach den neuen Pflegegraden schwer prognostizierbar sind, ist es sinnvoll, Stellen zu befristen, bis es nähere Informationen zum Personaleinsatz gibt. Die Pflegesatzverhandlungen müssen weiterhin an den aktuellen Entwicklungen ausgerichtet sein. So kann es beispielsweise sinnvoll sein, kürzere Vertragslaufzeiten zu vereinbaren, um ggf. auf eine geänderte Marktsituation reagieren zu können.

8.5 Literatur

Beikirch, E. (2017): Strukturmodell Pflegedokumentation – stationär; Nutzungsrechte BMG Version 2.0/2017; https://www.ein-step.de/fileadmin/content/documents/Schaubild-Strukturmodell-ambulant-Jan2017.pdf; Abruf: 21.01.2017

Beikirch, E./Roes, M. (2014): Projekt »Praktische Anwendung des Strukturmodells – Effizienzsteigerung der Pflegedokumentation in stationären und ambulanten Langzeitpflege; Bundesministerium für Gesundheit (Hrsg.); http://www.patientenbeauftragter.de/images/pdf/Abschlussbericht_2014.pdf; Abruf: 23.01.2017

Beikirch, E./Roes, M. (2015): SIS stationär, Nutzungsrechte: BMG Version 1.2/2015; https://www.ein-step.de/fileadmin/content/documents/SIS_stationaer_So_E02_A4_offen_fin.pdf; Abruf: 20.01.2017

Bundesministerium für Gesundheit (Hrsg.) (2017): Entbürokratisierung in der Pflegedokumentation; https://www.bundesgesundheitsministerium.de/themen/pflege/entbuerokratisierung.html, Abruf: 23.01.2017

Krohwinkel, M. (1993): Der Pflegeprozess am Beispiel von Apoplexiekranken: Eine Studie zur Erfassung und Entwicklung ganzheitlichrehabilitierender Prozesspflege. In: BMGS-Schriftenreihe 16. Baden-Baden: Nomos.

Medizinischer Dienst des Spitzenverbandes Bund der Krankenkassen e.V. (MDS) (Hrsg.) (2016): Richtlinien zum Verfahren der Feststellung von Pflegebedürftigkeit sowie zur pflegefachlichen Konkretisierung der Inhalte des Begutachtungsinstruments nach dem Elften Buch des Sozialgesetzbuches (Begutachtungs-Richtlinien – BRi) vom 15.04.2016; https://www.gkv-spitzenverband.de/media/dokumente/pflegeversicherung/richtlinien__vereinbarungen__formulare/richtlinien_zur_pflegeberatung_und_pflegebeduerftigkeit/16-08-31_Pflege_BRi_ab_01-01-2017.pdf, Abruf: 20.01.2017

Rink, F. (2014): Verschlankt, vereinfacht, vernünftig! Ergebnisse aus dem Praxistest und dem Abschlussbericht des Bundesgesundheitsministeriums mit Folien von Elisabeth Beikirch - Andreas Kutschke - Michael Wipp, https://www.bodenseekreis.de/fileadmin/bodenseekreis/aemter/soz/downloads/2014-heimkonferenz-ergebnisse_praxistest.pdf, Abruf: 20.01.2017

Weber, A. (2017): Strukturierte Informationssammlung (SIS) stationäre Einrichtung Fallbeispiel 1 – Stationäre Pflegeeinrichtung; Bundesverband privater Anbieter sozialer Dienste e.V. (bpa) http://www.bpa.de/fileadmin/user_upload/MAIN-bilder/BUND/Entbuerokratisierung/END_bpa_IMPS_stationaeres_Fallbeispiel_Anneliese_Weber.pdf; Abruf: 23.01.2017

9 Entwicklung eines Personalbemessungssystems bis zum Jahr 2020

Michael Wipp

9.1 Historie

Zur qualifizierten Betrachtung der Frage nach der Personalbemessung in der Bundesrepublik Deutschland und der diesbezüglichen Entwicklung über die vergangenen Jahrzehnte bis hin zu der gesetzlich vorgesehenen Erarbeitung eines Verfahrens zur Personalbemessung gem. § 113 c SGB XI bis zum Jahre 2020, erscheint es sinnvoll, einen Blick von der Historie bis in die Gegenwart zu werfen (▶ Tab. 9.1); auch um aus Fehlern zu lernen und mögliche Alternativen erarbeiten zu können. Einzelne ausgewählte Fakten aus diesem Zeitraum sollen die gewachsenen Strukturen erklären und die damit einhergehenden Aktivitäten näher beleuchten.

Die Personalanhaltszahlen in der stationären Altenpflege gehen beispielsweise in Nordrhein-Westfalen auf eine Vereinbarung von 1968 zurück. In Baden-Württemberg hat die Pflegesatzkommission im Jahr 1989 eine sehr ausführliche Grundlagenkalkulation durchgeführt, die in Folge in dieser Genauigkeit nicht mehr wiederholt bzw.

Tab. 9.1: Historie der Pflegeschlüssel

	Pflegeschlüssel	Historie
1968		Personalanhaltszahlen in der stationären Altenpflege gehen in NRW auf eine Vereinbarung von 1968 zurück
1986	Pflegeheime – 1 : 3,5 Altenheime – 1 : 15	Einführung des sog. Schwerstpflegezuschlages → Erhöhung des Pflegeschlüssels auf 1 : 3,09
1989	Ziel Pflegeheime – 1 : 2,37 für »anerkannte Gerontopsychologie« – 1 : 2,16 Altenheime – 1 : 12	Sehr ausführliche Grundlagenkalkulation der Pflegesatzkommission in Baden-Württemberg. Böblinger Vereinbarung: schrittweise Umsetzung des neuen Personalschlüssels
1993		Zunahme der Pflegebedürftigkeit (bes. demenzielle Erkrankungen) → neue Verhandlungen werden angestrebt in Richtung → 1 : 2,04
1996	Einführung der Pflegeversicherung	Der erste SGB XI-Rahmenvertrag in Baden-Württemberg hatte keine Personalanhaltswerte enthalten
2002	Pflegeschlüssel von 1989 bis heute Grundlage für geltende Korridorwerte Zielgröße: 1 : 2,37	Personalschlüssel, nach Schiedstellensitzungen, von 1989 wieder aufgenommen

erneut ermittelt wurde. Zwar wurde auch dort nicht der bewohnerbezogene Pflegebedarf berücksichtigt, aber zumindest wurden anhand einer beispielhaften »24er-Modell-Station« die personellen Grundlagen zur Dienstplanung ermittelt. Berühmt und berüchtigt ist aus dieser Zeit auch das sogenannte »Standard-Pflegesatz-Modell«.

Bis 1986 galt beispielsweise in Baden-Württemberg ein Personalschlüssel von 1:3,5 in Pflegeheimen und 1:15 im Altenheimbereich. Nach Einführung des sogenannten Schwerstpflegezuschlags im Jahr 1986 erhöhte sich der Personalschlüssel auf 1:3,09. Aufgrund zunehmender Pflegebedürftigkeit der Heimbewohner wurde in der Böblinger Vereinbarung im Jahr 1989 ein bis zum Jahr 1991 in mehreren Schritten (01.01.1990 bzw. 01.01.1991) umzusetzender Personalschlüssel von 1:2,37 und von 1:2,16 für den Bereich der »anerkannten Gerontopsychiatrie« vereinbart.

Für Altenheimbewohner galt ein Schlüssel von 1:12. Die weitere Zunahme der Pflegebedürftigkeit, insbesondere die ansteigende Zahl demenziell erkrankter Bewohner in den Pflegeeinrichtungen, war für einen Teil der Ligaverbände Anlass, im Jahr 1993 neue Verhandlungen über weitere Personalschlüsselverbesserungen in Richtung 1:2,04 anzustreben. Zusätzlich wurde dies mit der Arbeitszeitverkürzung auf 38,5 Stunden/Woche begründet.

In der oben beschriebenen Grundlagenkalkulation aus dem Jahr 1989 ging die Pflegesatzkommission von folgenden Jahresarbeitszeiten aus: 1.545 Stunden je Vollkraft (VK) ab 1. April 1990. Dieser Wert gilt weitgehend bis heute und wurde nirgendwo verändert oder angepasst. Gemessen an der Jahresbruttoarbeitszeit entspricht dies einer Gesamtausfallzeit von ca. 22 %. In den vorliegenden Kalkulationen wurden die Anzahl an Vollzeitkräften und die Pflegeschlüssel auf Basis einer Nettojahresarbeitszeit von 1.545 Stunden errechnet (siehe Beschluss der Pflegesatzkommission vom 11.08.1989). Der Bedarf wurde sogar am Beispiel der bereits genannten »24er-Modell-Station« errechnet; dabei hat die Jahresnettoarbeitszeit von 1.545 Stunden eine zentrale Kalkulationsgrundlage eingenommen. Weiter wurde damals vereinbart, dass weitergehende personelle Verbesserungen frühestens zum 01.05.1994 in Kraft treten können.

Im Verlauf der vergangenen 20 Jahre gab und gibt es ständig Diskussionen um die Einführung bedarfsgerechter Personalbedarfsberechnungssysteme; auch wieder im Rahmen des PSG II mit verstärktem Handlungsdruck auf die Politik. So ist in den 1990er-Jahren umfassend das System PLAISIR erprobt worden, bis es wieder in den Schubladen verschwunden ist (Gennrich 2002). Das Resident Assessment Instrument hat erst gar nicht die Popularität von PLAISIR erreicht und ist eher Insidern bekannt. Sowohl das SGB XI als auch teilweise die Rahmenverträge nach § 75 SGB XI auf Landesebene beschreiben seit Jahren, dass die gegenwärtigen Verfahren (= die Pflegeschlüssel) solange Gültigkeit haben, bis ein entsprechendes neues Verfahren zur Anwendung vorliegt. Der letzte Sachstand dieser Diskussion ist eine Studie aus dem Jahre 2010 (Wingenfeld 2010) – gefördert durch den GKV-Spitzenverband – mit dem Titel »Grundlagen der Personalbemessung in vollstationären Pflegeeinrichtungen«. Ob hier mit dem Vorhaben aus § 113 c SGB XI letztlich Neues zu erwarten ist, bleibt abzuwarten und wird wohl noch lange Zeit auf sich warten lassen. Interessant ist, dass mit Einführung der Pflegeversicherung in den Jahren 1995/1996 die Pflegeschlüssel zunächst »aus dem Verkehr« gezogen wurden, um dann – beispielsweise in Baden-Württemberg – im Jahre 2002 mangels Alternativen wieder in die Rahmenverträge nach § 75 SGB XI aufgenommen zu werden. Stand heute greifen alle Bundesländer in unterschiedlichen Varianten auf Pflegeschlüssel/Personalanhaltswerte und Korridore zurück (▶ Kap. 2).

9.1.1 Historie: Standard-Pflegesatz-Modell 1996

»Das Standard-Pflegesatz-Modell geht von einem einheitlichen Pflegestandard aus, der übertragen auf 3 Pflegeklassen zu leistungsgerechten Preisen führt. Auf der Basis der Inhalte und des Umfangs der Leistungen nach §§ 42, 43 SGB XI sowie der vorgenommenen inhaltlichen Beschreibung in dem Entwurf (Stand: 05.06.1996) der Bundesempfehlungen nach § 75 Abs. 5 SGB XI zu den Rahmenverträgen, wurden aufgrund empirisch ermittelter Werte unter Beteiligung des Medizinischen Dienstes der Spitzenverbände der Krankenkassen (MDS) und von erfahrenen Pflegefachkräften Preise für die Pflegeklassen I bis III gebildet. Diese Pflegeklassen spiegeln den bestehenden Pflegestandard im Bundesgebiet wieder und genügen darüber hinaus den gesetzlichen Anforderungen (z. B. Heimgesetz, Achtes Kapitel SGB XI) in vollem Umfang (SPM 1996).

Insgesamt ergibt sich somit über alle fünf Pflegebereiche (= Körperpflege 50 Minuten, Ernährung 60 Minuten, Mobilität 32 Minuten, soziale Betreuung 8 Minuten und Behandlungspflege 10 Minuten) ein max. Pflegebedarf von 160 Minuten (BKK Bundesverband et al. 1996).

9.1.2 Historie: Plaisir

PLAISIR ist die französische Abkürzung von »Planification Informatisée des Soins Infirmiers Requis« (übersetzbar etwa mit: EDV-gestützte Planung des erforderlichen Pflegeaufwands). Das System wurde vom kanadischen Informatiker Charles Tilquin entwickelt. Das Bemessungsverfahren für den erforderlichen Pflegeaufwand bei einer Person wird in Kanada seit 1983 in der Region Quebec (Hauptstadt Montreal) und seit 1996 in 4 Kantonen der West-Schweiz eingesetzt.

In deutschen Pflegeeinrichtungen ist allgemein bekannt, dass der wirkliche Pflegebedarf über die derzeitigen Pflegestufen kaum bestimmt werden kann. Deshalb wurde dieses Verfahren mit viel Interesse erforscht. Zwischen Dezember 1999 und Herbst 2002 wurden, in Koordination durch das KDA Köln, insgesamt 10.239 Bewohner verschiedener Projekte (z. B. AWO, Hamburg, Bremen, Kreis Segeberg etc.) nach dem Verfahren PLAISIR evaluiert. Letztlich ist PLAISIR wieder in der Versenkung verschwunden.

9.1.3 Resident Assessment Instrument

In der Kranken-, Kinderkranken- und Altenpflege ist das RAI (Resident Assessment Instrument) ein Beurteilungsinstrument für den jeweiligen Bedarf der pflegerischen Versorgung. Das RAI wurde in den 1980er-Jahren in den USA entwickelt und ist heute in vielen Ländern der Welt verbreitet. Im Bereich der stationären Versorgung alter Menschen (Altenpflege) kann es als internationaler Standard angesehen werden. Das Besondere am RAI ist, dass es – im Gegensatz zu vielen anderen Assessment-Instrumenten – nicht den Pflegeaufwand misst, sondern den Pflegebedarf. Dies ermöglicht folglich die Erstellung eines Pflegeplans, der tatsächlich auf den individuellen Pflegebedarf abgestimmt ist.

9.1.4 Auswirkungen auf das geplante Personalbemessungssystem

Ein neues Personalbemessungssystem wird an die Problematik stoßen, bisherige individuelle Lösungen auf Bundeslandebene in ein System zu überführen.

Bisherige Versuche, Systeme aus dem Ausland zu übernehmen, sind an Bundesdeutschen Strukturen (Pflegeversicherung etc.) gescheitert; vor allem an der Übereinstimmung zum Einstufungssystem, das wird auch, folgernd aus den bisherigen Erfahrungen mit dem NBA, nicht anders.

9.2 Bestehende Strukturen mit Auswirkungen auf ein neues Personalbemessungssystem

Jegliche neue Struktur der Personalbemessung kann nicht isoliert betrachtet werden, sondern ist bereits in ihrer Entwicklung in ein komplexes System von Strukturen eingebunden, ob man diese will oder nicht, sie sind da. Sei das der Arbeitsmarkt, sei das die Vielzahl heutiger Angebotsstrukturen, sei das die heutige Sichtweise zur Pflegeleistung, die Heterogenität der Leistungsempfänger etc. Es sind sehr viele einflussnehmende Strukturen, deren Auswirkungen vorab analysiert werden müssen, um ein tragfähiges System für die Zukunft zu entwickeln.

Damit das aber wirklich gelingen kann, muss die Politik zuvor noch einige strukturelle Widrigkeiten beseitigen. Dazu gehört als ganz zentrales Merkmal der dringend notwendige Abbau der Sektorengrenzen zwischen ambulanten und (teil-)stationären Angeboten, weil ein neues System zur Personalbemessung vernetzte Angebote für die Leistungsempfänger ermöglich muss. Das erfordert, dass der Mitarbeitereinsatz – qualitativ wie quantitativ – über Sektorengrenzen hinweg durchlässig sein muss.

Personalbemessung darf sich also nicht durch die gegenwärtigen Pflegeversicherungsstrukturen und dem vielfach dahinterstehenden Grundmisstrauen seitens der Kostenträger gegenüber den Leistungserbringern bzgl. einer potenziellen Leistungsausnutzung geprägt sein, sondern durch den individuellen Leistungsbedarf der jeweiligen Zielgruppen. Nur dann wird zielgerichtet und gleichermaßen ressourcenorientiert gearbeitet. Denn die Ressourcen sind begrenzt: qualitativ und quantitativ.

9.2.1 Pflegebedürftige Personen und die Arbeitsmarktsituation

Bevor überhaupt über die Entwicklung eines Personalbemessungssystems gesprochen werden kann, muss man sich über die gegenwärtige und zu erwartende Arbeitsmarktsituation im Klaren sein. Planungen, welche das außer Acht lassen, gehen an der Realität vorbei. Jedes Personalbemessungssystem wird sich der Frage stellen müssen, in welcher Form quantitativ, aber auch qualitativ, die darüber ermittelten Mitarbeiterzahlen verfügbar sein sollen. Dies kann jedoch nicht losgelöst von der Arbeitsmarktsituation geschehen. Des Weiteren ist zu berücksichtigen: Verschiebungen in der Altersstruktur der Mitarbeiter und der Berufsverweildauer.

Für die Versorgung pflegebedürftiger Menschen werden einer Studie zufolge 350.000 zusätzliche Kräfte bis zum Jahr 2030 in stationären und ambulanten Einrichtungen benötigt. Darunter müssten sich rund 130.000 Pflegefachkräfte befinden, um den künftigen Personalbedarf zu decken, erklärte das Institut Arbeit und Technik (IAT, Institut Arbeit und Technik 2015). Dies entspreche rund

250.000 beziehungsweise 100.000 Vollzeitstellen. Derzeit schließen jährlich rund 30.000 Absolventen ihre Ausbildung ab, wie IAT-Forscher erklärten. Diese Zahlen seien kaum ausreichend, um die Zahl der Beschäftigten auch nur stabil zu halten. Die Zahl der Auszubildenden dürfte mit den ab 1995 besonders geburtenschwachen Jahrgängen sinken. Zudem dürften in den kommenden Jahren altersbedingt immer mehr Pflegekräfte ausscheiden, heißt es in der Studie.

Imagekampagnen allein helfen nach Ansicht der Arbeitsmarktforscher nicht weiter. Erforderlich seien bessere Arbeitsbedingungen und höhere Gehälter sowie eine Aufwertung der Pflege durch eine Akademisierung (Isfort 2013)

Auswirkungen auf das geplante Personalbemessungssystem

Das System muss einen völlig neuen Mitarbeiter- und Fachkraftansatz im Blickwinkel haben. Das heutige Gießkannenprinzip des Fachkrafteinsatzes mit der prozentualen Fachkraftverteilung zu Helfern und gleichzeitig der (Zwangs-) Übernahme völlig Fachkraft untypischer Aufgaben ist rein rechnerisch für die Zukunft nicht mehr im Ansatz möglich.

Ein Einsatz von Fachkräften, analog zum ambulanten Sektor, könnte in einer neuen Variation eine der Möglichkeiten darstellen.

Der Einbezug von verstärkter »Laienpflege« muss zwingend mit bedacht werden, bei allen pflegerischen Versorgungsformen.

Personalorientierungswerte und verfügbare Pflegezeitkontingente

Im Rahmen der Entwicklung eines Personalbemessungssystems wird es erforderlich sein, sich die gegenwärtigen verfügbaren Zeitkontingente genauer anzuschauen, die sich aus den jeweiligen Pflegeschlüsseln ergeben. Pflegezeit stellt immer einen individuell bewertenden Faktor dar. Wird Pflegezeit als ausreichend erlebt in der individuellen Pflege- und Betreuungssituation? Was ist ausreichend? Letztlich wird dies durch das rein subjektive Empfinden des einzelnen Menschen bestimmt.

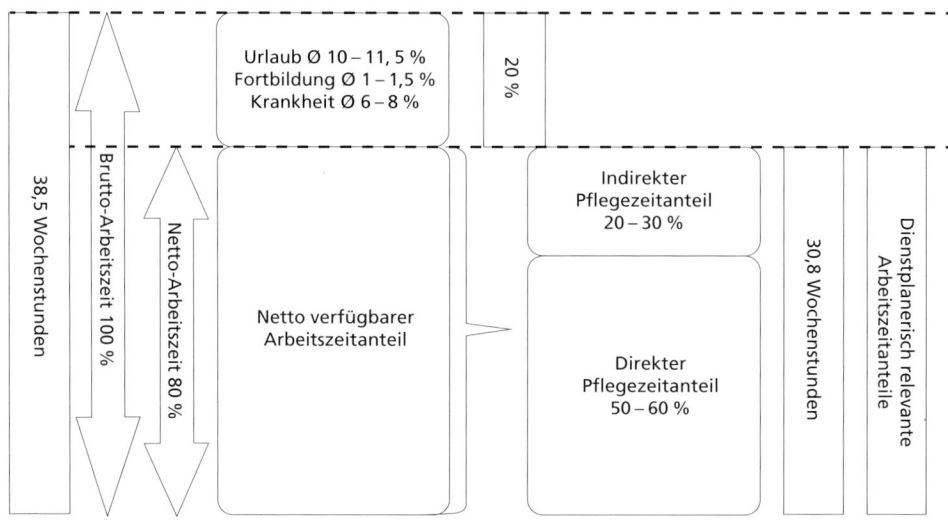

Abb. 9.1: Arbeitsvertragliche Arbeitszeit und Zeitanteile für die direkte Pflege (Wipp 2012)

> **Rechenbeispiel:**
>
> 15,00 VK-Stellen × 38,50 Brutto h/Woche = 577,50 h Brutto-Arbeitszeit
> 577,50 h/Woche minus 20 % (Urlaub, Fortbildung, Krankheit; ohne Berücksichtigung v. Feiertagen)
> Dienstplanerisch = **462,00 Stunden netto** verfügbare Arbeitszeit für direkte und indirekte Pflege

Die Pflegeschlüssel/Personalorientierungs- und Korridorwerte der Bundesländer umfassen unterschiedliche Bestandteile. In allen Bundesländern identisch ist lediglich, dass in den Pflegeschlüsseln die direkte und die indirekte Pflegeleistung enthalten sind (*Definition = Direkte Pflege:* Leistungen in unmittelbarem und direkten Zusammenhang mit dem Pflegebedürftigen) (▶ Abb. 9.1). Die Fachliteratur beschreibt die *indirekte Pflege* wie folgt: *Pflegemanagement, Pflegeorganisation, Pflegedokumentation, Praxisanleitung, Begleitung der Mitarbeiter, Kooperation mit anderen Berufsgruppen. Die indirekten Pflegeaufgaben haben Einfluss darauf, wie die Qualität der direkten pflegerischen Leistungen ist.* Damit ist es aber schon vorbei mit der Einheitlichkeit (▶ Kap. 2).

Stichworte dazu: Pflegedienstleitung, Sozialer Dienst. Dienst, neuerdings auch (wieder) der Nachtdienst etc. Einzig die zusätzlichen Betreuungskräfte nach § 43b SGB XI sind auf Grund der gesonderten Stellung im Abrechnungssystem in ihrer Anzahl bundesweit einheitlich mit einem Schlüssel von 1:20 verfügbar[35].

---

35 Richtlinien nach § 87b Abs. 3 SGB XI zur Qualifikation und zu den Aufgaben von zusätzlichen Betreuungskräften in stationären Pflegeeinrichtungen (Betreuungskräfte-Rl) vom 19. August 2008 in der Fassung vom 29. Dezember 2014

Bundesweite Unterschiede in der personellen Ausstattung

Im PSG II hat der Bundesgesetzgeber keine Regelung zur Personalausstattung getroffen. Trotz gleicher Anforderungen an Pflege und Betreuung und gleicher finanzieller Leistungen aus der Pflegeversicherung gibt es zwischen den einzelnen Bundesländern erhebliche Unterschiede in der personellen Ausstattung. So stehen für ein Pflegeheim mit 100 Bewohnern in Bayern etwa 41 Mitarbeiter zu Verfügung, in Brandenburg sind es nur etwa 31. Trotz der Differenz von zehn Mitarbeitern müssen identische Pflegeleistungen mit möglichst gleicher Qualität erbracht werden. Für die Heimbetreiber stellt dies eine maximale Herausforderung dar.

Grundsätzlich muss der Personalbedarf an 365 Tagen und 24 Stunden gemäß den gesetzlichen und vertraglichen Vereinbarungen abgedeckt werden. Der Personalschlüssel beinhaltet alle Ausfallzeiten (Urlaub, Feiertage, Krankheit, Fortbildung) und ist daher ein »Bruttoschlüssel«, was die Arbeitszeitsystematik angeht. Diese Tatsache ist bei der Dienstplanerstellung von großer Bedeutung. Die Rahmenverträge sehen in einigen Bundesländern einen Personalabgleich für den Fall vor, dass das vereinbarte Personal über einen unterschiedlichen, in der Länge definierten Zeitraum, nicht eingehalten wird.

Die Pflegeschlüssellandschaft in der Bundesrepublik Deutschland gestaltet sich sehr unterschiedlich; das zeigt Tabelle 9.2. Doch wie sind die Pflegeschlüssel entstanden? Ebenso wenig, wie die Fachkraftquote mit 50 % auf einer wissenschaftlich fundierten Grundlage basiert, existiert diese für die Pflegeschlüssel. Es handelt sich dabei um eine Fortschreibung der über die Jahre in den Pflegesatzkommissionen verhandelten Anhaltswerte der einzelnen Bundesländer, die nie wirklich evaluiert wurden (▶ Abschnitt 9.1 Historie). Die Literatur zu dieser Thematik belegt, dass diese Entwicklungen/Fortschreibungen innerhalb der einzelnen Bundesländer stattgefunden haben und eigentlich in zwei wesentlichen Zeitzyklen betrachtet werden können: Vor und nach der Einführung der Pflegeversicherung.

Die Personalorientierungswerte/die Pflegeschlüssel stellen die Grundlage zur Berechnung des Personals in einer Pflegeeinrichtung dar. Diese Schlüssel sind vertragliche Vereinbarungen zwischen den Pflegekassen (= Kostenträger) und den Pflegeeinrichtungen (= Leistungsträger) und können von der Pflegeeinrichtung nicht selbstständig festgelegt werden. Gleichzeitig besteht jedoch in denjenigen Bundesländern, welche über sogenannte Korridorwerte in den Rahmenverträgen nach § 75 SGB XI verfügen, die Möglichkeit, dass der jeweilige Korridorwert pro Pflegestufe innerhalb der Verhandlungen zwischen der Pflegeeinrichtung und den Pflegekassen vereinbart werden kann. Einen Personalschlüssel gibt es grundsätzlich für alle Arbeitsbereiche in einem Pflegeheim.

Der größte Anteil des Personals entfällt normalerweise auf den Bereich der Pflege. Die Personalschlüssel für den Bereich Pflege und Betreuung sind – wie bereits beschrieben – nicht bundeseinheitlich geregelt. Die wesentlichen Unterschiede liegen bei dem Einbezug oder Nicht-Einbezug von Personal für die Bereiche Pflegedienstleitung, Qualitätsmanagement, Soziale Betreuung und neuerdings (wieder) für den Nachtdienst (Baden-Württemberg, Bayern, Schleswig-Holstein). Der Pflegeschlüssel kann auch innerhalb einzelner Abteilungen (Behüteter Bereich in Bayern) oder innerhalb von Bundesländern (Pflegeschlüsselkorridor in Baden-Württemberg) unterschiedlich vereinbart sein. Auch kann ein spezieller, einrichtungsindividuell vereinbarter Pflegeschlüssel vorliegen; genauere Angaben ergeben sich aus der Leistungs- und Qualitätsvereinbarung bzw. den Leistungs-und Qualitätsmerkmalen und/oder dem Versorgungsvertrag.

Auswirkungen auf das geplante Personalbemessungssystem

Es ist keineswegs zutreffend, dass mit dem NBA das Ende der Minutenpflege gekommen ist. Die Minutenpflege wird nicht durch das Einstufungssystem, sondern durch die aus den Pflegeschlüsseln resultierenden (Pflege-) Zeiten vorgegeben. Tatsächlich standen die der bisherigen Einstufung zugrunde gelegten Zeitwerte ja noch nicht einmal zur Verfügung.

Ein neues System muss vom Bedarf des Einzelnen ausgehen. Bisher wird unterstellt, dass jeder, der in einer Pflegestufe, einem Pflegegrad eingestuft ist, gleich im Leistungsbedarf sei. Schaut man sich genau die Spannweiten der Punktwerte innerhalb der einzelnen Module im NBA an, sieht man schon jetzt, dass das nicht der Fall ist.

Bezogen auf den hohen administrativen Anteil an indirekter Pflege, vorgegeben durch die gesetzlichen und vertraglichen Qualitätsanforderungen auf Bundes- und Länderebene, muss ein Bewohnerbezogener Zeitwert zum Einsatz kommen, der dies berücksichtigt und damit den Mitarbeitern das ständig latent vorhandene Gefühl nimmt, dem Leistungsempfänger Pflegezeitkontingente für administrative Aufgaben vorzuenthalten.

9.2.2 (Bundes-/) Länderheimpersonalverordnungen und Fachkraftquoten

Im Zuge der Föderalismusreform im Jahre 2006 wurde das bis dahin geltende Bundesheimgesetz in wesentlichen Teilen der Hoheit der Bundesländer übertragen; geblieben ist das Wohn- und Betreuungsvertragsgesetz

(WBVG) für den Bund. Mit dem Wohn- und Betreuungsvertragsgesetz werden die vertragsrechtlichen Vorschriften des Heimgesetzes abgelöst und weiterentwickelt. Für die Anwendbarkeit des Gesetzes kommt es nicht mehr auf die Einrichtungsform an, maßgeblich sind ausschließlich die vertraglichen Vereinbarungen. Das Gesetz gilt für Verträge, die die Überlassung von Wohnraum mit Pflege- oder Betreuungsleistungen verbinden. Ausgenommen sind Verträge, bei denen neben dem Wohnraum allgemeine Betreuungsleistungen wie die Vermittlung von Pflegeleistungen, Notruf- oder hauswirtschaftliche Versorgungsdienste angeboten werden (▶ Kap. 4).

Mit diesem Vorgehen ist nicht nur ein enormer Bürokratieschub ausgelöst worden. Das ehemalige Bundesheimgesetz gibt es jetzt in 16 Variationen mit deutlich mehr ausführenden Bestimmungen, Richtlinien und Verordnungen auf Länderebene. Dazu gehören auch die Landespersonalverordnungen mit deren unterschiedlichsten Regelungsinhalten. Dies zu berücksichtigen stellt einen nicht unwesentlichen Faktor dar, wenn es um ein bundeseinheitliches Personalbemessungssystem geht. Das bedeutet, dass alle Bundesländer von ihren bisherigen Systemen Abschied nehmen und sich auf ein Neues einlassen müssten.

Gleichwohl stellt sich die Frage nach dem Sinn des gegenwärtigen Systems: Gerade, wenn man an der Grenze zu einem anderen Bundesland mit besseren Pflegeschlüsseln arbeitet. Für den Bewohner bedeutet dies, dass weniger oder mehr Pflegezeit zur Verfügung steht, je nachdem in welchem Bundesland er stationäre Pflegeleistungen erhält. Für die Pflegekraft heißt es, dass sie mehr oder weniger Bewohner in einer vorgegebenen Zeit versorgen muss. Eine abschließende Beantwortung der Frage, warum die Pflegeschlüssel nicht einheitlich definiert sind, ist die Politik bisher schuldig geblieben.

Die Fachkraftquote scheint so etwas wie eine »heilige Kuh« der Pflege in Deutschland zu sein. Anders lässt sich die krampfhafte Verteidigung eines Systems, dem nie wirkliche Fachlichkeit als Ergebnis nachgewiesen wurde, nicht erklären. Böse Zungen behaupten (zu Recht), dass die Politik eine Veränderung deswegen verschiebt, weil der Arbeitsmarkt diese Situation ohnehin erzwingen wird. Und dann kann die Politik sorgenfrei sagen, dass sie bis zuletzt alles für den Erhalt der Fachkraftquote getan hat, diese aber leider nicht mehr zu halten war.

Dabei zeigt sich der Unsinn dieser Quote in vielerlei Hinsicht, was einfach völlig negiert wird. Nicht nur von der Politik, sondern auch von einigen Berufsverbänden, die Angst davor haben, dass ihnen, wenn sie den Unsinn zugeben, die letzten Mitglieder, die sie noch haben, davonlaufen.

Widersinn der heutigen Fachkraftquote

- Die Fachkraftquote hängt vom Schlüssel ab. Die Schlüssel variieren aber enorm zwischen den Bundesländern und das hat unterschiedliche Quoten zur Folge – 50 % wovon? Noch absurder ist es bei den Pflegeschlüsselkorridorwerten: Die Quote hängt vom Korridorwert ab. Eine höhere Quote entspricht mehr Fachkräften, eine geringere Quote entspricht weniger Fachkräften, aber davon bitte jeweils 50 %. Grotesk.
- Die PDL ist in manchen Bundesländern Bestandteil des Pflegeschlüssels, in anderen nicht.
- Die QMB ist in manchen Bundesländern Bestandteil des Pflegeschlüssels, in anderen nicht.
- Der Sozialer Dienst ist in manchen Bundesländern Bestandteil des Pflegeschlüssels, in anderen nicht.
- Nahezu jede »Fachkraft« wird eingestellt: Es zählt nicht die Qualität, sondern die Quantität, nämlich 50 %!
- Die Qualität sinkt, weil das Quotenerfüllungsprinzip vorangeht

Weniger Mitarbeiter sind von Vorteil in Bezug auf:

- Erfordernis der Fachkraftgewinnung
- Wettbewerb (unter Kostenaspekt) der Pflegeeinrichtungen untereinander
- Interessenten/Bewohner fragen nie nach Personalschlüssel
- auf die einfachere Quotenerfüllung.

Diese »Logik« verstehen nur Insider, weil sie die vertraglichen und gesetzlichen Strukturen kennen.

Als erstes Bundesland hat sich Baden-Württemberg getraut, die Fachkraftquote vorsichtig zu öffnen. Es bestehen verschiedene Optionen. Eine Option ist, weiter mit der bisherigen 50 %-Quote zu arbeiten. Eine andere Option ist es, mit einer 40 %-Fachkraftquote zu arbeiten, wenn die in der Landespersonalverordnung benannten Vorgaben dazu eingehalten werden. Gerade auch an der Frage, wie mit einer Fachkraftquote umzugehen ist, wird sich ein neues Personalbemessungssystem nicht vorbeimogeln können.

Vorgehen Landespersonalverordnung Baden-Württemberg

Die Systematik der veränderten Personalverordnung beruht keineswegs einfach auf einem Absenken der Quote, sondern auf einem differenzierten Zusammenspiel unterschiedlicher Anforderungen, welche letztlich alle wie ein Puzzlespiel dazu beitragen, dass die Qualität der Versorgung der Pflegebedürftigen bei gleichzeitiger Berücksichtigung der desaströsen Fachkraftarbeitsmarktsituation gesichert ist.

Vorbehaltsaufgaben für Fachkräfte

- Erstellung und Überwachung der Pflegeprozessplanung
- Beratung von Bewohnerinnen und Bewohnern
- Kommunikation mit Ärzten
- Durchführung von Maßnahmen der Behandlungspflege
- Themenbereich Freiheitsentziehende Maßnahmen
- Einarbeitung, Anleitung, Überwachung von Beschäftigten, die nicht Pflegefachkräfte sind
- Betreuung und Anleitung von Auszubildenden

Qualifikationsabgrenzungen

1. Pflegefachkräfte (Alten- und Krankenpflege)
2. Fachkräfte (gem. Nummer 2, Anlage 1 der LPersVO; ca. 26 aufgeführte Ausbildungen)
3. Assistenzkräfte (gem. Nummer 3, Anlage 1 der LPersVO staatlich anerkannte, mindestens einjährige Ausbildung)
4. Sonstige Kräfte (ungelernte Beschäftigte)

Mögliche Fachkraftbesetzungen

> **Vorgehen LPersVO Baden-Württemberg – »Zwei Varianten Plus«**
>
> (§§ 7, 8, 9 LPersVO in Kraft getreten am 01.02.2016 mit Übergangsregelungen nach § 18 LPersVO)
>
> *Variante 1:* 50/50 (= Quantitative Komponente)
>
> 50 % Pflegefachkräfte und in geringem Umfang andere Fachkräfte
>
> *Variante 2:* 40/40/20 (= Qualitative Komponente)
>
> 40 % Pflegefachkräfte, Umsetzen Vorbehaltsaufgaben,
>
> 20 % Fachkräfte/Assistenzkräfte (Anlage 1; Nr. 2 und 3)
>
> 40 % Nichtfachkräfte (max.)
>
> Die *Variante »2Plus«* ist sehr stark vom Einzelfall geprägt, welche die Notwendigkeit des erforderlichen Personalmix prägt, um eine Abweichung zuzulas-

sen. Dazu gehören die Bewohnerstruktur und die konzeptionelle Ausrichtung der Einrichtung.

< 40/40-Differenz: Fachkräfte/Assistenzkräfte (Anlage 1; Nr. 2 und 3)

Antrag auf Absenken unter 40 % Fachkraftquote,

Voraussetzung: Umsetzen Vorbehaltsaufgaben, 40 % Nichtfachkräfte (max.)

Enquete-Kommission Pflege des Landtags Baden-Württemberg

Aussage der Enquete-Kommission Pflege des Landtages Baden-Württemberg zu der Thematik der Fachkraftquote im Abschlussbericht vom Januar 2016:

> »Eine starre Fachkraftquote ohne Differenzierungsmöglichkeit nach verschiedenen für eine gute Pflege notwendigen Qualifikationen wird von der Enquetekommission abgelehnt.« (Enquetekommission Baden-Württemberg, 2016)

Das Vorgehen in anderen Bundesländern

Aber auch ein weiteres Bundesland hat erkannt, dass es mit der gegenwärtigen Form der Fachkraftquote nicht weiterkommt. In den Landesbezogenen Regelungen in Sachsen-Anhalt zu § 92c SGB XI ist Folgendes zu lesen:

> »Dieses zusätzliche Personal wird nicht Bestandteil des vereinbarten Pflege- und Betreuungsschlüssels und der damit vereinbarten Fachkraftquote, da dem Träger der Einrichtung freigestellt wird, in welchem pflege- und betreuungsbezogenen Prozess das zusätzliche Personal eine Leistungsverbesserung bewirkt«.[36]

In weiteren Bundesländern, wie z. B. Schleswig-Holstein oder Hessen, hat die Landespolitik die Problematik erkannt und lässt die Träger nicht im Regen stehen und die Heimaufsichtsbehörden Sanktionen verteilen. Sie suchen stattdessen im Interesse des Überlebens der pflegerischen Infrastruktur, der Bewohner und Mitarbeiter nach intelligenteren Lösungen als einer Fachkraftquote in der gegenwärtigen Form. Bestehendes ohne Wenn und Aber einfach fortzuschreiben zeugt nicht vom politischem Weitblick geschweige denn von Kenntnis der Sachlage.

Auswirkungen auf das geplante Personalbemessungssystem

- Es muss dringend der Fachkrafteinsatz – auch unter der Berücksichtigung der Arbeitsmarktsituation – neu definiert werden. Das bisherige System ist rein quantitativ am Ende und hat ohnehin nichts mit nachgewiesener, sondern lediglich mit vermuteter Ergebnisqualität zu tun. Das bedeutet eine komplette Neuausrichtung der (Pflege/)Fachkraftquote – weg vom 50 %-Gießkannenprinzip.
- Den Fachkrafteinsatz komplett der Einrichtung überlassen. Diese beschreibt konzeptionell die Vorgehensweise zur Sicherstellung einer fachgerechten Pflege und Betreuung – je nach Klientel und Angebotsform – und belegt dies in der Umsetzung. Orientierung kann hier am ambulanten Vorgehen mit »Vorbehaltsaufgaben« für Fachkräfte in Verbindung mit einer zwingenden Basisschulung aller Mitarbeiter erfolgen (= Anhebung der Qualifikationsniveaus der Pflegehelfer etc.) bei gleichzeitiger Entlastung der Fachkräfte von einfachen Tätigkeiten.

---

[36] Beschluss der Landespflegesatzkommission gem. § 86 SGB XI in Sachsen-Anhalt zur Umsetzung des II. Pflegestärkungsgesetzes (PSG II).

9.2.3 Neuer Pflegebedürftigkeitsbegriff – Aussagen zur Personalausstattung?

- Der neue Pflegebedürftigkeitsbegriff gibt keine Hinweise zur notwendigen Personalausstattung. Interessant ist, dass ausgerechnet diejenigen Bundesländer, die öffentlich besonderes vehement für eine Verbesserung der personellen Rahmenbedingungen eintreten, sich regelmäßig durch niedrige Personalschlüssel auszeichnen (z. B. Niedersachsen) und auch jetzt wieder keine Anhebung im Rahmen des PSG II ab 2017 vorsehen.
- Die Einführung des neuen Pflegebedürftigkeitsbegriffs allein bringt keine Verbesserung der Personalsituation.
- Der neue Pflegebegriff beschreibt zwar den Grad der Selbständigkeit, trifft aber keine Aussagen zu dem für die personelle Besetzung wichtigen individuellen Bedarf der pflegebedürftigen Menschen.
- Das Ergebnis der Begutachtung enthält keine direkten Aussagen darüber, wieviel Zeit der pflegebedürftige Mensch für die notwendige Unterstützung in Anspruch nehmen kann.
- PSG II sieht, mit Ausnahme der Absichtserklärungen in § 113c SGB XI, ein neues Personalbemessungssystem bis 2020 zu entwickeln und zu erproben, keine beschriebenen personellen Verbesserungen vor.

Bundesgesundheitsminister Gröhe: »*Der neue Pflegebedürftigkeitsbegriff verlangt, dass noch in diesem Jahr in jedem einzelnen Land die Personalschlüssel in der stationären Pflege verhandelt und verbessert werden.*« (Springer Medizin Heilberufe 2016)

Auswirkungen auf das geplante Personalbemessungssystem

- Es wäre eine Möglichkeit zu prüfen, inwieweit aus den Anteilen der Module *Pflege* und *medizinische* Versorgung ein Fachkraftanteil abzuleiten ist und gleichermaßen zu prüfen, welche anderweitigen Funktionen und Strukturen zu der übrigen Leistungserbringung unter fachlichen Gesichtspunkten erforderlich sind.
- Dabei muss zwingend die fragwürdige Aufteilung, welche Leistungen der medizinischen Behandlungspflege im stationären und welche im ambulanten Bereich mit welchen unterschiedlichen Qualifikationen erbracht werden dürfen, praxisnah und anforderungsgerecht angeglichen werden.

9.2.4 Pflegeversicherung 1995/1996

Der erste SGB XI - Rahmenvertrag in Baden-Württemberg im Jahr 1996 (Abschluss 12.12.1996) hatte keine Personalanhaltswerte enthalten; das war die damals geltende Struktur kurz nach Einführung der Pflegeversicherung; es bestand die Annahme, dass dies mit Einführung der Pflegeversicherung nicht mehr notwendig sei. In den bestehenden Rahmenvertrag wurden im Jahr 2002 als Ergebnis von Schiedsstellensitzungen (11.09.2002) wieder die Personalschlüssel von 1989 aufgenommen (auf Grundlage der damaligen Kalkulationen) und wegen der negativen Auswirkung der Wochenarbeitszeitverkürzungen auf die Personalschlüssel, um die bis heute geltenden Korridorwerte auf Grundlage der Pflegeschlüssel von 1989 (Beschluss der damaligen Pflegesatzkommission) ergänzt. Dazu – und auch nicht in den Folgejahren – gab es keine neuen Beschlussgrundlagen mehr. Hintergrund waren die

»1989er-Kalkulationen«. Gleichermaßen ist es auch noch aus heutiger Sicht beeindruckend, mit welcher Genauigkeit und Präzision dies 1989 ermittelt wurde. Zielgröße bei den Verhandlungen zum Rahmenvertrag im Jahr 2002 war wieder der Schlüssel von 1 : 2,37. Allerdings mussten nun Richtgrößen für die Pflegestufen definiert werden. Dies wurde in Form der noch heute geltenden Korridorwerte realisiert.

> **Auswirkungen auf das geplante Personalbemessungssystem**
>
> Aufhebung der Sektorentrennung zwischen ambulant und stationär

9.2.5 Nachtdienst: Interventionsbedarf und Dienstbesetzungen

Bevor überhaupt über die quantitative und/oder qualitative Ausstattung der erforderlichen Besetzung im Nachtdienst nachgedacht werden kann, muss man sich über die Bewohnerklientel und deren Pflege- und Interventionsbedarf im Klaren sein. Hier hat zumindest die bayerische Nachtdienst-Regelung Kriterien benannt, in der Baden-Württembergischen Variante fehlen diese völlig, andere Bundesländer stehen dieser »*qualitätsgesicherten Betrachtungsweise*« in nichts nach. Bei denjenigen Regelungen, die sich auf »Kriterien« zu der quantitativen und/oder qualitativen Besetzung im Nachtdienst berufen, ist auffallend, dass insgesamt wenig und wenn, dann nur sehr oberflächlich auf den konkreten Unterstützungsbedarf der Klientelen abgestellt wird. Gegenwärtig stellt es sich so dar, dass es in den meisten Bundesländern keine definitiven Vorgaben gibt, sondern die Besetzung des Nachtdienstes in die Verantwortung der Einrichtungen gestellt ist. Unter der Hand hat sich der Schlüssel von 1 : 50 eingebürgert und, dass mindestens eine Pflegefachkraft im Dienst sein muss.

Welche Tätigkeiten fallen denn überhaupt im Nachtdienst an? Diese Frage zu beantworten ist wichtig, wenn es – unbenommen zunächst von der Anzahl der Mitarbeiter (Quantität) – um die erforderlichen Qualifikationen (Qualität) geht.

9.2.6 Reduzierung der Tagesdienstbesetzung zugunsten der Nachtdienstbesetzung

Die aktuelle Regelung in Bayern aus den Jahren 2015/2016 reduziert die Tagdienstbesetzung zugunsten der Nachtdienstbesetzung. Allerdings nur dann, wenn nicht bereits zuvor eine höhere Nachtdienstbesetzung gegeben war als jetzt vorgegeben, was bei einer Vielzahl von Einrichtungen der Fall sein dürfte, so auch in Baden-Württemberg. Bei einer Einrichtung mit 50 Bewohnern würde die Erhöhung der Nachtdienstbesetzung auf zwei Mitarbeiter mit jeweils zehn Stunden Dienstdauer bei insgesamt unverändertem Pflegeschlüssel die Tagdienstbesetzung um zwei Mitarbeiter, einen im Früh- und einen im Spätdienst, reduzieren. Folge: Die Arbeitsbelastung im Tagdienst und die Anzahl zu leistender Nachtdienste steigt weiter an.

9.2.7 Alternative arbeitsorganisatorische Maßnahmen zur Verstärkung einer Grundbesetzung im Nachtdienst ohne starre Besetzungsvorgaben über Pflegeschlüssel

Der Alltag belegt, dass es durchaus auch unterschiedliche Ansätze geben kann, um die fachgerechte Pflege und Betreuung von Bewohnern im Nachtdienst sicherzustellen. Dazu kommt, dass die Bewohnerklientel keine konstante Größe ist und somit von einem wechselnden nächtlichen Hilfebedarf in Bezug auf die Quantität und Qualität der erforderlichen Besetzung auszugehen ist. Die Ergebnisse der Studie von Schlarmann und Bienstein (Schlarmann & Bienstein, 2015) mit einem durchschnittlichen Verhältnis von 1 : 40,8 machen deutlich, dass die »Vorgaben« aus den Bundesländern mit 1 : 50 im Wesentlichen sogar überschritten werden.

Starre Schlüssel helfen nicht wirklich weiter. Das zeigt sich ganz schnell am alltagspraktischen Umgang mit der Frage, was mit Einrichtungen ist, die jeweils knapp über der Grenze der Besetzungsvorgaben in Bezug auf die vorgegebene Mitarbeiteranzahl liegen. Sind diese Bewohner dort – losgelöst von deren individuellem Interventionsbedarf – gleich zu betrachten wie Bewohnern einer Nachbareinrichtung und einem völlig anderen Unterstützungsbedarf, aber gleich in der Anzahl?

Konkrete Alternativen den Nachtdienst in Bezug auf eine adäquate Bewohnerversorgung zu unterstützen können beispielsweise sein:

Versetzte Spät-Spät und/oder Früh-/Frühdienste

- Unabhängig von der Größe einer Einrichtung besteht immer die Möglichkeit, anfallende Arbeitsspitzen – vor allem am Übergang vom Spät- zum Nachtdienst – dienstplantechnisch zu berücksichtigen.

Überprüfung der bestehenden Arbeitsorganisation in Bezug auf anfallende Tätigkeiten

- Eine Verlagerung von Tätigkeiten in den Nachtdienst zur »Auslastung« des Nachtdienstes bzw. Entlastung des Tagdienstes bei dort reduzierter Besetzung darf sich immer nur auf solche Tätigkeiten beziehen, welche unbenommen von einer nachlassenden Konzentration durchgeführt werden können.

Anzahl der Bewohnerbesuche pro Nacht

- Generell muss in gewissen Abständen die Arbeitsablauforganisation im Nachtdienst hinterfragt werden. Es stellt maximal ein tradiertes »Qualitätsmerkmal« dar, zu allen Bewohner nachts dreimal ins Zimmer zu laufen und so deren Nachtruhe unnötig zu stören.

Technikeinsatz

- Mitarbeiter im Nachtdienst sind heute überwiegend mit Technik ausgestattet, die den Bewohnerruf auf mobilen Endgeräten anzeigt, unbenommen vom aktuellen Aufenthaltsort des Mitarbeiters. Lichtsysteme auf den Fluren, über welche nach Bewohnerrufen Ausschau gehalten werden muss, gehören eher der Vergangenheit an. Der überwiegende Vorteil von Einzelzimmern für die Bewohner hat zu einer deutlichen Zunahme der Einzelzimmer-Anzahl und dadurch zu einer Zunahme der Arbeitsintensität bei unverändertem Mitarbeiterkontingent geführt.

Der nächtlichen Bewohnerversorgung muss unzweifelhaft eine hohe Beachtung zuteilwerden. Gerade in der für manche Bewohner endlosen Stille der Nacht, wird bei Krankheit und/oder Pflegebedürftigkeit noch mehr das Gefühl der Abhängigkeit und des Ausgeliefertseins erlebt. Mit einem flexiblen Nachtdienstpflegeschlüssel auf Basis eines Grundregelungskorridors, der zwingend auch arbeitsorganisatorische Konzepte berücksichtigt, kann qualitativ mehr für die nächtliche Betreuung erreicht werden als mit starren Vorgaben, die unreflektiert eher auf politischem Aktionismus, denn auf Berücksichtigung des tatsächlichen nächtlichen Pflege- und Unterstützungsbedarfs beruhen. Insbesondere einer qualifizierten und verantwortungsbewussten Arbeitsorganisation, die einen 24-Stunden-Überblick in Bezug auf den insgesamt erforderlichen Pflege- und Unterstützungsbedarf für alle Bewohner im Fokus hat, und nicht nur in Schichtfragmenten denkt, kommt hier eine große Bedeutung zu.

> **Auswirkungen auf das geplante Personalbemessungssystem**
>
> Alternative arbeitsorganisatorische Maßnahmen zur Unterstützung einer Grundbesetzung im Nachtdienst, welche ohne starre Besetzungsvorgaben über Pflegeschlüssel einen Spielraum im Sinne einer über 24 Stunden abgestimmten Leistungsplanung für die Pflegebedürftigen, konzeptionell dargelegt, ermöglichen muss.

9.3 Aktuelle Veränderungen bei den Pflegeschlüsseln

Im Zuge der PSG II-Umsetzung haben eine ganze Reihe von Bundesländern die Personalschlüssel/Personalorientierungswerte angehoben. Diese beruhen allesamt auf Überleitungen der Pflegestufenschlüssel zu Pflegegradschlüsseln und haben keinerlei Bezug zu der völlig anderen Herangehensweise des NBA an die Betrachtung von Pflege- und Unterstützungsbedarf. Unbenommen davon ist auch in vielen Bundesländern erst auf politischen Druck von Bundesgesundheitsminister Gröhe hin, eine Anhebung der Personalausstattung erfolgt (vdek 2016).

Die nachfolgende Darstellung (▶ Tab. 9.2) zeigt auszugsweise unterschiedliche Bundeslandbezogene Vorgehensweisen im Rahmen der § 92c PSG II-Anpassungen/Überleitungen der Pflegeschlüssel, die analog zu der historischen Entwicklung derselben, ohne Berücksichtigung des tatsächlichen Leistungsbedarfs, fortgeschrieben werden. Die neue Systematik der Pflegegrade und deren neue Module finden darin keine Beachtung.

Tab. 9.2: Bundeslandbezogene Anpassung des Pflegeschlüssels

Bundesland	»Pflegegrad 0«	Pflegegrad 1	Pflegegrad 2	Pflegegrad 3	Pflegegrad 4	Pflegegrad 5
BE		1:7,25	1:3,90	1:2,80	1:2,20	1:1,80
HH		1:13,40	1:4,60	1:2,80	1:1,99	1:1,77
NRW		1:8,00	1:4,66	1:3,05	1:2,24	1:2,00
BW		1:4,47	1:3,49	1:2,47	1:1,90	1:1,80**
SH		1:5,713	1:4,456	1:3,277	1:2,561	1:2,309**
BY			1:4,02	1:2,70	1:1,99	1:1,80

Tab. 9.2: Bundeslandbezogene Anpassung des Pflegeschlüssels – Fortsetzung

Bundesland	»Pflegegrad 0«	Pflegegrad 1	Pflegegrad 2	Pflegegrad 3	Pflegegrad 4	Pflegegrad 5
MV		In Bearbeitung; Erhöhung der Stufenschlüssel über Schiedsstelle am 25.11.2015 erfolgt.				
SN		Überleitung auf Grundlage der Äquivalenzziffern nach Rothgang; Relation: ca. 1:50 Mehrpersonal				
ST		Die bisherigen Personalschlüssel werden mit den Äquivalenzziffern nach Rothgang personalneutral umgerechnet. Darüber hinaus ist ein Verfahren zur Personalanhebung vorgesehen.				
NI		Begrenzte Personalanhebung ohne Budgetzuwachs; überwiegend mengenneutrale Überleitung.				
HE		Seit dem 01.01.2017 kann eine Verbesserung des Personalschlüssels für den Bereich Pflege und Betreuung vereinbart werden. Dazu wurden neue Äquivalenzziffern seit dem 01.01.2017 ermittelt.				
RP*		1:7,00	1:4,07	1:3,23	1:2,56	1:1,80
		Umrechnung der Personalschlüssel für den Bereich Pflege einrichtungsindividuell für das Jahr 2017 unter Berücksichtigung der Bewohner mit und ohne eingeschränkte Alltagskompetenz. Dabei gilt es, die bestehenden Vereinbarungen aus dem RV § 75 SGB XI mit der Umsetzung der Personalschlüssel spätestens zum 01.01.2019 zu berücksichtigen.					
SL		Pflegestufenunabhängiger einrichtungsindividueller Personalschlüssel für das Jahr 2017. Ziel ist es, ab 2018 wieder über einen einheitlichen Personalschlüssel zu verfügen.				

* bei Neueröffnungen
** Oberer Korridorwert
*** bei Neuinbetriebnahme

BW: Baden-Württemberg, BY: Bayern, BE: Berlin, BB: Brandenburg, HB: Bremen, HH: Hamburg, HE: Hessen, MV: Mecklenburg-Vorpommern, NI: Niedersachsen, NRW: Nordrhein-Westfalen, RP: Rheinland-Pfalz, SL: Saarland, SN: Sachsen, ST: Sachsen-Anhalt, SH: Schleswig-Holstein, TH: Thüringen

Auswirkungen auf das geplante Personalbemessungssystem

- Die Unterschiede in der rein quantitativen Leistungserbringung zwischen den Bundesländern sind den pflegebedürftigen Menschen gegenüber nicht im Ansatz logisch zu erklären.
- Fachleute wissen, dass es sich dabei um Entwicklungen innerhalb der Bundesländer und deren Hoheit zur Ausgestaltung handelt, was die Absurdität des Systems nicht besser macht.
- Die Erklärung mancher Politiker, dass die Länder eben über unterschiedliche finanzielle Möglichkeiten verfügen und sich daher die unterschiedliche Ausgestaltung der personellen Möglichkeiten nach Kassenlage erklären ließe, macht das System eher fragwürdiger als glaubhaft.

9.4 Planungen: Entwicklung und Erprobung eines Personalbemessungssystems

9.4.1 Personalbemessung in Pflegeheimen im PSG II

§ 113c SGB XI

*»(1) Die Vertragsparteien nach § 113 stellen im Einvernehmen mit dem BMG und dem BMFSFJ die **Entwicklung und Erprobung eines wissenschaftlich fundierten Verfahrens zur einheitlichen Bemessung des Personalbedarfs in Pflegeeinrichtungen** nach qualitativen und quantitativen Maßstäben« sicher. Die Entwicklung und Erprobung ist bis zum 30. Juni 2020 abzuschließen. Es ist ein strukturiertes, empirisch abgesichertes und valides Verfahren für die Personalbemessung in Pflegeheimen **auf der Basis des durchschnittlichen Versorgungsaufwands für direkte und indirekte pflegerische Maßnahmen sowie für Hilfen bei der Haushaltsführung unter Berücksichtigung der fachlichen Ziele und Konzeption des neuen Pflegebedürftigkeitsbegriffs** zu erstellen. Hierzu sind **einheitliche Maßstäbe zu ermitteln, die** insbesondere **Qualifikationsanforderungen**, quantitative Bedarfe und die fachliche Angemessenheit der Maßnahmen berücksichtigen. ...«*

9.4.2 Anforderungen und Erkenntnisse in Bezug auf ein neues Personalbemessungssystem

Unbenommen von den einzelnen Anforderungen und Erkenntnissen, die jeweils den speziellen Sachverhalten innerhalb dieses Kapitels unmittelbar zugeordnet wurden, gibt es Anforderungen an ein künftiges Personalbemessungssystem, die in Folge noch ergänzt sind.

- Abschaffung unsinniger Reglementierungsregelungen (siehe z. B. diesbezügliche Anforderungen der Prüfkataloge der Heimaufsichtsbehörden auf Landesebene), die anderen Verordnungen zuwiderlaufen, in nicht geringem Ausmaß behördenseitig als »Gesetze« ausgelegt werden und letztlich keine qualitativen Auswirkungen haben, aber einfacher zu kontrollieren sind, als sich mit dem Pflegebedürftigen auf ein Gespräch dahingehend einzulassen, wie es um die Ergebnisqualität bestimmt ist.
- Keine Schichtbesetzungsvorgaben bzgl. der (Pflege-)Fachkräfte, weil dies nicht den individuellen Anforderungen gerecht wird. Dies führt im Ergebnis zu einer zwangsweisen indirekten Erhöhung der Teilzeitzeitanstellungen.
- Keine Vorgaben zu Bewohner-Gruppengrößen, sondern Überlassung der einrichtungsinternen konzeptionellen Struktur unter Berücksichtigung der jeweiligen Bewohnerklientelen.
- Nicht jeder pflegebedürftige Mensch innerhalb der gleichen Pflegestufe/Pflegegrad hat auch den gleichen Pflegebedarf. Möglichkeit: Vorgabe eines vertraglich vereinbarten Gesamtmitarbeiterkontingents über einen Pflegeschlüssel, der einrichtungsintern entsprechend aufzuteilen ist.
- Der Anleitungsbedarf von Auszubildenden muss in den Landes-Rahmenverträgen anerkannt werden und Berücksichtigung finden. Gegenwärtig wird dieser weitgehend nicht berücksichtigt, aber in einigen Landespflegegesetzen gefordert.

- Vorsicht bei den von Lobbyisten (Gewerkschaften, Berufsverbände, Pflegekammern) formulierten Erwartungen. Diese haben in der Regel wenig mit den Interessen von Menschen mit Pflege- und Betreuungsbedarf zu tun und wenn, dann nur vorgeschoben. Tatsächlich regiert deren Ideologie und Machtstreben.

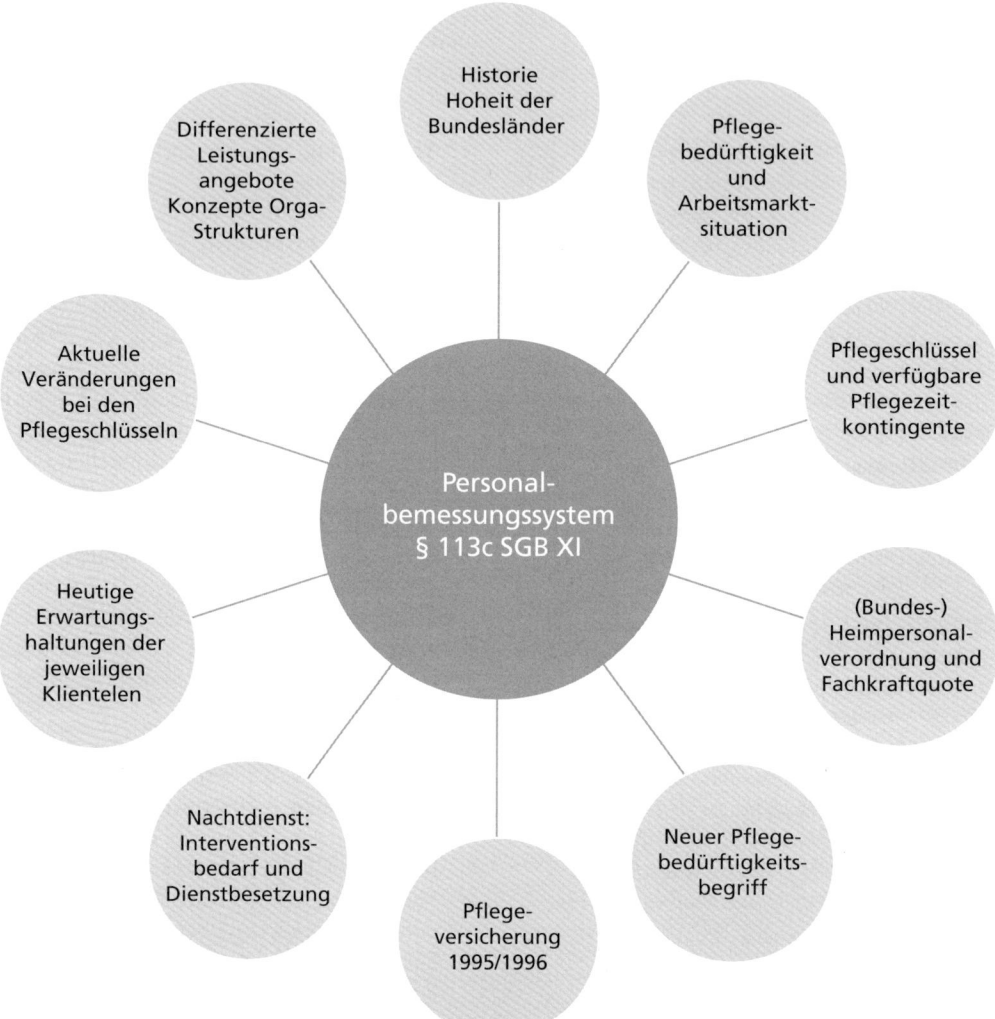

Abb. 9.2: Komplexität einwirkender Faktoren bei der Erarbeitung eines neuen Personalbemessungssystems

9.5 Fazit

Neben der Vielzahl der heutigen Pflege- und Betreuungsangebote in teil- und vollstationären Settings müssen die genannten Strukturen mitberücksichtigt werden und sich letztlich in einem (neuen) Personalbemessungssystem wiederfinden (▶ Abb. 9.2). Wahrlich keine einfache, aber eine hochgradig spannende Aufgabe für die Beteiligten. Hoffen wir, dass diesem Instrument nicht der Wahnsinn der verschiedenen NBA-Kommissionen über Jahre hinweg droht. Gerade bei »neuen« Leistungsformen der letzten Jahre wie der Kurzzeit- und/oder der Tagespflege wurden im Wesentlichen in der Zwischenzeit lediglich, in unterschiedlich qualitativer Form, bestehende vollstationäre Pflegeschlüssel angedockt ohne die erheblich vom vollstationären Bereich abweichenden Leistungsformen und Angebote differenziert zu betrachten.

Bis 2020 soll ein neues Personalbemessungssystem entwickelt und erprobt werden. Ob und wann es eingeführt wird, steht nicht im PSG II. Erprobt wurden schon etliche Systeme, eingeführt davon allerdings keines.

9.6 Literatur

BKK Bundesverband, Essen; IKK Bundesverband, Bergisch Gladbach; Bundesverband der landwirtschaftlichen Krankenkassen, Kassel, Schreiben vom 22.04.1996

Enquetekommission Baden-Württemberg (2016): Pflege in Baden-Württemberg zukunftsorientiert und generationsgerecht gestalten, https://¬www.landtag-bw.de/files/live/sites/LTBW/files/¬dokumente/WP15/Drucksachen/7000/15_7980¬_D.pdf, Abruf: 06.03.2017

Gennrich, R. (2002): Qualitative und quantitative Erfassung des Pflege- und Personalbedarfs durch das Verfahren PLAISIR. In: Igl, G./Schiemann, D./Gerste, B. et al. (2002): Qualität in der Pflege. Schattauer, S. 275-291

Institut Arbeit und Technik (IAT) (Hrsg.) (2015): Pressemitteilung Personallücke in der Versorgung Pflegebedürftiger, http://www.iat.eu/pres¬se/2015/personalluecke-in-der-versorgung-¬pflegebeduerftiger-02062015.html, Abruf: 08.03.2017

Isfort, M. (2013). Der Pflegeberuf im Spiegel der Öffentlichkeit. Bundesgesundheitsblatt-Gesundheitsforschung-Gesundheitsschutz, 56(8), 1081-1087.

Schlarmann, J./Bienstein, C. (2015): Die Nacht in deutschen Pflegeheimen 2015. Universität Witten/Herdecke in Kooperation mit dem Pflege e.V., https://www.uni-wh.de/fileadmin/media/g/¬pflege/forschung/Ergebnisbericht_Die_Nacht_¬in_deutschen_Pflegeheimen.pdf, Abruf: 06.03.2017

Springer Medizin Heilberufe (2016): Deutsche wollen mehr Pflegepersonal, 68, S. 58. doi: 10.1007/s00058-016-2235-z

VDEK Die Ersatzkassen (Hrsg.) (2016): Umsetzung des Pflegestärkungsgesetzes – PSG II. https://¬www.vdek.com/LVen/NRW/Service/Pflegeversi¬cherung/psg-ii.html, Abruf: 21.03.2017

Wingenfeld, K./Ammann, A./Ostendorf, A. (2010): Grundlagen der Personalbemessung in vollstationären Pflegeeinrichtungen. Studie im Rahmen des Modellprogramms nach § 8 Abs. 3 SGB XI

Wipp, M./Sausen, P./Lorscheider, D. (2012): Der Regelkreis der Einsatzplanung: Dienstpläne sicher und effizient erstellen. Hannover: Vincentz Network

10 Grundlagen des Controllings für die Steuerung stationärer Altenhilfeeinrichtungen

Björn Maier, Tanja Maier

Die Anforderungen an das Management und damit auch das Controlling von Pflegeeinrichtungen sind durch die unterschiedlichen gesetzlichen Initiativen der letzten Jahre deutlich angestiegen. Dies betrifft sowohl die Steuerung der Qualität als auch der Wirtschaftlichkeit. Zur Steuerung der Wirtschaftlichkeit ist die Schaffung von Kostentransparenz ein wesentlicher Faktor, aber auch die Leistungen und damit die Erlöse sind von entsprechender Relevanz. Im Fokus eines zielorientierten Controllings muss immer das Ergebnis stehen. Dabei kann das Ergebnis sowohl monetär gemessen werden, als auch – in Zukunft immer relevanter – qualitativ bemessen sein.

Controlling ist dabei als Entscheidungsunterstützungssystem des Managements ein systembildendes und systemkoppelndes Element. Es versucht die bestehenden Informationsasymmetrien zwischen unterschiedlichen Beteiligten bei Entscheidungen auszugleichen. Zu diesem Zweck werden Informationen gesammelt, ausgewertet und aufbereitet, sodass das Management und damit alle Führungskräfte Entscheidungen treffen können.

10.1 Informationssammlung und -generierung

10.1.1 Grundlage der Informationsbeschaffung und Planung

Eine der grundlegenden Aufgaben des Controllings ist die Dokumentationsfunktion als Grundlage der Informationsversorgung des Managements. Diese tritt aufgrund besonderer rechtlicher Rahmenbedingungen und der insgesamt erweiterten Dokumentationspflichten in den meisten Gesundheitsbetrieben noch weit mehr in den Vordergrund als bei anderen Wirtschaftsbetrieben.

Grundlage – insbesondere des operativen Controllings – ist die Dokumentation von Kosten und Leistungen sowie von Erlösen, damit das Ergebnis der betrieblichen Tätigkeit ermittelt werden kann. Im Gegensatz zu anderen Bereichen (Industrie, Handwerk) ist die Durchführung einer Kosten- und Leistungsrechnung im Pflegeheim vorgeschrieben und mithilfe der Pflegebuchführungsverordnung (PBV) reguliert. Darin ist u. a. festgehalten, dass die Pflegeheime eine Kostenartenrechnung, Kostenstellenrechnungen und eine Kostenträgerrechnung durchzuführen haben. Diese Kostenrechnung bildet die Grundlage für die Pflegesatzverhandlungen mit den Kostenträgern.

10.1.2 Pflegebuchführungsverordnung und Kostenrechnung

Im Rahmen der Pflegestärkungsgesetze, aber auch gestützt durch das Bilanzrichtlinie-Umsetzungsgesetz (BilRUG), ist auch eine Überarbeitung und Neufassung der PBV vorgenommen worden. Die Anpassung der PBV ist vor allem auch die Folge der Änderung des Elften und Zwölften Sozialgesetzbuches durch das PSG II vom 21. Dezember 2015 (BGBl. I S. 2424).

Die Grundlagen, welchen die Kosten- und Leistungsrechnung (KLR) im Pflegeheim zu genügen hat, werden im § 7 PBV beschrieben. Die KLR hat demnach die betriebsinterne Steuerung sowie eine Beurteilung der Wirtschaftlichkeit und Leistungsfähigkeit zu ermöglichen. Sie muss die Erstellung der Leistungsnachweise nach den Vorschriften des Achten Kapitels des Elften Sozialgesetzbuches zulassen. Aus diesem Grund werden folgende Anforderungen an die KLR der Pflegeeinrichtungen gestellt:

- Die Pflegeeinrichtungen haben die, aufgrund ihrer Aufgaben und Strukturen, erforderlichen Kostenstellen zu bilden (Kostenstellenrahmen nach dem Muster der Anlage 5 PBV kann angewendet werden).
- Die Kosten und Leistungen sind verursachungsgerecht nach Kostenstellen zu erfassen; sie sind darüber hinaus den anfordernden Kostenstellen zuzuordnen.
- Die Kosten und Leistungen sind verursachungsgerecht den Kostenträgern zuzuordnen (Kostenträgerübersicht nach dem Muster der Anlage 6 PBV kann angewendet werden).

Zu den, durch die gesetzlichen Veränderungen erfolgten, Anpassungen der PBV gehören u. a. die Vorgaben für die Gewinn- und Verlustrechnung sowie der Kontenrahmen für die Buchführung. Außerdem wurde auch der Kostenstellenrahmen für die Kosten- und Leistungsrechnung und die Kostenträgerübersicht weiterentwickelt. Zudem wurden entsprechende klarstellende Regelungen für Übergangsvorschriften eingefügt.

Die wichtigsten Vorschriften der PBV betreffen die Buchführung, den Jahresabschluss, Einzelvorschriften zur Bilanz, die Kosten- und Leistungsrechnung sowie den Kontenrahmen von zugelassenen Pflegeeinrichtungen. Einhergehend mit dem Paradigmenwechsel in der pflegerischen Versorgung und der gewachsenen Bedeutung der Betreuungsleistungen sind künftig insbesondere die zusätzlichen Betreuungsleistungen nach § 43b SGB XI nach einer eigenen Kontenuntergruppe in den verschiedenen Kontengruppen der teilstationären und vollstationären Pflegeleistungen sowie der Leistungen der Kurzzeitpflege zu erfassen. Daraus folgt jeweils eine Anpassung der weiteren Kontenuntergruppen. Weiterhin werden bei den Kontengruppen der ambulanten und teilstationären Pflegeleistungen sowie der Leistungen der Kurzzeitpflege die Erträge aus Angeboten zur Unterstützung im Alltag nach §§ 45a ff. SGB XI ausdrücklich bei den sonstigen Erträgen aufgenommen.

10.1.3 Kostenartenrechnung, Kostenstellenrechnung und Kostenträgerrechnung

Prinzipiell erfüllen die Kostenarten- und die Kostenstellenrechnung im Rahmen der Kostenrechnung genau definierte Aufgaben und bilden damit die Grundlage sowohl der Ansätze der Vollkostenrechnung (u. a. Kostenträgerzeit- und Kostenträgerstückrechnung) und der Teilkostenrechnung (Deckungsbeitragsrechnung).

Bei der *Kostenartenrechnung* handelt es sich um eine Erfassung und Kategorisierung aller im Pflegeheim entstandenen Kosten während einer Abrechnungsperiode. In der Kostenartenrechnung letztlich um eine Aufspaltung der Kosten nach unterschiedlichen Differenzierungsmerkmalen und bestimmten Kriterien. Zum einen ist eine Differenzierung nach der Kostenart möglich, zum Beispiel nach Material-, Personal- oder Infrastrukturkosten. Weitere Varianten wären die Differenzierung nach Einzel- und Gemeinkosten (Grundlage der Vollkostenrechnung) sowie nach variablen und fixen Kosten (Grundlage der Deckungsbeitragsrechnung). Die Kostenartenrechnung gibt einen Überblick »welche Kosten angefallen sind« und bildet damit einerseits die Grundlage für die weitere Kosten- und Leistungsrechnung, andererseits auch die Möglichkeit für interne Vergleiche (Zeitreihenvergleiche, z. B. Personal- vs. Sachkostenanteile) oder auch externe Vergleiche (unterschiedliche Einrichtungen, Betriebsstellen etc.)

Die *Kostenstellenrechnung* verteilt die entstandenen oder angefallenen Kosten auf betriebliche Abteilungen bzw. Positionen, in denen die Kosten entstanden sind. Klassischerweise werden nur die Gemeinkosten auf die Kostenstellen verteilt, während die Einzelkosten direkt den Kostenträgern zugerechnet werden. Das zugrundliegende Hilfsmittel hierfür ist der Betriebsabrechnungsbogen. Die grundlegende Gliederung der Kostenstellen in Pflegeeinrichtungen kann nach der Anlage 5 der PBV erfolgen. Dabei ist aber zu beachten, dass die in Anlage 5 genannten Kostenstellen teilweise nur eine wenig detaillierte Zurechnung auf den Ort der Kostenentstehung (wo?) zulassen und es für die Steuerung und letztlich die Führung der Pflegeeinrichtung sinnvoll sein kann, die entsprechenden Kostenstellen weiter zu unterteilen. Dies kann die Kostentransparenz deutlich erhöhen. Die einfachste Form einer weiteren Untergliederung ist aus den vorhandenen dreistelligen Kostenstellen (etwa 903 Hilfs- und Nebenbetriebe) eine weitere Untergliederung in vierstellige Kostenstellen vorzunehmen (etwa 9031 Hilfs- und Nebenbetrieb x und 9032 Hilfs- und Nebenbetrieb y). Dies bietet sich vor allem bei den Kostenstellen, die unter 90 (Allgemeine Kostenstellen) und 91 (Versorgungseinrichtungen) subsumiert werden, je nach Betriebsgröße an. Die in der Anlage 5 der PBV genannten Kostenstellen wurden in der zweiten Verordnung zur Änderung von Rechnungslegungsverordnung vom 21. Dezember 2016 wie in Kasten 10.1 dargestellt angepasst (▶ Kasten 10.1).

Kasten 10.1: Neufassung der Anlage 5 der PBV

> **In Anlage 5 (Muster, Kostenstellenrahmen für die Kosten- und Leistungsrechnung) werden die Nummern 92 bis 99 wie folgt gefasst:**
>
> **92 Häusliche Pflegehilfe**
>
> 920 Pflegebereich – Pflegegrad 1
> 921 Pflegebereich – Pflegegrad 2
> 922 Pflegebereich – Pflegegrad 3
> 923 Pflegebereich – Pflegegrad 4
> 924 Pflegebereich – Pflegegrad 5
>
> **93 Teilstationäre Pflege (Tagespflege)**
>
> 930 Pflegebereich – Pflegegrad 1
> 931 Pflegebereich – Pflegegrad 2
> 932 Pflegebereich – Pflegegrad 3
> 933 Pflegebereich – Pflegegrad 4
> 934 Pflegebereich – Pflegegrad 5
>
> **94 Teilstationäre Pflege (Nachtpflege)**
>
> 940 Pflegebereich – Pflegegrad 1
> 941 Pflegebereich – Pflegegrad 2
> 942 Pflegebereich – Pflegegrad 3
> 943 Pflegebereich – Pflegegrad 4
> 944 Pflegebereich – Pflegegrad 5
>
> **95 Vollstationäre Pflege**
>
> 950 Pflegebereich – Pflegegrad 1
> 951 Pflegebereich – Pflegegrad 2
> 952 Pflegebereich – Pflegegrad 3
> 953 Pflegebereich – Pflegegrad 4
> 954 Pflegebereich – Pflegegrad 5

96 Kurzzeitpflege

960 Pflegebereich – Pflegegrad 1
961 Pflegebereich – Pflegegrad 2
962 Pflegebereich – Pflegegrad 3
963 Pflegebereich – Pflegegrad 4
964 Pflegebereich – Pflegegrad 5

97 Weitere Leistungen

970 Zusätzliche Betreuung und Aktivierung nach § 43b SGB XI
 971 Leistungen nach § 45b Absatz 1 Satz 3 SGB XI

98, 99 freibleibend

Die Kostenstellrechnung erfüllt insgesamt gleich mehrere Aufgaben: Sie lässt u. a. Kostenvergleiche in der Zeitreihe (Soll-/Ist-Vergleiche) zu und bildet die Grundlage für die Kostenträgerrechnung sowie für abteilungsbezogene Betriebsergebnisrechnungen (»mehrstufige Deckungsbeitragsrechnung«).

Die *Kostenträgerrechnung* ist der letzte Schritt in der Kostenrechnung. Hier werden die ermittelten Kosten auf einzelne Kostenträger nach dem Verursachungsprinzip bzw. anteilsmäßig verrechnet. Kostenträger können Produkte, Produktgruppen, Projekte und Ähnliches sein. In Pflegeeinrichtungen können die im folgenden Kasten (▶ Kasten 10.2) dargestellten Kostenträger nach Anlage 6 der PBV verwendet werden.

Kasten 10.2: Neufassung der Anlage 6 der PBV

In Anlage 6 (Muster, Kostenträgerübersicht) wird der Abschnitt für teil- und vollstationäre Pflegeeinrichtungen wie folgt gefasst:

Für teil- und vollstationäre Pflegeeinrichtungen
 Pflegegrad 1

- Pflegeleistungen
- Unterkunft und Verpflegung

Pflegegrad 2

- Pflegeleistungen
- Unterkunft und Verpflegung

Pflegegrad 3

- Pflegeleistungen
- Unterkunft und Verpflegung

Pflegegrad 4

- Pflegeleistungen
- Unterkunft und Verpflegung

Pflegegrad 5

- Pflegeleistungen
- Unterkunft und Verpflegung

Zusatzleistungen Pflege
Zusatzleistungen Unterkunft und Verpflegung

Die genannten Kostenträger sollten aus der bisherigen Struktur der Kostenträger heraus entwickelt werden. Zur Bildung des Betriebsergebnisses (etwa auf Kostenträgerstück-Basis) ist eine Differenzbildung zwischen der Erlös- und der Kostenrechnung durchzuführen. Die Erlöse für die Kostenträger lassen sich aus den neu gefassten Erlös- bzw. Ertragskonten nach Anlage 4 der PBV ermitteln.

10.2 Informationsauswertung und -aufbereitung

Ein wesentlicher Faktor für die Erreichung der Ziele des Controllings stellt die Auswertung und die darauf aufbauende Darstellung der Ergebnisse der Kosten- und Leistungsrechnung aber auch anderer Controllinginstrumente dar. Eine Form der Aufbereitung der Ergebnisse ist die Aufbereitung in entsprechende anlass- und adressatenbezogene Berichte. Grundlage der betrieblichen Steuerung sollte dabei der Routinebericht sein, der in einer bestimmten zeitlichen Reihenfolge (monatlich, vierteljährlich, jährlich) an die vorgesehenen Entscheidungsträger kommuniziert wird.

Neben dieser Routine- oder Regelberichterstattung sollte das Controlling auch in der Lage sein, dem Management »ad hoc« (z. B. bei krisenhaften Situationen) bzw. aus bestimmten Anlässen (z. B. Betriebsübernahmen) heraus Informationen in Berichtsform zur Verfügung zu stellen.

10.2.1 Technische Grundlagen

Für die Informationsauswertung und -aufbereitung ist eine entsprechende IT-Infrastruktur äußerst hilfreich. Denn nur wenn es gelingt, möglichst alle im Unternehmen gesammelten Informationen zu »veredeln«, kann eine zeitnahe und damit zielgerichtete Steuerung sichergestellt werden. Ähnlich wie in anderen Gesundheitsbetrieben sind auch Pflegeheime häufig geprägt von einer sehr heterogenen IT-Infrastruktur und einer starken Trennung der Kostenerfassung (z. B. Buchhaltungssystem) und der Leistungserfassung (Pflegedokumentation), dazu kommen meist noch weitere Subsysteme in den unterschiedlichen Betriebsfunktionen (z. B. Beschaffung, Nebenbetriebe, Hygienemanagement).

Zur reibungslosen Betriebssteuerung muss es nun gelingen, die Informationen aus diesen Subsystemen über entsprechende Schnittstellen auszuleiten und in einem System zur Datenaufbereitung zu sammeln und entsprechend auszuwerten. Ein solches Datawarehouse hat gegenüber einfachen Tabellenkalkulationsprogrammen (z. B. Excel) den Vorteil, dass hier Datenflüsse und Berichte besser standardisiert werden können und auch Sonderabfragen integrierbar sind. Außerdem gelingt damit auch eine adressatengerechtere Steuerung des Berichtssystems. Die entsprechenden Informationen können nach unterschiedlichen Führungsebenen in unterschiedlichen Berichten zusammengefasst und adressatengerecht erstellt werden. Eine Weiterführung dieses internen Berichtswesens stellt dann die Nutzung externer Quellen (GFK Daten, Daten der Gesundheitsberichterstattung) dar. Damit sind dann auch Potenzialanalysen und Aussagen über zukünftige Entwicklungen möglich (Business Intelligence/Data Mining). Die IT-Systeme erlauben darüber hinaus eine Aufbereitung der Daten in ansprechender Form, etwa durch entsprechenden grafische Elemente (Ampelsteuerung/Tachoblätter etc.). Dies erleichtert die Informationsaufnahme beim Adressaten.

10.2.2 Kennzahlen zur Steuerung von Pflegeeinrichtungen

Die Kennzahlen, welche den einzelnen Adressaten auf Grundlagen der Kosten- und Leistungsrechnung und anderer Informationssysteme zur Verfügung gestellt werden, ergeben sich aus dem Zielsystem der Pflegeeinrichtungen. Die Ziele sind möglichst in Kennzahlen bzw. Indikatoren herunterzubrechen und sollten mit einer Ergebniserwartung verknüpft werden. Ent-

10.2 Informationsauswertung und -aufbereitung

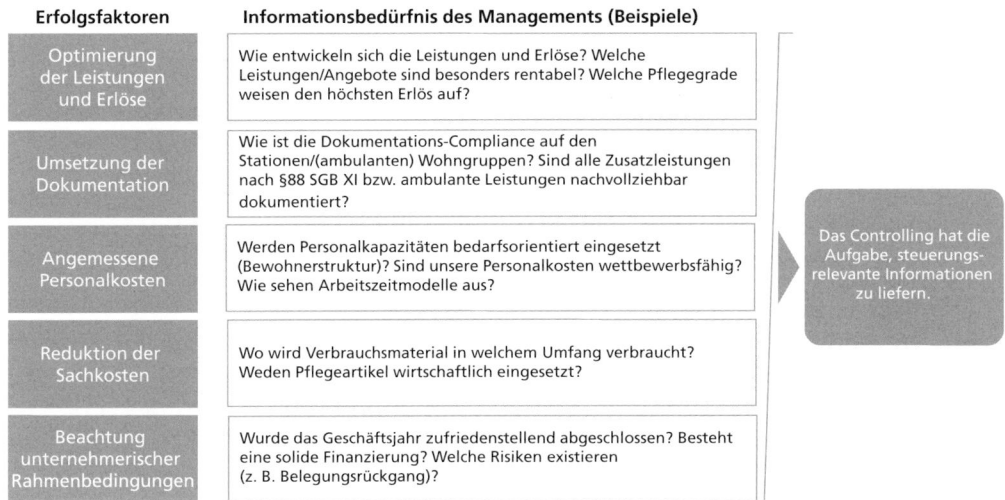

Abb. 10.1: Interessensobjekte im Controlling von Pflegeeinrichtungen (modifiziert nach Heitmann/Hecke 2013, S. 65)

sprechend müssen dann die Einflussfaktoren (»Treiber«) für die einzelnen Ergebnisse identifiziert und berichtet werden. Neben den Ergebniskennzahlen (Jahresüberschuss/Betriebsergebnis) stellen natürlich die Erlös-, Leistungs- und Kostenkennzahlen einen wesentlichen Mehrwert für die Steuerung dar (▶ Abb. 10.1).

Im Rahmen der Planung erfolgt auf Ebene der Gesamteinrichtung eine integrierte Planung der Leistungen, Bilanz, Gewinn- und Verlustrechnung (GuV) und Liquidität, welche anschließend in die relevanten Zielgrößen der jeweiligen Organisationseinheiten herunterzubrechen sind. Es schließt sich die unterjährige Kontrolle der Zielerreichungen an. Dazu ist zunächst Transparenz über die Ausprägung der Zielgrößen herzustellen. Anschließend werden die Ist-Kennzahlausprägungen mit den Plangrößen oder mit Benchmarks verglichen und beurteilt. Bei Abweichungen sind im dritten Schritt entsprechender Handlungsbedarfe zu identifizieren und Gegensteuerungsmaßnahmen zu definieren und einzuleiten.

Die für die Steuerung zu verwendenden Zielgrößen sollten als Kennzahlen definiert werden. Kennzahlen verdichten Informationen und stellen somit die zentralen Indikatoren für den Erfolg eines Unternehmens zielgerichtet und komprimiert dar. Darüber hinaus helfen gut definierte Kennzahlen bei der Abbildung von Ursache-Wirkungs-Zusammenhängen einzelner Entscheidungen auf den Unternehmenserfolg. Eine Steuerung nur auf absoluten, z. T. monetären, Kennzahlen, ist hingegen nicht sinnvoll, da die reale Vergleichsbasis und ggf. auch die Einwertung von Benchmarks in Bezug auf die Zielvorgabe fehlen. Verhältniskennzahlen vereinfachen die Festlegung und Kontrolle von Zielen und lassen sich intern wie auch extern vergleichen. Mögliche Kennzahlen für ein Kennzahlenset werden in den Abbildungen 10.2–10.4 (▶ Abb. 10.2, 10.3 und 10.4) für unterschiedliche Bereiche dargestellt.

Neben den hier aufgeführten meist struktur- bzw. ergebnisorientierten Kennzahlen können auch Prozesskennzahlen (etwa Wartezeiten, Betreuungszeiten etc.) die Steuerung von Pflegeeinrichtungen unterstützen und dabei helfen, die Ergebnisse zu verbessern.

10 Grundlagen des Controllings für die Steuerung stationärer Altenhilfeeinrichtungen

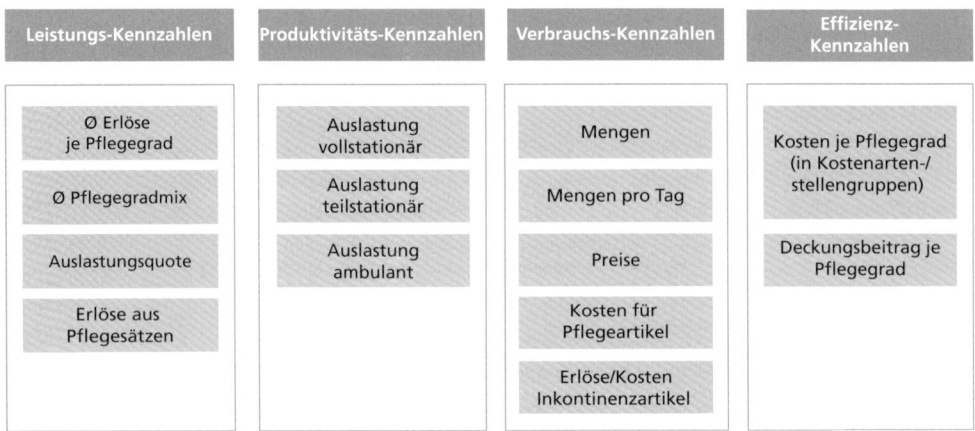

Abb. 10.2: Allgemeine Kennzahlen zur Steuerung

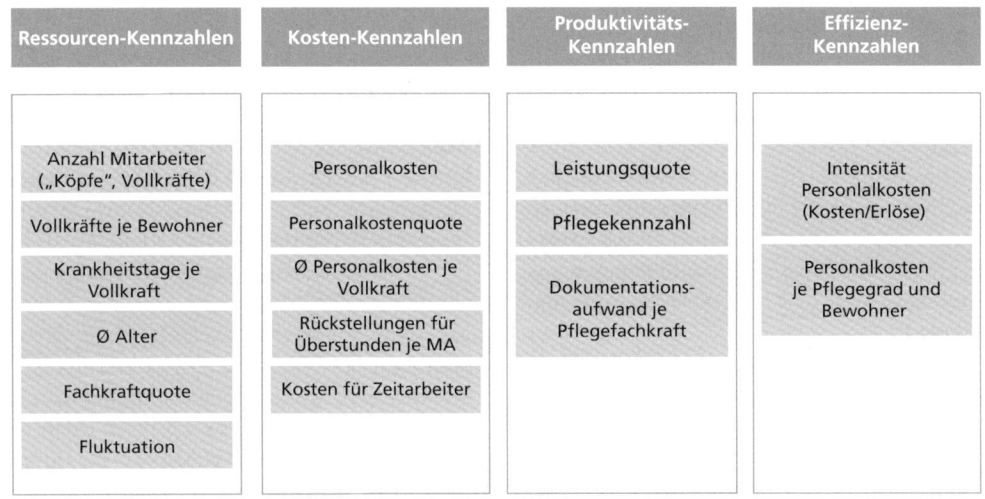

Abb. 10.3: Kennzahlen zur Personalkostensteuerung

Erfolgs-Kennzahlen	Risiko-Kennzahlen	Finanzierungs-Kennzahlen	Liquiditäts-Kennzahlen
Jahresüberschuss	Netto-Risiko	Eigenkapital-Quote	Kumulierter Cash Flow
Betriebsergebnis (EBITDA*)	Risikotragfähigkeit	Fremdkapital-Quote	Liquidität 1. Grades
EBITDA-Marge		Anlagendeckungsgrad	

* EBITDA ist die Abkürzung für „Earnings before Interests, Taxes, Depreciation and Amortisation", d. h. das „Ergebnis vor Zinsen, Steuern und Abschreibungen"

Abb. 10.4: Kennzahlen zur Steuerung der Ergebnis-/Finanz-/Risikolage

10.3 Entscheidungsunterstützung und Kommunikation

Die Entscheidungsunterstützung sollte im Allgemeinen mit einem Kommunikationsplan gekoppelt sein. So müssen operative Ergebnisse und Entwicklungen möglichst in einem monatlichen bzw. vierteljährlichen Rhythmus mit den jeweiligen Führungskräften besprochen werden, während strategische Entwicklungen mindestens jährlich beobachtet und besprochen werden sollten.

Zum Aufbau eines zielorientierten Controllingsystems gehört der Einsatz entsprechender Instrumente. Diese Instrumente haben die Aufgabe, Steuerungsinformationen zu generieren und ggf. auch die entsprechenden Informationen für den Adressaten zu veranschaulichen. Im Rahmen dieses Beitrags sollen einige wenige Instrumente angesprochen werden, die beispielhaft dazu dienen, diese Aufgabe zu erfüllen und einen entsprechenden Mehrwert für Führungskräfte generieren.

10.3.1 Adressatengerechtes Reporting

Das zentrale Instrument für die Kommunikation der Kennzahlen an die Führungsebene ist das Berichtswesen (hier auch Reporting genannt). Das Berichtswesen hat die Aufgabe, die Entscheidungsträger im Unternehmen mit den Informationen zu versorgen, die sie für ihre alltäglichen Tätigkeiten und Entscheidungen benötigen. Dazu erwarten die Berichtsempfänger (ggf. ohne dies entsprechend zu formulieren), die relevanten Daten hinsichtlich Inhalt, Parametrisierung und Darstellung, in verlässlicher Qualität, zur gewünschten Zeit und im richtigen Format.

Nur mit einer daran angelehnten Empfängerorientierung im Controlling wird das Management wirksam und effizient unterstützt. Dazu gehört nicht nur, die gewünschten Informationen zu berichten, sondern eben auch, die im ersten Schritt nicht benötigten Informationen zu vermeiden. Dies bedeutet eine Zeitersparnis sowohl für den Berichtsempfänger als auch Berichtsersteller. Für die Konzeption eines steuerungsrelevanten und gleichzeitig standardisierten, schlanken Berichtswesens sollte in vier Schritten vorgegangen werden:

1. Aufstellung einer Berichtslandkarte »Ist« mit Berichten, Empfängern und Turnussen
2. Aufstellung einer Berichtslandkarte »Soll«, die auf Basis der Bedürfnisse der unterschiedlichen Berichtsempfänger eine hierarchische Struktur entsprechend der Reporting-Pyramide umsetzt
3. Inhaltliche Konzeption der einzelnen Berichte: Definition der Kennzahlen und deren Darstellung in den Berichten (z. B. anhand einer Adressatenbefragung der aktuellen Berichte)
4. Technisch-organisatorische Umsetzung geeigneter Berichtserstellungs- und Verteilungsprozesse: Unter anderem Festlegung von Datenquellen, Berichtsformaten und -medien, Berichtskalender und Aufgabenverteilung

Idealerweise enthält ein Berichts-Set für alle Steuerungsebenen ein sogenanntes Cockpit, welches die wesentlichen steuerungsrelevanten Kennzahlen für die Entscheidungsträger der jeweiligen Ebene zusammenstellt. Es stellt so die aktuelle Situation im Überblick dar. Daran anknüpfend werden sodann für jede Steuerungsebene die weiteren Berichte je nach Bedarf unterschieden. Für die Entscheidungen auf Einrichtungsebene (oder gar Ebene eines gesamten Trägers) sind Berichte relevant, die die Ergebnissituation darstellen sowie einen detaillierten Einblick in die aktuelle Kostensituation geben. Darüber hinaus werden vergleichende Berichte über den Deckungsbeitrag oder über Leistungskennzahlen der jeweiligen Abteilungen im Überblick angeboten. Für die Abteilungen wird als zentrales Steuerungsinstrument etwa die Deckungsbeitragsrechnung als Bericht zur Verfügung gestellt. Für weitere Analysen werden zudem ggf. Detailleistungs- und Detailkostenberichte bzw. Budgeterreichungsgrade angeboten.

10.3.2 Budgetierung

Budgetierung ist ein zielorientiertes Planungs- und Steuerungs-, aber auch ein Kontrollinstrument, das der internen Abstimmung und Allokation von Ressourcen dient. Die Betriebsbereiche, Abteilungen, ggf. aber auch einzelne Mitarbeiter sollen in diesem Rahmen höhere Freiheitsgrade erhalten. Durch die Kopplung mit Zielen und individuellen bzw. kollektiven Anreizsystemen wird sichergestellt, dass die Budgets in Richtung einer Nutzen- und Wirksamkeitsmaximierung der Organisation eingesetzt werden. Das Budget wird mithilfe verschiedener Budgetierungsmethoden den einzelnen Einheiten bzw. Abteilungen zugewiesen. Die Zuweisung der Budgets kann beispielsweise über den zuvor durchgeführten integrierten Planungsansatz erfolgen. So ist ein Bezug zwischen den geplanten Leistungen und den zugewiesenen Ressourcen erkennbar und es bleibt trotzdem die notwendige Flexibilität im Bereich der Leistungserbringung für die einzelnen Bereiche erhalten. Budgets sind insbesondere auch für die Nebenbetriebe ein wirksames Steuerungsinstrument.

Wichtig ist dabei, aus den allgemeinen Budgetierungsgrundsätzen heraus, einige Grundregeln zur Budgetfindung zu beachten. Diese sind u. a.:

- *Partizipative Entwicklung der Budgets:* I.d.R. wird die partizipative Entwicklung der Budgets durch einen Gegenstromansatz in der Planung der Budgets mit Elementen einer »Top-down«- und »Bottom-up«-Planung berücksichtigt.
- *Getrennter Ausweis von beeinflussbaren und nicht-beeinflussbaren Kosten:* Gerade in Dienstleistungsbetrieben gibt es eine große Anzahl von Kosten, die den indirekten Gemeinkosten zuzurechnen sind. Durch die nicht erkennbare Umlage der Kosten, die vom Budgetverantwortlichen nicht beeinflussbar sind, kann das Budget sonst seine Motivationswirkung verlieren.
- *Zuständigkeiten bei der Bildung der Kostenstellen und Budgetbereiche möglichst synchron zuweisen:* Das bedeutet, dass Kosten von unterschiedlichen Fachbereichen möglichst nicht auf gleiche Kostenstellen gebucht werden, da sonst keine eindeutige Verantwortung mehr bestimmt werden kann.
- *Synchronisation:* Die Forderung nach Synchronisation steht in engem Zusammenhang mit der motivierenden Wirkung von Budgets. Verstärkt wird diese Wirkung noch, wenn durch das Erreichen bzw. Unterschreiten eines Budgetansatzes gleichzeitig ein Bonus bzw. Malus ausgelöst wird. Diese Bindung an ein Anreiz- und Zielsystem kann bei richtigem Einsatz zu einer verbesserten Steuerung der Organisation führen.

Wichtig ist auch, darauf hinzuweisen, dass die Steuerungswirkung von Budgets nur erreicht wird, wenn dem Budgetverantwortlichen nach entsprechendem frühzeitigem Abgleichen der Ist- und Soll-Zahlen (normalerweise monatlich/ggf. quartalsweise) signalisiert wird, dass seine Budgetierung zu entsprechenden Auswirkungen bzw. Sanktionen führt.

10.3.3 Teilkostenrechnungen und Werttreiberbäume

Das Grundmodell der Deckungsbeitragsrechnung beruht auf der Annahme, dass nicht alle Kosten »entscheidungsrelevant«

sind, sondern nur die zusätzlich durch die Leistungserstellung anfallenden Kosten (z. B. bei zusätzlichen externen Belieferungen).

> Deckungsbeitrag (DB) =
> Erlöse (E) – Variable Kosten (VK)
>
> Ziele der Deckungsbeitragsrechnung:
>
> - Kurzfristig: DB pro Stück/pro Dienstleistung
> - Langfristig: Summe der DB = FK (fixe Kosten)

Der Einsatzbereich der Deckungsbeitragsrechnung ist für eine ganze Reihe von Fragestellungen möglich. Im Kern liegen ihr allerdings drei Anwendungsgebiete zugrunde:

- Führt die Leistungserstellung zu einem nicht negativen Deckungsbeitrag? Das bedeutet: Erhöht sich durch die Leistungserstellung der Verlust nicht bzw. gelingt es, zur Fixkostendeckung beizutragen?
- Mit der Umsetzung bzw. Durchführung welcher Alternativen wird insgesamt der höchste Deckungsbeitrag erreicht?
- Durch welchen Mix an Aktivitäten bzw. Leistungen wird die Summe der Deckungsbeiträge maximiert?

So kann u. a. beurteilt werden, ob die Erbringung zusätzlicher Leistungen (z. B. ambulante bzw. teilstationäre Leistungen/Betreuungsleistungen) wirtschaftlich ist. Darüber hinaus ist die Steuerung des kompletten Leistungsprogramms und hier besonders die Engpasssteuerung mithilfe der Deckungsbeitragsrechnung möglich.

Einfache Deckungsbeitragsrechnung (Direct Costing)

Bei der einfachen Deckungsbeitragsrechnung werden alle Fixkosten vom Gesamtdeckungsbeitrag abgezogen. Die Qualität der Entscheidung ist dabei an die Voraussetzung gebunden, dass in der Kostenartenrechnung eine genaue Trennung zwischen variablen und fixen Kosten erfolgt und diese korrekt dokumentiert wird.

Kurzfristig können – gemäß der oben dargestellten Sichtweise – Aufträge bzw. Leistungsprozesse durchgeführt werden, wenn deren Deckungsbeitrag nicht negativ ist (z. B. Shared Service, Essenbelieferung anderer Einrichtungen, ambulante/Tages-Pflege). Mittel- und vor allem langfristig gilt allerdings, dass die Summe aller Deckungsbeiträge die fixen Kosten (FK) des Betriebs decken muss. Das bedeutet allerdings nicht, dass jeder einzelne Kostenträger langfristig »seine« Vollkosten zu decken hat.

Mehrstufige Deckungsbeitragsrechnung

Die mehrstufige Deckungsbeitragsrechnung stellt eine Erweiterung des zuvor aufgezeigten Ansatzes dar. Dabei ist es elementar, dass es zu einer Aufspaltung der Fixkosten nach der Zurechenbarkeit auf einzelne Bereiche kommt. Es entsteht so ein Modell, in dem die Wirtschaftlichkeit bzw. der Wertbeitrag zum Ergebnis einzelner Bereiche in mehreren Schichten – ähnlich wie bei einer Zwiebel – betrachtet wird (▶ Abb. 10.5). Im Kern befindet sich dabei die Betrachtung des schon zuvor dargestellten Deckungsbeitrags. Dieser Deckungsbeitrag wird im Modell der mehrstufigen Deckungsbeitragsrechnung als DB I bezeichnet. Aufbauend auf diesem DB I werden dann weitere Deckungsbeiträge (z. B. DB II–IV) berechnet. Die Summe des letzten errechneten Deckungsbeitrags (hier: DB II) aller Betriebsbereiche muss langfristig die nicht aufzuteilenden Kosten des Betriebs decken. Dies sind bspw. die Gehälter der Geschäftsführung oder die Grundkosten des Gebäudes. Theoretisch lassen sich auf Grundlage dieses Kalküls so viele Deckungsbeiträge berechnen, wie Fixkostenschichten

10 Grundlagen des Controllings für die Steuerung stationärer Altenhilfeeinrichtungen

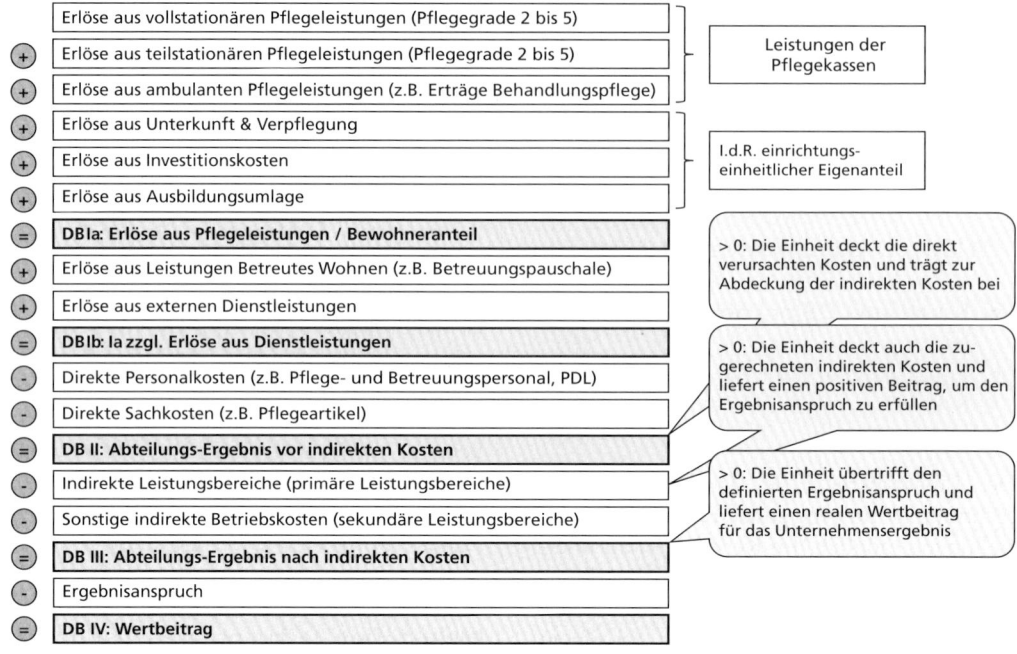

Abb. 10.5: Abteilungsbezogene Deckungsbeitragsrechnung im Pflegeheim

in einer Organisation festgelegt werden können Die Organisation muss nun strategisch entscheiden, ob sie den Auftrag durchführen will oder nicht.

Die mehrstufige Deckungsbeitragsrechnung ist ein sehr guter Ansatz für die Identifikation von verlust- bzw. gewinnbringenden Bereichen der Organisation. Es entsteht in diesem Verfahren nicht die Problematik, dass einzelne Kostenzurechnungen auf Abteilungen geschätzt werden müssen und damit etwaige Ungenauigkeiten im Verfahren entstehen. Die einzelnen Fixkostenschichten werden für die jeweilige Bewertung und ggf. die darauf aufbauende Entscheidung am Ort ihrer Entstehung berücksichtigt.

Werttreiberbaum

Die beschriebene abteilungsbezogene Deckungsbeitragsrechnung ist ein ideales Instrument zur unterjährigen (monatlichen oder vierteljährlichen) Messung der Ergebnisentwicklung einer Fachabteilung im Rahmen eines Plan-Ist-Abgleichs oder eines Vorjahresvergleichs. Dabei kann an den einzelnen Deckungsbeitragsstufen schnell abgelesen werden, welche Kostenartenbereiche (direkt verursachte Kosten, zugerechnete Kosten) gedeckt werden und ob der vereinbarte Zielwert (Ergebnisanspruch) erreicht wurde. Um bei Abweichungen von den definierten Zielen entsprechend einzelne Handlungsmaßnahmen ableiten zu können, ist eine Deckungsbeitragsrechnung dann gut geeignet, wenn der jeweilige Entscheider die dahinterliegenden Werttreiber und deren Ursache-Wirkungs-Beziehungen auf das Ergebnis vor Augen hat.

Dies ist beim kaufmännischen Management quasi per Qualifikation und dem Erfahrungshintergrund aus dem Tagesgeschäft gegeben. Für pflegerisch oder anders qualifizierte Führungskräfte sind diese Zusammenhänge häufig nicht hinreichend transparent, sodass sie sich allein auf Basis einer Deckungsbeitragsrechnung schwertun, zielgerichtet Maßnahmen zu formulieren. Dies ist damit zu erklären, dass die eigentlichen Werttreiber, die eine pflegerische Führungskraft im Rahmen ihrer Abteilungsverantwortung steuern kann (z. B. Anzahl und Kosten des eingesetzten Personals, Verteilung der Pflegegrade bzw. Einstufung der Bewohner) in der Deckungsbeitragsrechnung weder sichtbar sind, noch die Ursache-Wirkungs-Zusammenhänge transparent werden. Mit Hilfe eines sogenannten Werttreiberbaumes kann diese Verknüpfung und Transparenz zwischen Abteilungsergebnis und relevanten Ergebnistreibern hergestellt und damit eine Basis geschaffen werden, auf der auch ein betriebswirtschaftlich ungeübter Entscheider intuitiv konkrete Maßnahmen zur Ergebnisverbesserung ableiten und formulieren kann.

Im Werttreiberbaum wird eine Spitzen-Zielkennzahl, sinnvollerweise das Ergebnis einer Fachabteilung, stufenweise in seine Einflussfaktoren, die sogenannten »Werttreiber«, zerlegt. Diese Werttreiber sind operative Leistungs-, Ressourcen- und Preisgrößen, die direkt die Kosten und Erlöse beeinflussen. Die Werttreiber sind die Hebel, mit deren Veränderung direkt Einfluss auf das Abteilungsergebnis genommen werden kann. Der Werttreiberbaum dient damit als Analyse- und Kommunikationsinstrument und verdeutlicht den Verantwortlichen jeder Management-Ebene die Zusammenhänge von Leistungen, Erlösen/Kosten und der Ertragssituation der Abteilung. Durch die für pflegerisches und therapeutisches Personal nachvollziehbare Darstellung der kaufmännischen Zusammenhänge können die Positionen besser interpretiert und Ansatzpunkte für Optimierungen gefunden werden.

Damit wird zum Beispiel deutlich, wie sich durch einen unterschiedlichen Pflegegradmix bei den Bewohnern eine Veränderung in den Erlösen ergibt. Damit wird außerdem Transparenz darüber hergestellt, wie durch die Belegung der Einsatz von Personal im Pflege- und Betreuungsbereich mit unterschiedlichen Qualifikationen zu unterschiedlichen Erlös-/Kostenverhältnissen führt und wie durch Anpassung des Personaleinsatzes entsprechend das wirtschaftliche Ergebnis beeinflusst werden kann. Dabei muss natürlich darauf geachtet werden, dass die überarbeiteten Personalschlüssel (nach Bundesland) zu notwendigen Veränderungen für die Steuerungsinstrumente und Kennzahlensysteme führen und als »Standard« ausgewiesen werden müssen.

10.4 Fazit und Ausblick

Die wirtschaftliche und qualitative Steuerung von Pflegeeinrichtungen unterliegt mit den gesetzlichen Veränderungen einem Wandlungsprozess. Das Management braucht als Grundlage zukunftsfähiger Entscheidungen entsprechende Informationen, die ein zielorientiertes Controlling erlauben. Dies bedeutet zunächst einmal, dass berücksichtigt werden muss, dass sich die Erlösstrukturen der Leistungen deutlich verändert haben. Darauf aufbauend muss sowohl die Dokumentation der Leistungen (Einstufung der Bewohner, Erlöszuordnungen) als auch die Zuordnung der entsprechenden Kosten angepasst werden.

Um ein fortschrittliches und proaktives Controlling zu haben, darf sich dies aber nicht nur in der Anpassung der Dokumentation und der KLR erschöpfen. Es müssen darüber hinaus Instrumente implementiert werden, die in der Lage sind, die aus der KLR und anderen Informationsquellen gewonnen Informationen zielgerichtet aufzubereiten und dann entsprechend auch den Führungskräften zu kommunizieren.

Wichtig ist auch der Hinweis, dass die im Controlling generierten Informationen nicht nur das operative Management unterstützen, sondern zusammen mit weiteren Informationsinstrumenten auch in die strategische Steuerung und damit Positionierung der Einrichtung zukünftig einfließen müssen. So entwickelt sich das Controlling von einer auf Kostenrechnung fokussierten Abteilung, die die Pflegesatzverhandlungen unterstützt und den einrichtungseinheitlichen Eigenanteil ermittelt, zu einem System, das der ganzheitlichen Steuerung der Pflegeeinrichtung dient.

10.5 Literatur

Maier, B. (2014): Controlling in der Gesundheitswirtschaft. 1. Aufl., Kohlhammer, Stuttgart

Schierenbeck, H./Wöhle, C. B. (2008): Grundzüge der Betriebswirtschaftslehre. 17. Aufl., Oldenbourg, München

Heitmann, C./Hecke, J. (2013): Determinanten und Herausforderungen des neuen Entgeltsystems aus Sicht von Management und Controlling, in: Maier, B./Heitmann, C./Rau, F. et al. (Hrsg.): Psych-Entgeltsystem: Rahmenbedingungen, Umsetzungshilfen, Erfolgsfaktoren; 1. Auflage, 2013; S. 62-97

11 Change-Management

Björn Maier, Tanja Maier

11.1 Strategieentwicklung und Change-Management

Die stationären Einrichtungen und ambulanten Pflegedienste müssen sich auf die gesetzlichen Änderungen durch die Pflegeversicherungsgesetze I bis III einstellen. Bisherige Geschäftsmodelle und Modelle zur Erlössteigerung und -sicherung sind an die neuen Regelungen anzupassen. Darauf aufbauend sind die Mitarbeiter hinsichtlich der Neuerungen wie beispielsweise neues Begutachtungsassessment (NBA), neuer Pflegebedürftigkeitsbegriff und die damit verbundene Umstellung der Pflegedokumentation rechtzeitig zu schulen und in die Veränderungsprozesse mit einzubeziehen. Aufgabe des Change-Managements ist die Umsetzung der (strategischen) Unternehmensziele, das bedeutet u. a. der neu entwickelten Geschäftsmodelle anhand konkreter Aktionen. Die Zielsetzung besteht in der Entwicklung einer lernenden Organisation, die sich an die sich verändernde Umwelt anpassen kann.

11.1.1 Grundlagen des Change-Managements

Definition Change-Management

Change-Management ist ein proaktiver, ganzheitlicher Ansatz, um betriebliche Veränderungen zielorientiert zu gestalten, zu lenken aber auch zu kontrollieren. Dies bedeutet, dass für die Durchführung eines erfolgreichen Change-Management-Prozesses einerseits die Grundsätze des Managementzyklus aus Planung, Realisation und Kontrolle und andererseits die Anforderungen an eine erfolgreiche Organisationsentwicklung zu beachten sind.

Das Change-Management – im Sinne eines ganzheitlichen Ansatzes – beinhaltet folgende Aspekte:

- Was?
  - Welche Veränderungen sollen herbeigeführt werden?
  - Welche Zielsetzung hat die geplante Veränderung (z. B. Kostensenkungsprogramme, Qualitätsziele, Steigerung der Kundenzufriedenheit, Erweiterung des Portfolios)?
  - Welche Methoden und Standards sollen eingeführt bzw. verwendet werden (z. B. Expertenstandards, NBA)?
- Wie?
  - Welche Prozesse und Abläufe müssen festgelegt bzw. neu modelliert werden (z. B. Dokumentation, Pflegemodell, Aufnahme neuer Kunden, Beratungsgespräche)?
  - Wie sehen die neuen Soll-Prozesse aus? Sind diese an der Zielsetzung ausgerichtet?
  - Wie werden die Veränderungen umgesetzt (z. B. Planung und Durchführung der Projekte)?

- Wo?
  - Welche Organisationen und Organisationseinheiten sind von den Veränderungen betroffen (z. B. ambulanter Dienst, Wohngruppen, Betreuungskräfte, Pflegefachkräfte)?
  - Welche geeigneten Pilotbereiche (z. B. Stationen, ambulanter Dienst) gibt es? Welche (Macht-)Konstellationen liegen in diesem Kontext vor und wie wird damit umgegangen (z. B. Wettbewerber)?
- Wer?
  - Wer übernimmt die Projektleitung? Sollen externe Berater hinzugezogen werden?
  - Welche (relevanten) Stakeholder gibt es? Wie werden Stakeholder informiert und in das Projekt eingebunden (z. B. Gesellschafter, Mitarbeitervertretung, Führungskräfte, Angehörige, Ehrenamtliche)?

Die Grundlage für das Change-Management ist das strategische Management, da aus den strategischen Programmen die Zielvorgaben für das Change-Management abgeleitet werden. Die Aufgabe des Change-Managements besteht in der Operationalisierung der Zielvorgaben und deren Umsetzung.

Die Ziele des Change-Managements sind u. a.:

- Die Veränderungsprozesse sind proaktiv gestaltet (z. B. First-Mover-Strategien).
- Neue Strategien sind entwickelt und in strategischen Programmen operationalisiert. Relevante Kennzahlen für die Steuerung und Kontrolle sind festgelegt (▶ Abschnitt 11.5).
- Die neuen Strategien und Prozesse sind auf allen Unternehmensebenen verankert. Nach Möglichkeit ist ein Pilotprojekt geplant, überwacht und evaluiert (▶ Abschnitt 11.3).
- Ein Rollout-Plan mit entsprechender Kommunikationsstrategie ist erstellt (▶ Abschnitt 11.4).
- Die Kommunikation in der Organisation ist sichergestellt. Die Mitarbeiter sind informiert und in die Veränderungsprozesse einbezogen. Ein Feedback der Mitarbeiter erfolgt.
- Die Veränderungsbereitschaft der Mitarbeiter ist sichergestellt (z. B. Schulungen, Weiterbildungen).
- Die Nutzung kreativer Potenziale und des individuellen Wissens der Mitarbeiter ist mittels Qualitätszirkel im Rahmen kontinuierlicher Verbesserungsprozesse gewährleistet (▶ Abschnitt 11.6).
- Die Lenkung und Steuerung erfolgt über die definierten Kennzahlen. Die Ergebnisse sind entsprechend aufbereitet und an die Mitarbeiter kommuniziert (▶ Abschnitt 11.5).

11.1.2 Grundmodell des Change-Managements nach Lewin

Neben den konzeptionellen und inhaltlichen Vorgaben für ein erfolgreiches Change-Management sind das individuelle und organisationale Verhalten bzw. Lernen eine entscheidende Erfolgsgröße. Das organisationale Lernen lässt sich anhand des 3-Phasen-Modell von Kurt Lewin strukturieren und gestalten. Es besteht aus den Phasen: Unfreezing, Moving und Refreezing (▶ Abb. 11.1). Mit jeder Veränderung beginnt der Prozess erneut (vgl. Lewin 1947).

- Phase: *Unfreezing*
  Die erste Phase des Grundmodells hat die Zielsetzung, dass eine Veränderung notwendig ist und sich die Organisation darauf vorbereiten bzw. darauf reagieren muss. Es gibt zwei Optionen, um eine Veränderung herbeizuführen. Bei einem

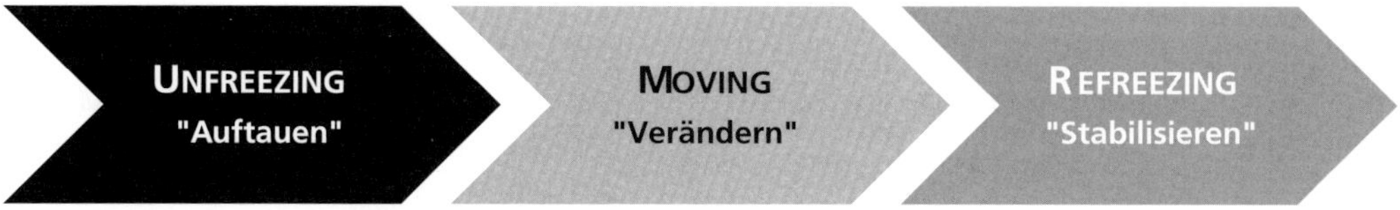

UNFREEZING "Auftauen"	**MOVING** "Verändern"	**REFREEZING** "Stabilisieren"
• Alte Vorgehensweisen in Frage stellen • Bewusstsein für Status Quo schaffen • Notwendigkeit von Veränderungen verdeutlichen und Strategie kommunizieren • Veränderungsbereitschaft der Betroffenen fördern	• Phase der Veränderung • Umsetzung von Informationen, Erkenntnissen und Modellen • Maßnahmen zur Veränderung einleiten • Widerstände überwinden • Motivation und Unterstützung der Betroffenen • Erfolge kommunizieren	• Stabilisierungsphase • Optimierung der neuen Prozesse und Strukturen • Veränderungen werden akzeptiert, internalisiert und stabilisiert • Outcome der Veränderung kontinuierlich überprüfen

Abb. 11.1: Grundmodell des organisationalen Lernens nach Lewin (nach Lewin 1947)

reaktiven Ansatz ist eine Krise vorhanden, welche die betriebliche Existenz bedroht. In diesem Fall ist eine Veränderung leichter zu realisieren, da die Notwendigkeit für eine Veränderung für alle ersichtlich ist. Bei einem *proaktiven Ansatz* hat es das Management deutlich schwerer den Status Quo zu ändern und damit verbundene gewachsene Strukturen und Verhaltensweisen aufzubrechen, um sich strategisch am Markt zu positionieren und auf künftige Herausforderungen vorbereitet zu sein. In beiden Ansätzen sind jedoch konkrete Kommunikationskonzepte und damit verbundene Aufklärungskampagnen erforderlich, um die Mitarbeiter mitzunehmen und die Organisation zu einem lernenden System zu entwickeln.

- Phase: *Moving*
In dieser Phase werden die kommunizierten Veränderungen umgesetzt. In diesem Kontext ist von Bedeutung, ein Feedback der Mitarbeiter zu erhalten und sie aktiv an der Implementierung der neuen Prozesse zu beteiligen. Da die Unternehmenskultur und die Verhaltensweisen der Organisation betroffen sind, ist die Umsetzung der Kommunikationsstrategie und der Zielvorgaben wichtig.

- Phase: *Refreezing*
Nachdem die neuen Prozesse und Abläufe implementiert wurden, steht die Stabilisierung der Organisation im Vordergrund. Dies bedeutet, dass eine regelmäßige Kontrolle durch das Management bzw. die Führungskräfte erforderlich ist (z. B. mittels Kennzahlen oder Mitarbeitergesprächen), um die Veränderungen dauerhaft zu etablieren. Gerade in Bezug auf das Thema Qualitätssicherung (z. B. Einführung neuer Expertenstandards, neue Abrechnungssysteme) ist die Nachhaltigkeit der Veränderungen unerlässlich. Auch hier spielt die Kommunikation eine wesentliche Rolle, um die Chancen und Stärken der neuen Prozesse zu verdeutlichen und für die Mitarbeiter den Mehrwert bzw. die Notwendigkeit deutlich zu machen.

In der Praxis scheitern viele Veränderungsprozesse in der Stabilisierungsphase. Nach der erfolgreichen Einführung werden die

Prozesse und die Mitarbeiter nicht ausreichend begleitet und überwacht, sodass negative Abweichungen zu spät oder überhaupt nicht registriert werden.

11.1.3 Akteure und Rollenverhalten im Change-Management

Eine Analyse erfolgreicher Change-Management-Prozesse hat offenbart, dass dort bestimmte Akteure auftreten, die ein bestimmtes Rollenverhalten aufweisen.

Folgende Akteure sind an Change-Management-Prozessen direkt beteiligt:

- *Sponsoren*
  Sponsoren (z. B. Aufsichtsgremium, Geschäftsführung) initiieren Veränderungsprozesse und sind häufig auch Projektauftraggeber. Infolgedessen kontrollieren sie den Erfolg der Umsetzung. In diesem Kontext ist darauf zu achten, dass die Sponsoren Change-Management-Prozesse und die damit verbundenen Zielvorgaben und Maßnahmen nicht zu stark reglementieren, um das kreative Potenzial der Organisation nicht einzuschränken.
- *Experten*
  Für ein erfolgreiches Change-Management ist das Wissen von Experten (z. B. Pflegedienstleitungen, Gerontopsychiatrische Fachkräfte) essenziell. Experten können die Stärken und Schwächen der Veränderungen von Versorgungs-und Leistungsprozessen sowie die damit einhergehende Dokumentation identifizieren und praktikable Lösungsvorschläge festlegen.
- *Change-Agents*
  Die Change-Agents (z. B. externe Berater, Unternehmensentwickler, interne Beratungseinheiten) übernehmen das Projektmanagement und sind für die Umsetzung des Change-Managements verantwortlich. In der Regel werden externe Berater eingesetzt, da sie insbesondere nicht betriebsblind sind, eine neutrale Haltung gegenüber Veränderungsprozessen aufweisen, über notwendige Managementkompetenzen und Know-how verfügen und Mitarbeiter leichter motivieren können. Häufig erfolgt eine Zusammenarbeit zwischen internen Beratungseinheiten (z. B. Controller) und externen Beratern. Infolgedessen sind die Ziel- und Aufgabenstellungen sowie das damit verbundene Rollenverständnis durch das Management festzulegen und gegenüber den Change-Agents zu kommunizieren, um einen erfolgreichen Change-Management-Prozess zu gewährleisten. Die Change-Agents sind die direkten Ansprechpartner für die Mitarbeiter und auch für die Kommunikation zuständig.
- *Mitarbeiter*
  Im Rahmen der Change-Management-Prozesse sind Mitarbeiter zunächst die Betroffenen der Veränderungen. Dies bedeutet, dass sich für Mitarbeiter nicht nur Arbeitsabläufe ändern, sondern häufig auch Strukturen sowie die Kultur und die damit verbundenen Werte und Normen. Infolgedessen reagieren Mitarbeiter in der Regel sehr emotional, sodass eine wesentliche Aufgabe der Change-Agents darin besteht, die Mitarbeiter für die Veränderungen zu gewinnen und in die Prozesse der Organisationsentwicklung einzubeziehen.

Innerhalb der Change-Management-Prozesse zeigt sich ein bestimmtes Rollenverhalten. Dieses wird von den oben aufgeführten oder weiteren Akteuren übernommen:

- *Förderer*
  Förderer stehen Veränderungen positiv gegenüber. Sie unterstützen in Veränderungsprozessen, da sie die Notwendigkeit und die Chancen der Veränderungen erkennen. Sie liefern einen wichtigen Beitrag, um die Organisationsentwicklung erfolgreich umsetzen zu können und agieren als Motivator für die Beteiligten.

- *Gegner*
  Gegner weisen eine ablehnende Haltung gegenüber dem kommunizierten Handlungs- und Veränderungsbedarf auf. Sie beteiligen sich nicht aktiv an Veränderungsprozessen. Es ist darauf zu achten, dass diese negative Grundhaltung nicht auf andere Mitarbeiter ausstrahlt. Insbesondere Führungskräfte, die die Rolle eines Gegners übernehmen, müssen frühzeitig identifiziert werden. In diesem Zusammenhang auftretende Konflikte sollten offengelegt und ergebnisorientierte Lösungen erarbeitet werden. Sind mögliche Konflikte bereits vor der Implementierung der Veränderungsprozesse bekannt, kann das Management hierfür schon im Vorfeld Maßnahmen erarbeiten.

Innerhalb von Change-Management-Prozessen können Rollen häufig nicht eindeutig einzelnen Personen bzw. Gruppen zugeordnet werden. Dies ist u. a. darauf zurückzuführen, dass Mitarbeiter sich zunächst nicht positionieren. Aus diesem Grund lassen sich folgende weitere Rollen identifizieren:

- *Versteckte Gegner*
  Mitarbeiter äußern ihre negative Grundhaltung gegenüber Veränderungen nicht öffentlich. Dennoch verhalten sie sich in der Gruppe eher neutral und scheinen den Neurungen gegenüber positiv eingestellt zu sein. Sie können jedoch Kollegen negativ beeinflussen, ohne dass dies bemerkt wird.
- *Potenzielle Förderer*
  Die potenziellen Förderer weisen eine positive Einstellung gegenüber Veränderungen auf. Charakteristisch ist jedoch, dass sie dies öffentlich nicht zeigen und sich dies in einem neutralen Verhalten äußert. Es besteht die Möglichkeit, dass sich potenzielle Förderer bei bestimmten Themen äußern und durch ihre positive Haltung den Veränderungsprozess unterstützen. Ein Beispiel dafür können Heimbeiräte/Heimfürsprecher sein, wenn bestimmte die Versorgungsqualität steigernde Maßnahmen umgesetzt werden sollen.

Um die Transparenz und den Erfolg der Veränderungsprozesse sicherzustellen, besteht die Aufgabe des Managements darin, dass sich insbesondere die Gruppen der versteckten Gegner und der potenziellen Förderer positionieren. Hierdurch werden versteckte Konflikte offengelegt und neutralisiert bzw. das Unterstützungspotenzial genutzt. Es kann auch erforderlich sein, versteckte Gegner auszuschließen.

11.1.4 Individuelles und organisationales Lernen

Eine erfolgreiche Organisationsentwicklung erfordert eine ganzheitliche Systembetrachtung. Hierbei sind Individuen (z. B. Kompetenzen, Wissen, Fähigkeiten), die Organisation (z. B. Organisationsstruktur, Rollenerwartungen, Organisationkultur) sowie Umweltfaktoren (z. B. Technologien, gesetzliche Vorgaben) und deren Wechselwirkungen zu berücksichtigen. Auf diese Weise werden alle Probleme rechtzeitig identifiziert und es können individuelle Organisationsentwicklungsmaßnahmen abgeleitet werden.

Um einen Change-Management-Prozess zielgerichtet gestalten, lenken und kontrollieren zu können, sind Kenntnisse über die typischen Verhaltensmuster von Betroffenen erforderlich. Hierfür wird das 7-Phasen-Modell von Richard K. Streich (Streich 1997) zugrunde gelegt und mit dem Phasenmodell von Lewin kombiniert (▶ Abb. 11.2).

1. *Phase: Schock*
   Eine häufige erste Reaktion auf notwendige Veränderungen ist ein Schockzustand. Die Betroffenen fühlen sich nicht in der Lage, die neuen Anforderungen erfüllen zu können und empfinden ihre Kompetenzen als unzureichend.

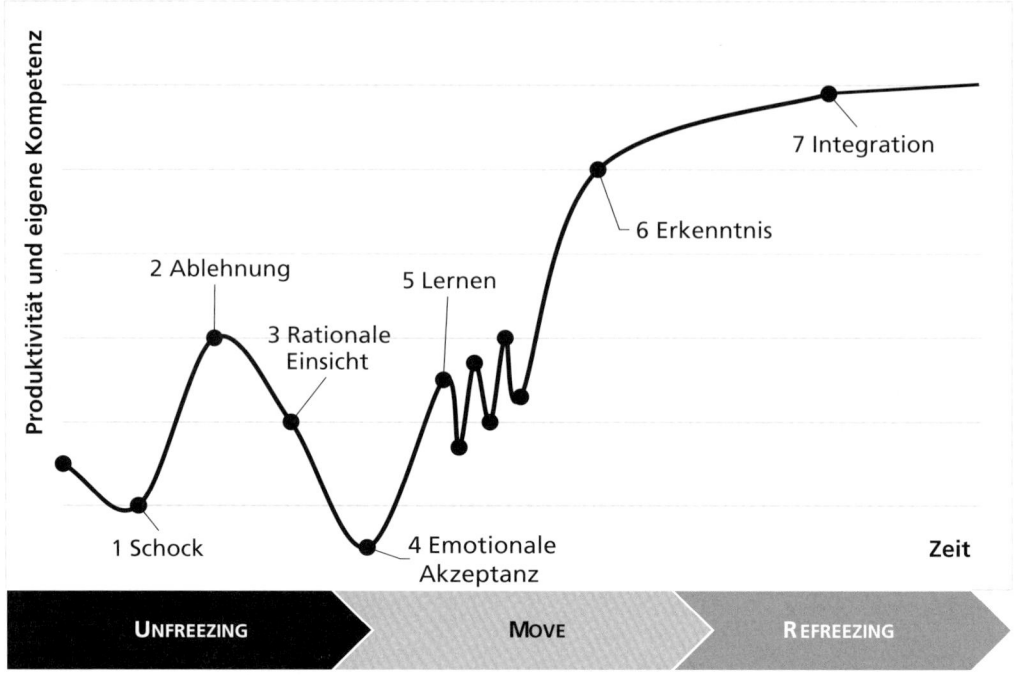

Abb. 11.2: Phasen individueller und organisatorischer Change-Management-Prozesse nach Streich und Lewin

In dieser Phase besteht eine der Hauptaufgaben der Projektsteuerung darin, die Betroffenen umfassend zu Informieren.

2. *Phase: Ablehnung*

Aus diesem Schockzustand oder als direkte Reaktion auf die kommunizierte Veränderung erfolgt die komplette Leugnung und Ablehnung des notwendigen Handlungs- und Veränderungsbedarfs. Die Betroffenen sind der Meinung, dass der bisherige Zustand durchaus funktional war. Aufgrund dessen fühlen sie sich in ihren Kompetenzen bestärkt.

Die Leugnung der Veränderung ist vorübergehend funktional, um die operativen Aufgaben zu erfüllen und den Mitarbeitern das Gefühl von Sicherheit zu geben. Über einen längeren Zeitraum hinweg führt dieses Verhalten jedoch dazu, dass die notwendigen Veränderungen nicht strategisch ausgerichtet sind und zu spät vorbereitet werden. Weiterhin bewirkt die fehlende Einsicht, dass im Zuge der Veränderungen Chancen (z. B. Arbeitserleichterungen, höhere Kundenzufriedenheit durch schnellere Aufnahmen) vergeben werden.

Diese Phase ist infolgedessen als kritisch einzustufen und erfordert eine intensive Begleitung durch das Projektteam und Management, um die Organisationsentwicklung voranzutreiben. Insbesondere die Kommunikation und die Konfliktbewältigung/Krisenmanagement sind zu beachten, um die Betroffenen an den Veränderungen zu beteiligen.

3. *Phase: Rationale Einsicht*

In dieser Phase erkennen die Betroffenen die Notwendigkeit einer Anpassung von Strukturen und Prozessen sowie der eigenen Verhaltensweisen. Sie fühlen sich unsicher und haben sich noch nicht mit den Neuerungen identifiziert.

4. *Phase: Emotionale Akzeptanz*
Diese Phase leitet den Lernprozess der Organisation ein. Die Betroffenen haben erkannt, dass eine Veränderung unabdingbar ist und sich hierdurch auch die eigenen Verhaltensweisen ändern müssen. Sie sind bereit, sich an Veränderungsprozessen aktiv zu beteiligen und zu lernen.
5. *Phase: Lernen*
Durch das Ausprobieren der neuen Handlungs- und Verhaltensweisen lernt die Organisation. Sie setzt sich aktiv mit Lösungsmöglichkeiten und Strategien auseinander, um die Bestmögliche zu identifizieren. Auf diese Weise können ggf. Anpassungen vorgenommen und die erfolgreichsten Strategien umgesetzt werden.
Es treten neben Erfolgen auch Misserfolge auf. In diesem Kontext ist die Projektsteuerung gefragt, Erfolge zu kommunizieren, Misserfolge zu analysieren und die Betroffenen aktiv an Anpassungen zu beteiligen und zu unterstützen.
6. *Phase: Erkenntnis*
Es tritt ein Lerneffekt ein. Die Betroffenen beginnen, die neuen Abläufe und Strukturen im Arbeitsalltag umzusetzen. Das Selbstvertrauen steigt und die Betroffenen fühlen sich in der Lage, die Neuerungen umzusetzen. Es ist eine intensive Begleitung notwendig und eine kontinuierliche Kontrolle der Wirksamkeit der Change-Management-Prozesse, um eine dauerhaftes organisationales Lernen sicherzustellen.
7. *Phase: Integration*
Im Laufe der Zeit gehen die neu erlernten Prozesse, Strukturen und Verhaltensweisen in den betrieblichen Alltag über. Handlungen werden unbewusst vollzogen. Die Betroffenen fühlen sich in ihrer Kompetenz gestärkt. Zu diesem Zeitpunkt wurde der Change-Management-Prozess erfolgreich umgesetzt.

Organisationales Lernen ist nur dann dauerhaft erfolgreich, wenn alle Phasen durchlaufen werden. Erst ab der 3. Phase nach dem Modell von Streich wird der Handlungs- und Änderungsbedarf bei allen Beteiligten akzeptiert und im positiven Fall als Chance wahrgenommen. Darauf aufbauend ist organisationales Lernen möglich.

Um die Nachhaltigkeit von Veränderungen sicherzustellen, ist ein Schwerpunkt auf das Lernverhalten von Individuen und der Organisation zu legen. Das verhaltenswissenschaftliche Grundmodell geht davon aus, dass Organisationen adaptiv rational lernen, d. h., das Lernen erfolgt sukzessiv anhand von Erfahrungen. Das Lernen einer Organisation ist nicht erfolgreich, wenn Zielvorgaben unklar oder konfliktär sind und infolgedessen Abweichungen nicht messbar sind. Auch unvorhergesehene Ereignisse und eine schlechte Kommunikations- und Informationspolitik können den Prozess des Lernens behindern. Oftmals befinden sich Organisationen in mehrdeutigen Situationen (z. B. unzureichende Informationen und Technologien), die ein organisationales Lernen erschweren (vgl. u. a. Berger/Bernhard-Mehlich 1995).

11.2 Vorgehensweise für die Festlegung strategischer Programme

Veränderungen in der Umwelt – wie die Pflegestärkungsgesetze – erfordern eine Neu-Justierung der Strategie. Die Entwicklung neuer Geschäftsmodelle (z. B. ambulant betreute

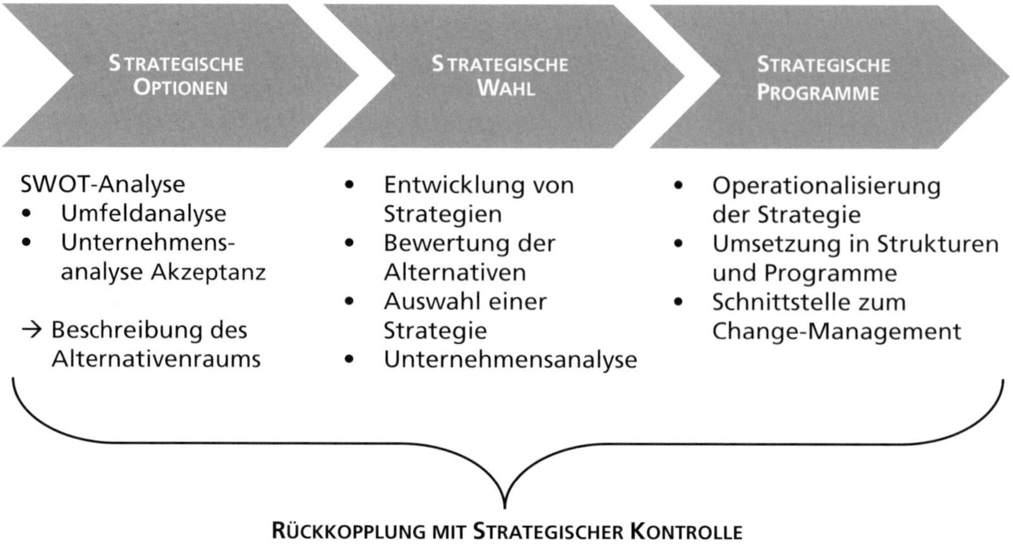

11 Change-Management

STRATEGISCHE OPTIONEN	STRATEGISCHE WAHL	STRATEGISCHE PROGRAMME
SWOT-Analyse • Umfeldanalyse • Unternehmensanalyse Akzeptanz → Beschreibung des Alternativenraums	• Entwicklung von Strategien • Bewertung der Alternativen • Auswahl einer Strategie • Unternehmensanalyse	• Operationalisierung der Strategie • Umsetzung in Strukturen und Programme • Schnittstelle zum Change-Management

RÜCKKOPPLUNG MIT STRATEGISCHER KONTROLLE

Abb. 11.3: Grundmodell des strategischen Managements

Wohngemeinschaft) ist dabei ein wichtiger Ansatz. Die Umsetzung dieser Geschäftsmodelle in der jeweiligen Pflegeeinrichtung erfordern ein umfassendes Change-Management.

Der erste Schritt des Strategiefindungsprozesses (▶ Abb. 11.3) beginnt mit der Ermittlung des Status Quo. Für die Beurteilung der internen und externen Situation eignet sich die SWOT-Analyse. Die Ergebnisse der SWOT-Analyse im Kontext der Umfeld- und Unternehmensanalyse sind die Grundlage für die Auswahl möglicher Strategien.

Die *Unternehmensanalyse* stellt die interne Betrachtungsweise dar. Im Fokus stehen die Analyse der vorhandenen Ressourcen und Fähigkeiten des Unternehmens und der damit verbundenen Stärken und Schwächen.

Beispiel: Einführung neues Geschäftsmodell

Instrumente: SWOT-Analyse (hier Stärken und Schwächen)

Ermittlung von Stärken

- Welche besonderen Fähigkeiten zeichnen die Organisation aus? Was grenzt uns von der Konkurrenz ab (z. B. einziger Anbieter für Wachkomapatienten)?
- Welche Leistungen werden gut erbracht? Welche Prozesse erzielen die besten Resultate? Wo erzielen wir Vorteile im Markt (Qualität oder Kosten)?
- Welche neuen Möglichkeiten in Bezug auf Arbeitszeiten und Dienstplanung (z. B. verlässlicher Dienstplan) gibt es?
- Welche neuen Gestaltungsmöglichkeiten von Arbeitsplätzen (z. B. Schaffung neuer Aufgaben, job rotation) ergeben sich?

> **Ermittlung von Schwächen**
>
> - Bei bzw. in welchen Prozessen kommt die Organisation mit neuen Aufgaben nicht zurecht und erbringt nicht den gewünschten Output (Qualität oder Quantität)?
> - Wie müssen Dienstzeiten und Funktionsbeschreibungen an neue Tätigkeiten angepasst werden (Zustimmung durch den Betriebsrat/Personalrat ist erforderlich)?
> - Ist die Dokumentation an neue Strukturen angepasst und rechtssicher geführt?

Im Rahmen der *Umfeldanalyse* werden externe Faktoren wie beispielsweise Demografie, gesetzliche Rahmenbedingungen, Marktdynamik, Stakeholderinteressen, Technologie- und Produkttrends analysiert und bewertet. Insbesondere die Chancen und Risiken künftiger Szenarien und Märkte sind von Bedeutung. Aufgrund der komplexen Struktur der Umfeldanalyse ist der Einsatz von Kreativ- und Szenariotechniken notwendig.

> **Beispiel: Einführung neues Geschäftsmodell**
>
> Instrumente: SWOT-Analyse (hier Chancen und Risiken), Trend- und Szenariotechniken
>
> **Ermittlung von Chancen**
>
> - Alleinstellungsmerkmal gegenüber Wettbewerbern (z. B. familienfreundliches Arbeitszeitmodell, kulturelle Veranstaltungen, einziger Anbieter für die Versorgung von Wachkomapatienten)
> - Implementierung neuer Arbeitszeitmodelle und Personalbindungsmaßnahmen (Anreize für Fachkräfte)
> - Synergieeffekte durch Kooperationen (z. B. im Bereich Einkauf)
> - Vorsprung auf der Erfahrungskurve gegenüber anderen Anbietern
> - Positives Image bzgl. Innovationen
> - Kundenbindung
>
> **Ermittlung von Risiken**
>
> - Neues Geschäftsmodell wird von Kunden nicht akzeptiert
> - Die Wettbewerber sind stark bzw. es treten neue Wettbewerber auf
> - Es können nicht ausreichend Fachkräfte rekrutiert werden
> - Die Preise sind im Vergleich zu den Wettbewerbern höher (z. B. Zusatzleistungen, Eigenanteil)
> - Vorhandene Mitarbeiter kommen mit den neuen Strukturen und Prozessen nicht klar und kündigen infolgedessen
> - Die gesetzlichen Rahmenbedingungen lassen sich nicht eindeutig vorherbestimmen
>
> **Ermittlung Status Quo**
>
> - Welche Konkurrenten gibt es auf dem Markt?

- Welche Kunden sind die Zielgruppe (junge Erwachsene, Wachkomapatienten, demenziell Erkrankte, ambulant zu versorgende Kunden)?
- Wie sehen die Auslastungsquote und der Pflegestufenmix aus?
- Wie ist die Qualität der Leistungen zu beurteilen?
- Wie sieht die Kundenzufriedenheit aus (z. B. Beschwerden, Anregungen)?
- Wie sehen die Kostenstrukturen der Konkurrenz im Durchschnitt aus?
- Wie ist das Arbeitszeitmodell im Vergleich zu Wettbewerbern gestaltet?

Ermittlung strategischer Optionen (Trends- und Szenarien)

- Was für Auswirkungen hat die aktuelle Gesetzgebung auf das Unternehmen (z. B. finanziell, personell)?
- Welche Erlöse können durch das neue Geschäftsmodell generiert werden?
- Stehen für das neue Geschäftsmodell ausreichend Fachkräfte auf dem Arbeitsmarkt zur Verfügung (z. B. Betreuungskräfte, Pflegefachkräfte, gerontopsychiatrische Fachkräfte)? Welche Auswirkungen hat dies auf das Personalmanagement (insbesondere Personalrekruting)?
- Sind Controlling- und Steuerungsinstrumente sowie ein Risikomanagement und Frühwarnsystem in der Organisation verankert?
- Werden die neuen Angebote tatsächlich angenommen (Angebot-Nachfrage)?
- Wie sieht die zukünftige Altersstruktur aus? Welchen Anteil haben demenziell Erkrankte?
- Welches Image hat der Standort (z. B. Infrastruktur, Verankerung im Gemeinwesen)?
- Wie entwickelt sich bspw. die Kreispflegeplanung?
- Wie wirkt sich eine Veränderung der Pflegeausbildung auf die Organisation aus? Wie entwickelt sich die regionale Bildungsinfrastruktur?

Nach der Ermittlung der strategischen Optionen muss das Management die richtigen Alternativen identifizieren. Dabei ist zu beachten, dass die Kerngeschäftsfelder (ggf. nach Problemlösung, Kundengruppen etc.) und die damit verbundene Ressourcenstrategie festgelegt werden. Die Ansprüche relevanter Stakeholder (z. B. Bewohner und Angehörige, MDK, Heimaufsicht) sind in die Ausgestaltung der Geschäftsfelder zu integrieren. Instrumente für die Vorbereitung der Auswahl der Kerngeschäftsfelder sind bspw. die GAP-Analyse, die Lebenszyklusanalyse und verschiedene Formen der Portfolioanalyse. Für die finale Entscheidung eignet sich die Kosten-Nutzen-Analyse.

Die Entscheidungsmöglichkeiten werden durch die gesetzlichen Rahmenbedingungen limitiert. Je detailliertere Informationen vorliegen, desto besser kann die beste Strategie entwickelt werden. Es besteht darüber hinaus die Möglichkeit, in diesem Kontext ein Alleinstellungsmerkmal gegenüber Wettbewerbern zu identifizieren und hierdurch die künftige Marktposition zu stärken bzw. auszubauen. Den Abschluss des strategischen Planungsprozesses bildet das strategische Programm mit konkreten Zielvorgaben und einem festgelegten umzusetzenden Maßnahmenbündel. Dieses ist Grundlage für das Change-Management. Die Zielvorgaben und Maßnahmenbündel beinhalten u. a. eine Ressourcenstrategie in Bezug auf die Materialwirtschaft (z. B. Beschaffung, Einkauf) aber auch auf das strategische Personalmanagement. Letzteres beschäftigt sich intensiv mit Themen der Personalgewinnung, -entwicklung und -bindung.

11.3 Vorgehensweise bei der Planung von Change-Management-Prozessen

In dieser Phase werden die Ziele aus dem strategischen Programm abgeleitet und operationalisiert sowie die Soll-Konzeption und ein Kommunikationsplan festgelegt. Weiterhin sind die damit verbundenen Aufgaben und Verantwortlichkeiten klar zuzuordnen. Damit werden Konflikte hinsichtlich Zuständigkeiten und Kompetenzen während des Veränderungsprozesses vermieden. Die Hauptverantwortung übernimmt der Projektleiter gemeinsam mit dem Change-Agenten.

Um dauerhaft eine Änderung des Verhaltens herbeizuführen, ist ein geplanter Wandel von Organisationen in allen Phasen entsprechend zu begleiten. Hier ist vor allem, wenn die Organisation wenig Erfahrung mit Veränderungsprozessen hat, der Einsatz von externen Beratern sinnvoll. Diese fungieren als Change-Agents und nehmen eine neutrale Position ein. Des Weiteren werden weniger interne personelle Ressourcen gebunden und eine Methodenexpertise ist sichergestellt. Die Rolle und Aufgaben des externen Beraters und der Organisation sind im Vorfeld von Change-Management-Prozessen durch das Management zu definieren und festzulegen, um Konflikte zu vermeiden. Weitere Aufgaben können u. a. darin bestehen, das Management bei der Ableitung von messbaren Zielvorgaben aus den strategischen Programmen und der Festlegung der Kommunikationspolitik zu unterstützen und Empfehlungen abzugeben sowie die Beteiligten während der Veränderungsprozesse zu begleiten und zu schulen (vgl. bspw. Becker & Langosch 1995, 2002; Rosenstiel 1989; Fallner & Pohl 2005).

> **Beispiel: Einführung neues Geschäftsmodell**
>
> **Gründe für Change-Management (Was wollen wir? Was ist unser Ziel?)**
>
> - Erweiterung/Aufbau neuer strategischer Geschäftseinheiten
> - Langfristige Sicherung der betrieblichen Existenz (Erlössicherung, Sicherung von Arbeitsplätzen, Ausbau Marktposition etc.)
> - Reaktion auf Änderung gesetzlicher Rahmenbedingungen (PSG I bis III), z. B. ambulante Leistungen werden besser vergütet
> - Steigerung der Kunden- und Mitarbeiterzufriedenheit (ggf. weitere relevante Stakeholdergruppen)
>
> **Aufgaben**
>
> - Festlegung Soll-Konzept (Ausbau des Portfolios)
> - Festlegung der Veränderungsstrategie (Formulierung der Ziele, organisatorische und zeitliche Ablaufplanung usw.)
>
> **Festlegung von Maßnahmen zur Überwachung**
>
> - Projektkosten-Controlling als Prozesskontrolle und -steuerung

- Entwicklung von Kennzahlen (z. B. Kundenzufriedenheit, Return on Invest (ROI) Liquidität) und Aufbau bzw. Weiterentwicklung eines Berichtsystems mit Reportingstrategie für die gesamte Organisation
- Aufbau eines Prämissen- und Wirkungscontrollings (setzt das strategische Programm bei den richtigen Annahmen an? Werden die Ziele auch entsprechend erreicht?)

Parallel zur inhaltlichen Gestaltung des Change-Management-Prozesses müssen die Mitarbeiter auf die Veränderungen vorbereitet werden. Hierfür sind ein Kommunikationsplan sowie Organisationsentwicklungsmaßnahmen festzulegen.

Beispiel: Einführung neues Geschäftsmodell

Kommunikationswege

- Interne Informationsveranstaltungen (z. B. Mitarbeiterversammlungen, Workshops)
- Zielvereinbarungsgespräche/Mitarbeitergespräche
- Weihnachts- und Jahresbriefe
- Qualitätsberichte und Jahresabschluss
- Intranet
- Newsletter

Organisationsentwicklungsmaßnahmen

- Seminare und Veranstaltungen von Verbänden und Interessengruppen für die unterschiedlichen Berufsgruppen und Hierarchieebenen
- Fachspezifische Weiterbildung (z. B. Betreuungskraft, gerontopsychiatrische Fachkraft, hauswirtschaftliche Präsenzkraft)
- Best-Practice-Berichte von Fachkongressen, Gremien
- Workshops
- Inhouse-Schulungen

11.4 Vorgehensweise bei der Umsetzung von Change-Management-Prozessen

Die Moving-Phase des Change-Management-Prozesses wird durch die inhaltlichen, konzeptionellen Vorgaben und die Beteiligten geprägt.

Für eine erfolgreiche Umsetzung der Soll-Konzeption ist die Einhaltung des Projektplans von entscheidender Bedeutung. Parallel sind die neuen Prozesse und Abläufe – bspw. anhand von Kennzahlen – zu überwachen, sodass Abweichungen rechtzeitig erkannt und Maßnahmen eingeleitet werden können. Da in der Regel unterschiedliche Prozesse,

Abläufe und Hierarchieebenen betroffen sind, sollte nach Möglichkeit eine Pilotphase stattfinden. Auf diese Weise werden die Mitarbeiter einbezogen (z. B. Verbesserungsvorschläge, Ideenmanagement) und dadurch wird die Akzeptanz der Veränderung erhöht. Bei Bedarf können Anpassungen erfolgen. Die Ergebnisse des Piloten sind zu kommunizieren, bevor ein Rollout in der gesamten Organisation stattfindet. Hierdurch kann eine Vorbildwirkung auf die Organisation erzielt werden.

Damit sowohl individuelles als auch organisationales Lernen dauerhaft erfolgreich sein kann, ist die Einbindung sämtlicher Mitglieder sicherzustellen. Zum einen kann hierdurch das intern vorhandene Know-how genutzt werden. Zum anderen werden Veränderungen besser akzeptiert und Maßnahmen einfacher umgesetzt, wenn die Informationen breit gestreut werden (Nutt 1986). Die Betroffenen sollen zu Beteiligten werden, die sich aktiv an den Veränderungsprozessen beteiligen.

11.5 Vorgehensweise bei der Konsolidierung und Kontrolle von Change-Management-Prozessen

Ein Veränderungsprozess ist nur dann erfolgreich, wenn die neuen Strukturen und Prozesse verankert sind und die neuen Verhaltensweisen auch gelebt werden. In dieser Phase ist die Unterstützung und Begleitung durch das Top-Management und die Change-Agents entscheidend. Haben Mitarbeiter das Gefühl, dass das Interesse von diesen nicht mehr besteht, können die Veränderungsprozesse ins Stocken geraten. Aus diesem Grund besteht die Notwendigkeit, weiterhin wichtige Ergebnisse zu kommunizieren. Um sich ein Bild von der aktuellen Situation zu verschaffen, kann auch eine Mitarbeiterbefragung durchgeführt werden. Die Ergebnisse können in den kontinuierlichen Verbesserungsprozess einfließen.

Für die künftige Lenkung und Überwachung der neuen Prozesse müssen Informationen – bspw. anhand von Kennzahlen – ermittelt werden. Die Aufgabe des Controllings besteht in der Auswertung der Kennzahlen und deren Aufbereitung. Weitere Daten können im Rahmen von Mitarbeiterbefragungen, Interviews und aus den Ergebnissen von Qualitätszirkeln erhoben werden.

Als eine Option für die systematische Erfassung der Kennzahlen eignet sich die Balanced Socrecard (BSC). Sie ermöglicht, aus den strategischen Vorgaben eindeutige, messbare und kontrollierbare Kennzahlen abzuleiten. Die BSC betrachtet den gesamten Managementzyklus und verknüpft die vier Perspektiven (Finanzperspektive, Kundenperspektive, Interne Prozessperspektive, Lern- und Entwicklungsperspektive) zu einem Managementsystem.

> **Beispiel: Einführung neues Geschäftsmodell**
>
> Kennzahlen/Messgrößen
>
> *Finanzperspektive*
>
> - Rentabilität
> - Umsatzentwicklung
> - Erlösentwicklung
> - Versorgungsqualität (z. B. MDK-Berichte, externe Audits)
>
> *Kundenperspektive*
>
> - Kundenzufriedenheit (z. B. Ergebnisse Kundenumfrage)
> - Auswertung Beschwerdemanagement
> - Auslastungsquote
> - Nachfrage neue Angebote/Zusatzleistungen
>
> *Mitarbeiterperspektive/Interne Prozessperspektive*
>
> - Mitarbeiterzufriedenheit (z. B. Ergebnisse Mitarbeiterbefragung)
> - Fluktuation (z. B. interne Versetzungen, Kündigungen)
> - Auswertung Arbeitsausfälle (z. B. Krankheitsquote)
> - Teilnahme an Fort- und Weiterbildungen
>
> *Lern- und Entwicklungsperspektive*
>
> - Förderung von Mitarbeitern (z. B. Anzahl individueller Personalentwicklungsmaßnahmen)
> - Anzahl von Fachkräften
> - Nutzung von Know-how/Expertenwissen (z. B. Auswertung von Ergebnissen aus Workshops usw. und deren Umsetzung als Best Practices)
> - Einreichung von Verbesserungsvorschlägen und deren Honorierung
> - Auswertung von Karrierepfaden (z. B. Anzahl der Aufstiege)
> - Teilnahme an leistungsorientierter Vergütung

11.6 Ausgewählte Instrumente für einen erfolgreichen Change-Management-Prozess

Nachfolgend werden Instrumente und deren Einsatz in den verschiedenen Phasen beschrieben (▶ Tab. 11.1).

Tab. 11.1: Ausgewählte Instrumente für Veränderungsprozesse

Instrumente	Unfreezing	Moving	Refreezing
Mitarbeiterbefragungen	X	X	X
Experten-Workshops	X	X	X
Multiplikatoren-Schulungen	X	X	
Seminare und Weiterbildungen	X	X	
Qualitätszirkel	X	X	X
Ideenmanagement		X	X
Wikis und Kommunikationsplattformen	X	X	X
Betriebsvergleich	X		
Benchmarking	X	X	

11.6.1 Mitarbeiterbefragungen

Mitarbeiterbefragungen sind für alle Phasen des Veränderungsprozesses geeignet. Sie dienen der Informationsgewinnung hinsichtlich Stärken und Schwächen und können schriftlich oder mündlich stattfinden. Mitarbeiter werden hierdurch in den Veränderungsprozess aktiv eingebunden und können auf mögliche Fehlentwicklungen hinweisen. Die Ergebnisse der Befragungen müssen entsprechend aufbereitet und an die Mitarbeiter kommuniziert werden. Die Ergebnisse können auch als Input für Experten-Workshops fungieren.

Auch nach Abschluss des Veränderungsprozesses kann anhand von Mitarbeiterbefragungen ermittelt werden, ob das organisationale Lernen und die damit verbundenen Veränderungen nachhaltig erfolgreich war.

11.6.2 Experten-Workshops

Experten-Workshops können während aller Phasen des Veränderungsprozesses stattfinden. Die Gruppe der Experten sollte sich aus unterschiedlichen Hierarchieebenen zusammensetzen, da viele Organisationseinheiten betroffen sind. Das Management muss eine entsprechende Zeit-, Denk- und auch Handlungsautonomie sicherstellen.

Während der Planungsphase werden Experten-Workshops eingesetzt, um den internen Wissensstand der Organisation abzufragen. Die Experten verfügen ebenfalls über Fachexpertise, die einen wichtigen Input für einen erfolgreichen Change-Management-Prozess darstellen. Ergebnisse eines Experten-Workshops können beispielsweise die Überprüfung der Zielvorgaben sowie die damit verbundenen Strukturen und Abläufe sowie Erarbeitung von Organisationsentwicklungsmaßnahmen und Handlungsempfehlungen sein.

11.6.3 Multiplikatoren-Schulungen

Multiplikatoren-Schulungen sind an der Schnittstelle zwischen Unfreezing- und Moving-Phase vor Beginn der Umsetzungsphase sinnvoll. Die Ergebnisse der Experten-Workshops dienen als Input. Ziele der Schulungen sind die Weitergabe von Informationen und die Nutzung des Feedbacks für eine mögliche Feinjustierung der Vorgehensweise.

Da in der Regel sämtliche Organisationseinheiten durch die Veränderungen betroffen sind, sollten Multiplikatoren-Schulungen interdisziplinär und fachübergreifend sein. Hierdurch können Schnittstellenthematiken und Konflikte thematisiert und gemeinsam Lösungsansätze gefunden werden.

11.6.4 Seminare und Weiterbildungen

Seminare und Weiterbildungen sind für die Unfreezing- und Moving-Phase geeignet. Da der Veränderungsprozess für alle Mitarbeiter das individuelle Lernen und damit auch das organisationale Verhalten betrifft, müssen ihre Kompetenzen für die neuen Aufgaben entsprechend gestärkt und entwickelt werden. Die Inhalte der Weiterbildungen und Seminare sind detaillierter und fachspezifischer als allgemeine Schulungen. Ziele sind die aktive Einbindung der Mitarbeiter in Veränderungsprozesse sowie damit verbunden der Abbau von Ängsten bzw. Konflikten und fehlendem Fachwissen.

11.6.5 Qualitätszirkel und Kaizen

Qualitätszirkel können während des gesamten Veränderungsprozesses eingesetzt werden, insbesondere in der Moving- und Refreezing-Phase. Ziel von Qualitätszirkeln ist die strukturierte Informationsgewinnung und die kontinuierliche Verbesserung von Prozessen. Qualitätszirkel sollten aus fünf bis maximal 12 Teilnehmern bestehen, die unterschiedliche Organisationseinheiten bzw. Hierarchieebenen vertreten. Inhaltliche Aufgaben sind u. a. Probleme zu benennen, zu analysieren und Lösungsansätze zu entwickeln. Damit können Mitarbeiter Veränderungsprozesse proaktiv mitgestalten.

In Verbindung mit Kaizen als Managementansatz können im Rahmen von Qualitätszirkeln Kennzahlen definiert und ausgewertet werden. Hierdurch können Schwachstellen frühzeitig identifiziert und dementsprechend Maßnahmen eingeleitet werden. Des Weiteren können Verbesserungsvorschläge erarbeitet werden und in die Weiterentwicklung der Prozesse und Abläufe integriert werden. Durch die Verknüpfung von Prozessen und Kennzahlen können diese gesteuert und Best Practices abgeleitet werden. Die Ergebnisse werden dokumentiert und sind damit reproduzierbar und nachvollziehbar.

11.6.6 Ideenmanagement

Das Ideenmanagement kann währen der Moving- und Refreezing-Phase eingesetzt werden. Es sollen Anreize für Innovationen und Veränderungen geschaffen werden, die von Mitarbeitern aber auch Externen (z. B. Angehörige, Kunden) wahrgenommen werden. Das Ideenmanagement ist auch ein Instrument zur Identifikation und Durchführung von inhaltlichen Anpassungen und Veränderungsmaßnahmen.

Das Ideenmanagement bietet die Möglichkeit, spontan Vorschläge einzureichen und dabei – wenn gewünscht – anonym zu bleiben. Die Anregungen können schriftlich oder elektronisch erfolgen. Interne Vorschläge mit großem Innovationspotenzial können nach einem definierten Kriterienkatalog honoriert werden. Hierdurch wird zusätzlich das Engagement und das kreative Potenzial der Mitarbeiter gefördert.

Die Einbindung externer Stakeholder ermöglicht auch die Anpassung der Veränderungsprozesse aus Sicht der Unternehmensumwelt. Hierdurch kann beispielsweise die Qualität aus Sicht des Kunden verbessert und die Verbesserung des Images realisiert werden.

11.6.7 Wikis und Kommunikationsplattformen

Um möglichst viele Beteiligte zeitgleich und umfassend informieren zu können, eignet sich der Einsatz von Wikis und Kommunikationsplattformen während des gesamten Veränderungsprozesses.

Die Verwendung von Wikis (Wissensmanagementplattformen) ermöglicht die Vernetzung von Informationen und Erkenntnisse aus der gesamten Organisation. Neben Prozessbeschreibungen können beispielsweise Handlungsempfehlungen hinterlegt werden, die von Mitarbeitern kommentiert und auch verbessert werden können. Auf diese Weise können Stimmungen und Ideen zum Veränderungsprozess erfasst und eingebunden werden. Damit vereinen Wikis die »top-down«- und »bottom-up«-Kommunikation.

Kommunikationsplattformen (z. B. Intranet-Foren, Blogs) ermöglichen Führungskräften einen kontinuierlichen Austausch mit ihren Mitarbeitern. Sie ergänzen persönliche Gespräche, für die im Arbeitsalltag häufig nicht ausreichend Zeit gefunden wird. Mitarbeiter können Kommunikationsplattformen nutzen, um ihre Einstellung (z. B. Sorgen) gegenüber dem Veränderungsprozess zu äußern. Die Auswertung der Beiträge leistet einen Beitrag zur Steuerung des Veränderungsprozesses und ist insbesondere an der Schnittstelle zwischen der Unfreezing- und der Moving-Phase sinnvoll.

11.6.8 Betriebsvergleiche und Benchmarking

Betriebsvergleiche und Benchmarking können in allen Phasen des Veränderungsprozesses eingesetzt werden.

Betriebsvergleiche basieren auf einem Vergleich von Kennzahlen mit externen Ergebnisgrößen (z. B. Branchen-Durchschnitt). Sie können während der Planung und der Unfreezing-Phase als Orientierungshilfen dienen. Betriebsvergleiche ermöglichen eine Einschätzung der eigenen Leistungs- und Wettbewerbsfähigkeit sowie den damit verbundenen Optimierungsbedarf.

Benchmarking ist ein Instrument das während der Unfreezing- und der Moving-Phase genutzt werden kann. Es kann intern (zwischen einzelnen Organisationseinheiten) und extern (mit Benchmarkingpartern) erfolgen. Ziel ist die Identifikation von Best Practices, die gemeinsam durch die Beteiligten erarbeitet werden. Hierdurch werden Organisationsgrenzen überwunden und das organisationale Lernen gefördert. Best Practices können den Nutzen der Veränderungsprozesse verdeutlichen und hierdurch vorhandene Ängste usw. abbauen.

11.7 Fazit

Für einen erfolgreichen Change-Management-Prozess ist die Ableitung der Vorgaben für Veränderungsprozesse aus den strategischen Programmen die entscheidende Bedingung und damit der strategische Erfolgsfaktor. Aus den strategischen Überlegungen leitet das Management die Organisationsentwicklungsmaßnahmen ab, die das individuelle und organisationale Verhalten prägen. In diesem Kontext ist von Bedeutung, dass die Ziele des Veränderungsprozesses für alle Beteiligten klar formuliert, nachvollziehbar und messbar sind. Deshalb ist die genaue Analyse der Optionen, die sich aus den gesellschaftlichen (Demografie) und gesetzlichen Veränderungen (PSG I – III) ergeben, der Einstieg in den strategischen Prozess und damit auch in das Change-Management in Pflegeeinrichtungen.

Darauf aufbauend ist eine auf die Bedürfnisse und Interessen der Zielgruppen abgestimmte Informations- und Kommunikationspolitik entscheidend. Die einzelnen Mitarbeitergruppen müssen in ihrer persönlichen Lebenswirklichkeit abgeholt werden. Die Betroffenen benötigen ausreichend Informationen, um die Veränderungsprozesse nachvollziehen und deren Notwendigkeit erkennen zu können. Flankiert wird dies durch die aktive Einbindung der Mitarbeiter in allen Phasen des Veränderungsprozesses. Hierdurch wird sichergestellt, dass Expertenwissen nicht verloren geht, die Prozesse und Strukturen auch im betrieblichen Alltag umgesetzt werden können, weil sich die Mitarbeiter damit identifizieren.

Um dauerhaft organisationales Lernen und damit auch die betriebliche Existenz der Organisation zu sichern, ist auch die Wirkung von Organisationsmaßnahmen zu messen und zu kommunizieren. Hier ist der Einsatz von einem Kennzahlensystem als Teil des Managementsystems sinnvoll, um jederzeit über die notwendigen Informationen zu verfügen und gegebenenfalls Maßnahmen einleiten zu können. Hilfreich ist in diesem Zusammenhang auch die Etablierung eines Anreizsystems, das die organisationalen und persönlichen Ziele koppelt. Idealerweise enthält ein solches Anreizsystem unterschiedliche monetäre und nicht-monetäre Incentives für die Führungskräfte und Mitarbeiter.

11.8 Literatur

Becker, H./Langosch, I. (1995): Produktivität und Menschlichkeit. Organisationsentwicklung und ihre Anwendung in der Praxis. 4. Aufl., De Gruyter Oldenbourg, Berlin

Bennis, W.G. (1972): Organisationsentwicklung, Bad Homburg

Berger, U./Bernhard-Mehlich, I. (1995): Die Verhaltenswissenschaftliche Entscheidungstheorie. In: Kieser, A. (Hrsg.) »Organisationstheorien« 2. Aufl., Kohlhammer, Stuttgart, S. 123–154

Cohen, W.M./Levinthal; D.A. (1990): Absorptive capacity: A new perspective on learning and innovation. In: ASQ 1990, H.1, S. 128–152

Fallner, H./Pohl, M. (2005): Coaching mit System. Die Kunst nachhaltiger Beratung, 2., Aufl., VS Verlag, Wiesbaden

Gebert, D. (1993): Organisationsentwicklung. In: Wittmann, W. (Hrsg.) Handwörterbuch der Betriebswirtschaftslehre, Schäffer-Poeschel, Stuttgart, Sp. 1307–1318

Kaplan, R.S.; Norton, D.P. (1997): Balanced Scorecard: Strategien erfolgreich umsetzen, Schäffer-Poeschel, Stuttgart

Leifer, R. (1989): Understanding organizational transformation using a dissipative structure model, Personnel Psychology 1989, S. 461–483

Lewin, K. (1963): Feldtheorie in den Sozialwissenschaften. Huber, Bern, Stuttgart

Lewin, K. (1947): Frontiers in Group Dynamics: Concepts, Method and Reality in Social Science; Social Equilibria and Social Change, In Human Relations 1 S. 5–41.

Maier, B. (2013): Change Management. In: Maier, B./Heitmann, C./Rau, F. et al. (Hrsg.): »Psych-Entgeltsystem – Rahmenbedingungen, Umsetzungshilfen, Erfolgsfaktoren, 1. Aufl., medhochzwei, Heidelberg, S 133–172

Nutt, P.C. (1986): Tactics of implementation. In: Academy of Management Journal, S. 230–261

Rosenstiel, L. v. (1989): Innovation und Veränderung in Organisationen. In: Roth, E. (Hrsg.).

Organisationspsychologie. Enzyklopädie der Psychologie, Themenbereich D, Praxisgebiete Serie III, Wirtschafts-, Organisations- und Arbeitspsychologie, Band 3, S. 652–684

Schein, E.H. (1985): Organizational culture and leadership. 4. Aufl., John Wiley & Sons, Hoboken, New Jersey

Staehle, W.H. (1989): Management – Eine verhaltenswissenschaftliche Einführung. 4. Aufl., Franz Vahlen, München

Stolzenberg, K./Heberle, K. (2009): Change Management. Veränderungsprozesse erfolgreich gestalten - Mitarbeiter mobilisieren. 2. Aufl., Springer, Heidelberg

Streich, R. K. (1997): Veränderungsmanagement, in: Change-Management, Programme, Projekte und Prozesse. Schäffer-Poeschel, Stuttgart

Türk, K. (1989): Neuere Entwicklungen in der Organisationsforschung. Thieme, Stuttgart

12 Fazit und Ausblick: Die PSG I, PSG II, PSG III und die Folgen

Björn Maier, Kai Tybussek

Die dreistufige Reform der Pflegeversicherung durch die Pflegestärkungsgesetze (PSG I – III) hat das Ziel, die in den letzten Jahren zu Tage getretenen Dysfunktionalitäten des Systems zu überwinden und es entsprechend zukunftsfähiger zu gestalten. Durch diese Reformen und die Einführung bzw. Novellierung diverser Verordnungen auf Landesebene (Heimmindestbauverordnungen etc.) hat sich nicht nur die Situation für die Pflegebedürftigen und ihre Angehörigen verändert, sondern auch die Kostenträger, die Leistungserbringer und nicht zuletzt auch die Länder – vor allem die Kommunen – haben eine veränderte Aufgabenstellung erhalten. Gerade die Landesgesetze bieten zwar die Chancen regional die pflegepolitischen und demografischen Aspekte zur berücksichtigen und unter Beteiligung der auf Landesebene engagierten Akteure und Sozialunternehmen zu gestalten. Dies birgt aber natürlich auch Risiken und kann zur fehlenden Transparenz im System beitragen.

Ein zentrales Anliegen der Reformen (insbesondere des PSG II) war es, der veränderten Lebenswirklichkeit von vielen zu pflegenden Menschen deutlich näher zu bekommen und sie auch gesetzlich sachgerechter zu behandeln. Dieser Ansatz wurde u. a. durch die Weiterfassung des Pflegebedürftigkeitsbegriffs, von den rein körperlichen hin zu den psychischen Störungen, erreicht. Weitere wesentliche Schritte der Reform waren nicht nur die bessere Unterstützung der Pflegebedürftigen, sondern auch deren Angehörigen. Letztlich gehören zum Gesamtwerk auch ein reformiertes Begutachtungsverfahren und ein angepasstes Leistungsrecht. Neben der Einbindung dieser Punkte in das SGB XII, welche insbesondere am einzelnen Pflegebedürftigen ansetzen, ist auch der Aufbau einer neuen Pflegstruktur mit einer besonderen Verantwortung für die Bundesländer und die Stärkung des Grundsatzes »ambulant vor stationär« ein wesentliches Ziel der gesetzlichen Veränderungen.

Die Länder und Kommunen haben mit der Reform einen Hebel, regionale Pflegekonferenzen und sektorenübergreifende Landespflegeausschüsse zu bilden. Sie haben damit aber auch die Verpflichtung, am Abbau von Versorgungsmissständen mitzuwirken und eine angemessene Pflegesituation zu gewährleisten. Die jeweiligen Ansätze zur Strukturveränderung sollen in Form von »Pflegestrukturplanungsempfehlungen« durch die Pflegekassen in den Vertragsverhandlungen berücksichtigt werden. Dies schließt die Aufgabe der Gebietskörperschaften mit ein, in den nächsten fünf Jahren das Initiativrecht zu nutzen und entsprechende Pflegestützpunkte zu errichten, um so u. a. eine wohnortnahe Beratung von Pflegebedürftigen und ihren Angehörigen zu gewährleisten.

Gerade für die Leistungserbringer ist natürlich die Etablierung bzw. Weiterentwicklung unterschiedlicher, altersgerechter Wohnformen ein wesentlicher Punkt der Reform. Durch diese Entwicklung sind sie einerseits in der Lage, neue Angebote zu schaffen, andererseits müssen bestehende Angebote auch überdacht und weiterentwickelt werden. Dabei sind u. a. im stationären Bereich die länderspezifischen Verordnungen (z. B. Landesheimbauverordnung) einerseits zu beachten, andererseits sind auch wirtschaftliche Kriterien für dauerhafte Betriebsmodelle relevant. Dies bedeutet u. a. die konsequente Durchführung einer Umwelt- und Unternehmensanalyse. Zur Umweltanalyse gehört u. a. die genaue Prüfung der Standortgegebenheit, etwa im Hinblick auf Demografie, aber auch geografische oder infrastrukturelle Gegebenheiten und Entwicklungen. Darauf aufbauend ist ein tragfähiges Geschäftsmodell zu entwickeln. Dabei müssen bisherige Betriebsstrukturen berücksichtigt werden. Relevant sind hierbei neben etwaigen baulichen Gegebenheiten, die Umsetzung der Mitarbeiterstruktur und der Möglichkeiten interner Veränderungen. Dazu muss, ggf. in Abstimmung mit externen Beratern, ein entsprechendes Change-Management entwickelt und aufgebaut werden.

Bei einzelnen Pflegeheimen oder bei einzelnen Standorten von Verbünden stellt sich sicherlich auch die Frage der Umwidmung oder Veränderung der Nutzung. Aus vollstationären Angeboten können teilstationäre Angebote werden (Tagespflege), u. U. werden daraus sogar nur noch Stützpunkte für eine ambulante Versorgung. Was bei bereits bestehenden Immobilien durchaus schwierig sein kann, sollte bei zukünftigen Bauten schon einmal vorgedacht werden: Die mögliche Veränderung in ambulante Settings, also vollwertige Wohnungen mit Küche und Bad. Dies lässt sich durchaus mit einer strukturell abgesicherten zentralen Versorgung kombinieren. Innerbetrieblich ist für das operative Management eine genaue Betrachtung der jeweiligen Kostensituation notwendig. Dazu gehört u. a. der Aufbau einer fach- und sachgerechten Kostenarten- und Kostenstellenrechnung, kombiniert mit einer entsprechenden Leistungserfassung. Darauf aufbauend können dann – je nach Entscheidungssituation – Vollkosten- oder Teilkostenrechnungen durchgeführt werden, um kurz- bzw. mittelfristige Entscheidungen zu treffen und langfristige Entscheidungen entsprechend vorzubereiten. Die Steuerung der einzelnen Entscheidungsebenen in den Fachbereichen erfolgt über Kennzahlen und Kennzahlensysteme, die adressatengerecht aufbereitet sein müssen und Ansätze zur Entscheidungsunterstützung bieten.

Eine der relevantesten Fragestellungen sowohl auf der operativen als gerade auch auf der strategischen Ebene ist das Thema Personalmanagement. Bei der Vielzahl der heutigen Pflege- und Betreuungsangebote in teil- und vollstationären Settings müssen die Strukturvorgaben berücksichtigt werden. Dies stellt Anforderungen an die Stellen- und Dienstplanung (Personalbemessungssysteme), auch wenn diese in Zukunft – geplant ist ein neues Personalbemessungssytem ab 2020 – hoffentlich differenzierter werden und die abweichenden Leistungsformen besser widerspiegeln (z. B. durch angepasste Fachkraftquoten). Hier wird auf das Management eine große Zukunftsaufgabe aus strategischer Sicht zukommen. Die Sicherung der Personalreserven und damit die Themen Personalgewinnung, Personalbindung und Personalentwicklung, werden für alle Leistungsanbieter eine große Herausforderung darstellen. Schon heute gibt es einen Fachkräftemangel nicht nur im Bereich der Pflegekräfte, sondern auch in den anderen Dienstarten. Durch die demografischen Veränderungen wird der Ausgleich dieses Mangels nicht einfacher werden. Dabei sind Pflegeanbieter in Ballungsgebieten mit großer Konkurrenzsituation genauso gefordert wie Anbieter in der Peripherie, wo es einen deutlichen Mangel an Arbeitskräfte gibt.

All dies ist auch noch unter einem anderen Betrachtungswinkel zu sehen: Die Wachstums- bzw. Ausweitungsphase staatlich finanzierter Sozial- und Pflegeangebote dürfte eher der Vergangenheit angehören. Die Anforderungen an das Management von Leistungserbringern steigen. Sie müssen proaktiv agieren und beginnen, sich einem steigenden Markt- und Wettbewerbsdruck (Ausschreibungen, Selbstbeteiligungen, Höchstpreise etc.) zu stellen. Dazu kommen u. U. zusätzliche regulative Eingriffe (z. B. Bedarfsplanungen, intensivere Eingriffe der Kostenträger in die Festlegung der Art der Versorgung) sowie in Teilen eine Entprofessionalisierung der Dienstleistungen. Es sind neue, marktfähigere Versorgungskonzepte zu entwickeln. Zur Verbesserung der Wettbewerbsfähigkeit ist die Etablierung von Alleinstellungsmerkmalen, der Aufbau von aufeinander abgestimmten Versorgungsketten sowie die konsequente Stärkung der internen Ressourcensteuerung und die Nutzung von Optimierungspotenzialen und Synergien notwendig.

Leider ein derzeit – und wohl auch zukünftig – weiterer an Relevanz zunehmender Aspekt ist das Thema Abrechnungsbetrug. Die gesetzlichen Kranken- und Pflegeversicherungen werden ein systematisches Prüfrecht erhalten. Der MDK unterzieht künftig neben stationären Einrichtungen und ambulanten Pflegediensten auch die häusliche Krankenpflege einer Qualitäts- und Abrechnungsprüfung. Ziel ist der Schutz der Pflegebedürftigen und deren Angehörigen vor schlechten Leistungen. Durch dieses erweitertes Prüfrecht im Rahmen des PSG III entsteht zunächst einmal für die Leistungserbringer ein Feld, das zusätzlich Ressourcen bindet. Aber durch die Identifikation von »schwarzen Schafen« kann dies dauerhaft zu einer Verbesserung der Marktsituation führen.

Das Gesetz zur Stärkung der Gesundheitsförderung und der Prävention (Präventionsgesetz – PrävG) vom 25. Juli 2015 wirkt sich ebenfalls auf den Pflegebereich aus. Die Soziale Pflegeversicherung hat damit einen neuen Präventionsauftrag erhalten. Künftig sollen auch Menschen in stationären Pflegeeinrichtungen mit gesundheitsfördernden Angeboten erreicht und versorgt werden.

Die grundlegende Reformierung der Pflegeversicherung ist und war notwendig. Allerdings müssen noch weitere Nachbesserungen erfolgen. Nach wie vor wurden die Themen Rehabilitation bei Pflege, die Qualitätssicherung, die mittel- und langfristige Sicherung eines ausreichenden Angebots an Pflegekräften und die nachhaltige Finanzierung nicht endgültig geklärt. Die Klärung dieser Punkte stellt aber eine wichtige Grundvoraussetzung für eine individuelle Versorgung von Pflegebedürftigen dar. Positiv ist, dass durch die Reform ein schnellerer Kapazitätsausbau in der ambulanten und stationären Pflege erfolgt. Dadurch wird die Versorgungslage für Pflegebedürftige verbessert.

Autorenverzeichnis

Appel, Matthias H.
Solidaris Revisions-GmbH
Konrad-Goldmann-Straße 5a
79100 Freiburg

Bauer, Benedikt
Wirtschaftsjurist, LL.B.
CURACON Weidlich
Rechtsanwaltsgesellschaft mbH
Calor-Emag-Straße 1
40878 Ratingen

Dorn, Prof. Dipl.-Ing. Arch. Kurt
IGeSO GmbH
Institut für Gesundheits- und Sozialimmobilien an der Hochschule Trier
Postfach 1826
54208 Trier

Grabow, Jan
Curacon Düsseldorf
Calor-Emag-Straße 1
40878 Ratingen

Hesse, Werner
Der Paritätische Gesamtverband e.V.
Oranienburger Straße 13-14
10178 Berlin

Liedmann, Tim
CURACON GmbH
Wirtschaftsprüfungsgesellschaft
Scharnhorststraße 2
48151 Münster

Maier, Prof. Dr. Björn
Studiendekan
DHBW Baden-Württemberg
Mannheim
Coblitzallee 1-9
68163 Mannheim

Maier, Dr. Tanja
Managing Director
IMCOG GmbH
Donnersbergweg 1
67059 Ludwigshafen

Schilling, Wolfgang
AWO Seniorenzentren im Erftkreis gGmbH
Zeiss-Str. 1
50126 Bergheim

Tybussek, Kai
Rechtsanwalt
Geschäftsführender Partner
CURACON Weidlich
Rechtsanwaltsgesellschaft mbH
Calor-Emag-Straße 1
40878 Ratingen

Wipp, Michael
Orpea Deutschland GmbH
Schoemperlenstraße 12b
76185 Karlsruhe
www.michael-wipp.de

Register

A

Abrechnungsbetrug 160
AEDL 96
Ambulantisierung 88
Arbeitsmarktsituation 111
Auslastungsprobleme 44
Auslastungsquote 69
Auslastungsrisiko 44
AVPfleWogG 62

B

Balanced Socrecard 151
Bauverordnungen 50
Begutachtung
– Fähigkeiten 17
– Selbstständigkeit 16
Benchmarking 155
Bestandsschutz
– ambulanter 24
– stationärer 24
– teilstationärer 24
Betriebsvergleiche 155
BilRUG 127
Bindungspotenzial 84
BSG-Urteil
– Unternehmergewinn 40
– Vergütung 40
– Grundsatzurteil 66
– Umsetzung 37
Budgetierung 134

C

Change-Management 139, 142
– Aspekte 139
– Change-Agents 142
– Definition 139
– Experten 142
– Förderer 142
– Gegner 143
– Potenzielle Förderer 143
– Sponsoren 142
– Versteckte Gegner 143
– Ziele 140
Change-Management-Prozesse 149
Controlling 126
Curacon-Altenhilfebarometer 77

D

Deckungsbeitragsrechnung 135

E

Einrichtungseinheitlicher Eigenanteil 44
– Ermittlung 34
– Umrechnung 34
Einweiserpotenzial 84
Ergänzende Sozialhilfe 91
Erlöseinbußen 89
Erlöspotenzial 83
Experten-Workshops 153

F

Fachkraftquote 114
Föderalismusreform 50

G

Gebäudequalität 40
Geschäftsmodell
– Klassiker 79
– Komplexträger 80, 82
– Spezialist 79
Geschäftsmodelle
– kooperative 85
Gesetz zur Neuausrichtung der Pflegeversicherung 11
Gewinnpotenzial 83

I

Ideenmanagement 154
Informationsbeschaffung 126
Infrastrukturkosten 67
Instandhaltungsaufwendungen 69
Instandhaltungspauschalen 68
Investitionskostenfinanzierung 41
Investitionskostenrefinanzierung 65

K

Kaizen 154
Kennzahlen 130
Kommunikationsplan 150
Kommunikationsplattformen 155
Kostenartenrechnung 127
Kostenrechnung 126
Kostenstellenrechnung 127
Kostenträger 38
Kostenträgerrechnung 127
Kurt Lewin 140
– 3-Phasen-Modell 140

L

Länderheimpersonalverordnungen 114
Landesheimgesetze 52
– Ordnungsrecht 52
– Übersicht 52
Landesspezifische Verordnungen 72
Landesverordnungen 55
– Abweichungen 55
– Durchführungsverordnungen 55
– Heimmindestbauverordnung 55
– Übereinstimmungen 55
Leistungsbudgets 20
Lernen
– individuelles 143
– organisationales 143
LHeimBauVO 62

M

Marktvolumen 37
Mitarbeiterbefragungen 153
Moving-Phase 141
Multiplikatoren-Schulungen 153
Musterheimbauverordnung 64

N

Nachtdienst 119
Neue Geschäftsmodelle 75
Neue Pflegedokumentation 97
Neue Wohnformen
– ambulant 103
Neuer Pflegebedürftigkeitsbegriff 14
– Module 15
Neuer Pflegeprozess 97
Neues Begutachtungsassessment 15
Nutzenpotenzial 84

O

Organisationsentwicklungsmaßnahmen 150

P

Personalausstattung 45
Personalbemessung 35, 106
Personalbemessungssystem 108, 123
Personalmanagement 159
Personellen Ausstattung 113
Pflegebedürftigkeitsbegriff 12, 95
Pflegebuchführungsverordnung 126
Pflegegrade 14
Pflegegradmix 137
Pflegereform 14
Pflegesatzverfahren 25
Pflegeschlüssel 121
– Historie 108
Pflegestärkungsgesetze 9
– PSG I 11
– PSG II 11, 43, 104
– PSG III 11
Pflegestrukturplanungsempfehlungen 158
Pflegeversicherung 118
Pflege-Wohngemeinschaft 48
PLAISIR 110
Prüfrecht 160

Q

Qualitätszirkel 154

R

Refreezing-Phase 141
Reporting 133

Resident Assessment Instrument (RAI)   110
Richard K. Streich   143
– 7-Phasen-Modell   143
Rollenverhalten   142

S

Standard-Pflegesatz-Modell   110
Strategiefindungsprozesses   146
Strategisches Potenzial   83
Strukturierte Informationssammlung (SIS)   99
Stufensprung-Regelungen   21
SWOT-Analyse   146

T

Tagesdienstbesetzung   119
Teilkostenrechnungen   134

U

Umfeldanalyse   147
Unfreezing-Phase   140
Unternehmensanalyse   146

V

Veränderte Nachfrage   77
Verbot des Erwerbsstrebens   46
Vergütungsregelungen   25

W

Werttreiberbäume   134
Wikis   155
Wohlfahrtspflege   46

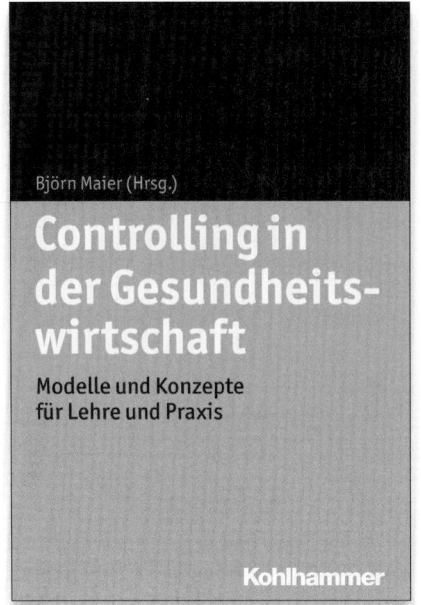

Björn Maier (Hrsg.)

Controlling in der Gesundheitswirtschaft

Modelle und Konzepte für Lehre und Praxis

2014. 410 Seiten, 109 Abb., 23 Tab. Kart. € 59,99
ISBN 978-3-17-022269-4

Dieses Lehr- und Praxishandbuch stellt sowohl die grundlegenden Modelle des Controllings in der Gesundheitswirtschaft als auch entsprechende Best-Practice-Beispiele vor. Herausgearbeitet wird dabei die Relevanz von Controlling-Informationen für das strategische und operative Management, um transparente Entscheidungsgrundlagen zu schaffen. Die Autoren aus Wissenschaft und Praxis rücken in ihren Beiträgen konsequent die Anwendung der einzelnen Instrumente und Methoden in der Gesundheitswirtschaft in den Vordergrund und legen deren Handhabung in der Praxis dar. Das Buch ist daher für die Lehre an Hochschulen ebenso geeignet wie als Nachschlagewerk und Leitfaden für den erfahrenen Praktiker. Zusätzliche Aktualität gewinnt das Buch durch die Einbindung der Ergebnisse der Studie „Controlling im deutschen Krankenhaussektor".

Prof. Dr. Björn Maier ist Studiendekan an der DHBW Mannheim, verantwortlich u.a. für B.A.- und MBA-Studiengänge im Bereich Management und Controlling von Gesundheitsreinrichtungen und Vorsitzender des DVKC e.V.

Leseproben und weitere Informationen unter www.kohlhammer.de

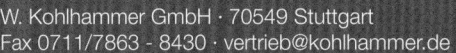
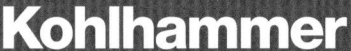

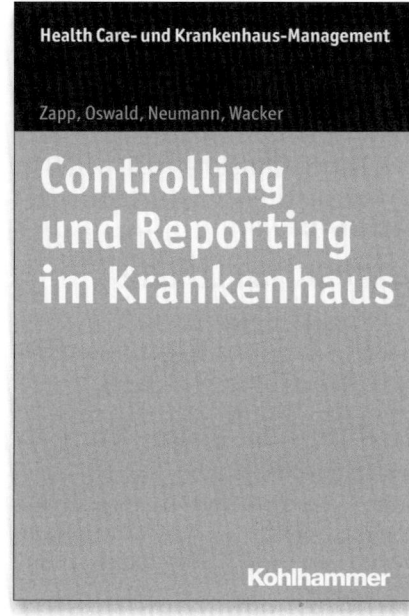

Winfried Zapp/Julia Oswald/
Sabine Neumann/Frank Wacker

Controlling und Reporting im Krankenhaus

2015. 250 Seiten, 69 Abb.,
57 Tab. Kart. € 59,99
ISBN 978-3-17-022609-8

Health Care- und Krankenhaus-Management

Dieses Buch gibt einen Überblick über das Controlling als wichtiges System innerhalb des Krankenhaus-Managements. Controlling wird als eine betriebswirtschaftliche Teildisziplin dargestellt, die vor allem im Gesundheitsbereich Daten, Analysen und Auswertungen für Nicht-Ökonomen bereitstellt. Das Werk bereitet aktuelle Forschungsansätze für die Praxis auf, um darauf aufbauend anwendungsorientierte Controllinginstrumente vorzustellen, die mit Daten und Zahlen aus der Praxis hinterlegt sowie beispielhaft erläutert sind.

Prof. Dr. Winfried Zapp lehrt an der Hochschule Osnabrück Allgemeine Betriebswirtschaftslehre mit dem Schwerpunkt Rechnungswesen, insbesondere Controlling im Gesundheitswesen. **Prof. Dr. Julia Oswald** lehrt an der Hochschule Osnabrück Betriebswirtschaftslehre, insbesondere Krankenhausfinanzierung und -management. **Sabine Neumann**, Krankenhausbetriebswirtin (VKD), ist Leiterin für Betriebswirtschaftliches Controlling am Pius-Hospital Oldenburg. **Frank Wacker**, M.A., ist Leiter für Controlling und Medizincontrolling der Katholischen Kliniken Ruhrhalbinsel, Essen.

Leseproben und weitere Informationen unter www.kohlhammer.de

W. Kohlhammer GmbH · 70549 Stuttgart
Fax 0711/7863 - 8430 · vertrieb@kohlhammer.de

Kohlhammer

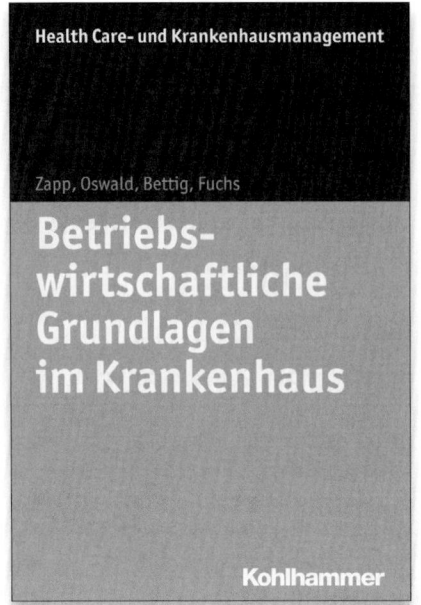

Winfried Zapp/Julia Oswald
Uwe Bettig/Christine Fuchs

Betriebswirtschaftliche Grundlagen im Krankenhaus

2014. 234 Seiten, 54 Abb.,
28 Tab. Kart. € 39,90
ISBN 978-3-17-022608-1

Health Care- und Krankenhaus-Management

In diesem Lehrbuch werden die theoretischen Grundlagen für eine Betriebswirtschaftslehre in Gesundheitseinrichtungen gelegt, praktisch aufbereitet und mit vielen Aufgaben und Fallbeispielen vertieft. Die Autoren setzen sich insbesondere mit dem Leistungsgeschehen in Krankenhäusern im Spannungsfeld von ökonomischer Verantwortung und sozialem Handeln auseinander, die den Patienten in ein ökonomisches Objekt transferiert.

Prof. Dr. Winfried Zapp vertritt das Lehrgebiet Controlling in Gesundheitseinrichtungen an der Hochschule Osnabrück. **Dr. Julia Oswald** leitet das Konzerncontrolling der Paracelsus-Kliniken. **Prof. Dr. Uwe Bettig** lehrt an der Alice Salomon Hochschule (Berlin) Management und Betriebswirtschaft in gesundheitlichen und sozialen Einrichtungen. **Dr. med. Christine Fuchs** ist Ärztin für Chirurgie und leitet das Projektmanagement der Mühlenkreiskliniken AöR.

Leseproben und weitere Informationen unter www.kohlhammer.de

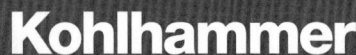

W. Kohlhammer GmbH · 70549 Stuttgart
Fax 0711/7863 - 8430 · vertrieb@kohlhammer.de

Kohlhammer